科学出版社"十三五"普通高等教育本科规划教材
高等院校医学实验教学系列教材

编审委员会主任委员　文格波
编写委员会总主编　姜志胜

显微形态学实验

（病理学分册）

第 2 版

主　　编	甘润良	凌　晖	
主　　审	罗招阳	周秀田	
副 主 编	曾　希	程爱兰	唐运莲
编　　委	（按姓氏笔画排序）		

王成昆　甘润良　左建宏　朱建思　刘　芳
刘小敏　刘重元　李玉波　李艳兰　许雄锋
何　洁　肖国华　张　杨　张志伟　罗招阳
周文化　周秀田　贺修胜　夏　红　唐运莲
凌　晖　黄卫国　梁晓秋　彭　波　彭　娟
董　琳　程爱兰　曾　希　谢海龙　谭　晖

科　学　出　版　社
北　京

内 容 简 介

本书是高等院校医学实验教学系列教材之一,为适应新世纪医学人才培养目标与发展的需要,遵循规划教材编写总体要求,根据病理学实验教学的自身特点和实际情况,由具有多年教学经验的教师编写而成。全书分四大篇:病理学的诊断和方法、病理学的实习内容和安排、综合性实验的应用、研究性实验的设计。每篇分若干章节,实验内容编写主要以章为单元进行编写。作为实验教材,本书具有很强的实验性、科学性和启发性。语言通俗易懂、表达流畅规范、用语专业精炼、逻辑严谨。

本书主要适用于临床、口腔、护理、检验等医学专业,其他医学各专业(方向)可参考使用,也可作为病理学专业和临床医学专业研究生的参考教材。

图书在版编目 (CIP) 数据

显微形态学实验(病理学分册)/甘润良,凌晖主编 . —2 版 . —北京:科学出版社,2017.1

ISBN 978-7-03-050986-4

Ⅰ.①显… Ⅱ.①甘… ②凌… Ⅲ.①人体形态学-显微术-实验-高等学校-教材 ②病理学-实验-高等学校-教材 Ⅳ.①R32-33②R36-33

中国版本图书馆 CIP 数据核字(2016)第 296399 号

责任编辑:李国红 周 园 / 责任校对:张小霞
责任印制:赵 博 / 封面设计:陈 敬

科 学 出 版 社 出版
北京东黄城根北街 16 号
邮政编码:100717
http://www.sciencep.com

北京中科印刷有限公司 印刷
科学出版社发行 各地新华书店经销

*

2011 年 1 月第 一 版 开本:787×1092 1/16
2017 年 1 月第 二 版 印张:11 1/2
2024 年 1 月第 十 次印刷 字数:265 000

定价:69.80元
(如有印装质量问题,我社负责调换)

序 一

近年来,教育部、卫生计生委等多部委紧密部署实施本科教学工程、专业综合改革试点、实践育人和卓越医生教育培养计划,把强化实践教学环节作为重要内容和重点要求,进一步凸显了医学实践性很强的属性,对切实加强医学实验教学提出了更高要求,指引着我国医学实验教学进入全面深化改革阶段。

高校牢固树立以学生为本、目标导向和持续改进的教育理念,积极创新和完善更加有利于培养学生实践能力和创新能力的实验教学体系,建设高素质实验教学队伍和高水平实验教学平台,以促进和保证实验教学水平全面提高。为此,南华大学医学院协同国内多所高校对第一版"高等院校医学实验教学教学系列教材"进行了修订和拓展。第二版教材涵盖了解剖学、显微形态学、医学免疫学、病原生物学、机能学、临床基本技能学、生物化学、分子生物学、医学细胞生物学、医学遗传学的实验教学内容,全书贯彻了先进的教育理念和教学指导思想,把握了各学科的总体框架和发展趋势,坚持了理论与实验结合、基础与临床结合、经典与现代结合、教学与科研结合,注重对学生探索精神、科学思维、实践能力、创新能力的全面培养,不失为一套高质量的精品教材。

愿"高等院校医学实验教学系列教材"的出版为推动我国医学实验教学的深化改革和持续发展发挥重要作用。

教育部高等学校基础医学类专业教学指导委员会主任委员
中国高等教育学会基础医学教育分会理事长
2015 年 12 月

序　二

随着本科教学工程、专业综合改革试点、实践育人和卓越医生教育培养计划的实施,高等医学院校迎来了进一步加强医学实验教学、提高医学实验教学质量的大好时机,必须积极更新医学实验教学理念,创新实验教学体系、教学模式和教学方法,整合实验教学内容,应用实验教学新技术新手段,促进医学人才知识、技能和素质全面协调发展。

"高等院校医学实验教学系列教材"编审委员会和编写委员会与时俱进,积极推进实验教学改革的深化,组织相关学科专业的专家教授,在第一版的基础上,吸收了南华大学等多个高校近年来在医学实验教学方面的改革新成果,强调对学生基本理论、基础知识、基本技能以及创新能力的培养,打破现行课程框架,构建以综合能力培养为目标的新型医学实验教学体系,修订并拓展了这套实验教学系列教材。第二版教材共十四本,包括:《系统解剖学实验》《局部解剖学实验》《显微形态学实验(组织与胚胎学分册)》《显微形态学实验(病理学分册)》《病原生物学实验(医学微生物学分册)》《病原生物学实验(人体寄生虫学分册)》《医学免疫学实验》《机能实验学》《临床基本技能学(诊断技能分册)》《临床基本技能学(外科基本技能分册)》《生物化学实验与技术》《分子生物学实验》《医学细胞生物学实验》《医学遗传学实验》。

本套教材的编写,借鉴国内外同类实验教材的编写模式,内容上依据医学实验体系进行重组和有机融合,按照医学实验教学的逻辑和规律进行编写,并注重知识的更新,反映学科的前沿动态,体现教材的思想性、科学性、启发性、先进性和实用性。

本套教材适用对象以本科临床医学专业为主,兼顾麻醉学、口腔医学、医学影像、护理学、预防医学、医学检验、卫生检验、药学、药物制剂、生物科学、生物技术等专业实验教学需求,各层次各专业学生可按照其专业培养特点和要求,选用相应的实验项目进行教学与学习。

本套教材的编写出版,得到了科学出版社和南华大学以及有关兄弟院校的大力支持,凝聚了各位主编和全体编写、编审人员的心血和智慧,在此,一并表示衷心感谢。

由于医学实验教学模式尚存差异,加上我们的水平有限,本套教材难免存在缺点和不当之处,敬请读者批评指正。

总主编
2015 年 12 月

前　　言

　　病理学是医学主干课程之一,又是沟通基础医学与临床医学之间的桥梁。实习和实验教学十分重要,能帮助学生理解和掌握疾病的发生发展规律及其病理变化。本书根据突出实用,注重实践的编写原则,体现教材的思想性、科学性、实用性、启发性、先进性五性要求,力求更好适应医学本科教学改革的需要,培养学生的临床思维和创新能力。

　　全书共分四篇,主要涉及的内容包括:

　　第一篇,病理学的诊断和方法,介绍人体病理学的诊断和方法、实验病理学的研究方法和一些常用的病理学诊断技术,向学生提出病理学实习课的观察方法。

　　第二篇,病理学的实习内容和安排,为传统病理形态学实验部分,其中第一~五章为病理学的总论内容,主要学习基本病变;第六~十五章为病理学的各论内容,学习各系统的常见疾病,为学习临床医学后期课程提供必要的病理学知识。

　　第三篇,综合性实验的应用,为学生安排有免疫组织化学染色实验。学生在病理学实验课中参加 PBL 和 CPC 教学,培养学生运用所学知识的综合分析能力。

　　第四篇,研究性实验的设计,为学生提供一些实验方法平台,提出实验设计方案,介绍几种人类疾病的动物模型和分子病理学诊断实验。

　　此外,我们在本书附录中组编了 4 套病理学试题与解答及病理学名词中英文对照,供学生复习时参考。

　　本书根据规划教材/全国高等学校教材《病理学》的内容,结合我院病理学教研室的教学经验和肿瘤研究所的实验条件,由具有丰富教学经验的正、副教授、高年讲师参加编写。随着高等医学教育改革的不断深化,实验教学的理念也发生了一系列深刻的变化。为突出实用性,对病理大体和镜下形态学内容根据学生的需要作出描述,在病例讨论、病理变化或并发症等内容中适当联系疾病的临床表现。为体现教材的先进性,对某些重要的病理学新进展作了简要叙述,主要有免疫组织化学、分子病理诊断等内容。

　　本书的编写是在南华大学"高等院校医学实验教学系列教材"总编委会的指导与规划下进行,它得益于病理学教研室前辈们的工作积累,是全体编写人员共同努力的结果;本书的编写还得到了兄弟院校的病理学专家给予指导和帮助,在此谨向他们表示衷心的感谢!

　　全体编写人员在编写工作中力求贯彻培养目标,体现编写原则和要求。但由于主编人的学识、理念和水平有限,书中缺点在所难免,恳请同行专家和同学们多提宝贵意见。

甘润良

2016 年 12 月于衡阳

目　　录

第一篇　病理学的诊断和方法

第二篇　病理学的实习内容和安排

第三篇　综合性实验的应用

第四篇　研究性实验的设计

附　　录

第一篇　病理学的诊断和方法

第一章　人体病理学的诊断和方法

病理学的研究方法多种多样,研究材料主要来自患病机体(人体病理材料),通过尸体解剖、活体组织检查与细胞学检查所获得的材料对疾病做出诊断。

意大利著名临床医学家莫尔加尼(Morgani,1682~1771)在18世纪中叶,根据尸检积累的材料,发现了疾病和器官的关系,从而创立了器官病理学(organ pathology),提出了疾病的器官定位观点,标志着病理学发展的一个新阶段。到了19世纪中叶,德国病理学家魏尔啸(R. Virchow,1821~1902)在显微镜的帮助下,通过对病变组织细胞的深入观察,首创了细胞病理学(cell pathology)。他认为细胞的结构改变和细胞的功能障碍是一切疾病的基础,并指出形态学改变与疾病过程和临床表现的关系。魏尔啸根据大量尸检材料和临床观察提出的这一学说,克服了长期以来唯心论对病理学和医学的影响,对百余年来病理学和临床医学的发展,作出了具有历史意义的贡献。20世纪以来,特别是新中国建立后,我国现代病理学的先驱者大力推进病理尸检与活检工作,发展了中国病理学工作事业。

一、病理尸体解剖

病理尸体解剖(autopsy),简称尸检,是由病理学工作者对死者的遗体进行病理解剖,通过观察器官、组织的改变,结合临床资料进行综合分析,对疾病作出诊断并查明死亡原因。病理尸检的特点是观察全面而系统,诊断客观而确切。

(一)尸体解剖的意义

通过对尸体的病理解剖,可观察病死者各器官的病理变化,找出其主要病症,判断死亡原因;有助于提高临床检查、诊断、治疗水平;积累教学及科学研究资料;发现传染病和新的疾病;对于医科学生而言,病理尸检是理论联系实际、全面认识疾病的良好学习方法。因此,要学好病理学,必须重视病理尸检的实习。

此外,对于某些死因不明,尤其对疑有刑事犯罪的案例,协助公安司法机关进行尸体解剖,可以帮助查明死因,为维护社会主义法制服务。

(二)病理解剖前的准备工作

病理尸检一般是由临床根据需要提出,并征得死者家属或利害关系人同意后,由具有尸体检验资质的机构(法医或病理学教研室)负责进行。临床医师应先写好死者的病史摘要和死亡经过,以供解剖、分析死因和书写病理尸检报告时参考。尸体解剖一般在病人死亡后3小时至48小时内进行,不宜过迟,否则会因死后自溶和腐败而造成检查、诊断上的困难。

(三)病理解剖的方法

1.体表检查

(1)一般状态:记录死者的年龄、性别、身长、体重。观察其发育及营养状况,全身皮肤的色泽,有无出血(淤点或淤斑)、水肿、黄疸,有无外伤等。

（2）死后现象（尸体现象）

1）尸冷：随着机体死亡，尸体体温一般即逐渐下降。其下降的快慢，与尸体的大小、衣着或被褥的厚薄，环境的干湿、通风和季节以及是否与冷物接触等有关。

2）尸僵：死后各部肌肉渐成僵硬，称为尸僵。一般于死后 2 小时自下颌开始，渐延及颈部、躯干、上肢及下肢，持续 24 小时以上，以后逐渐消失，顺序同上。急死或死前有痉挛者，尸僵出现较早，程度较强，持续时间较长，老弱久病者，则尸僵程度较弱，持续时间较短。气温较高时尸僵出现较早，消失也较快，寒冷时则相反。

3）尸斑：人死后血管内血液因重力作用逐渐向尸体低下未受压部位下垂沉降，于皮肤显出不规则的紫红色斑纹或斑块，即为尸斑。一般在死后 2~4 小时出现，但也有死后很快发生者。尸斑通常为暗紫红色，时间愈长，颜色愈深。

4）角膜混浊：死后由于眼睑不能闭合和自溶，角膜即逐渐干燥混浊。

5）尸体腐败：死后尸体的组织蛋白质受细菌的作用而分解，称为尸体腐败。可出现腹壁皮肤变绿、变软、发生气泡、水泡，甚至全身膨胀，舌眼突出，口唇、面部肿胀，呈"巨人观"。尸体腐败由体内腐败菌引起。快慢与温度、湿度，空气是否流通等有关。感染产气荚膜杆菌者，尸体腐败可迅速发生，由于细菌能产生大量气体而使尸体迅速膨胀，皮肤发生多数血（气）泡，内脏亦可形成多数气泡，称为泡沫器官。

体表各部位状态：从头部至四肢一一检查。头皮及头发状况（如头皮有无血肿、肿块，头发颜色、长度、密度，有无脱发秃顶等）；两侧瞳孔是否等大，并记录其直径；球结膜是否有充血、出血，巩膜有无黄疸，眼睑有无水肿；鼻腔及外耳道有无内容物流出；口腔有无液体流出；牙齿有无脱落；口唇黏膜颜色；腮腺、甲状腺及颈部淋巴结是否肿大；胸廓平坦或隆起，左右是否对称；腹壁是否膨隆，有无手术创口（记录其长度）等；背部及骶部有无褥疮；外生殖器有无瘢痕；腹股沟淋巴结是否肿大；肛门有无痔核，四肢有无损伤或瘢痕；体表有无畸形等，并记录之。

2.颈、胸、腹的解剖

切开方法常用的有"T"形及直线切开法。"T"形切开法既易剥离颈部器官，又利于遗体的化装，颇值得推荐。其横切线自左肩峰起，沿锁骨、胸骨柄达于右肩峰；直切线自胸骨柄起，沿正中线，绕过脐凹左侧，止于耻骨联合处。直线切开法以下颌骨下方，大约相当于甲状软骨处为起点，沿前正中线切开，切线绕过脐凹左侧，止于耻骨联合处。

颈部的解剖：如用"T"形切开法，沿横切线从锁骨、胸骨柄起，向上将颈前半部的皮肤，连同皮下组织剥离。待颈前部皮肤及皮下组织与颈部器官和肌肉分离完毕，沿下颌骨内侧，从正中分别向左右将口腔底部肌肉与下颌骨分离，然后从下颌骨下将舌等器官向下拉出，将颈部各器官组织剖出。如用直线切开法，则从颈部正中切线向两侧及上方将颈前半部的皮肤及皮下组织剥离（其余同"T"形切开法）。

胸廓的暴露：在切线完成后，将胸廓皮肤，连同皮下组织，胸大肌等自正中线向两侧剥离，将胸廓外组织尽量切除，充分暴露肋骨。腹腔的暴露：可在皮肤、皮下脂肪及肌肉切开后，在腹膜上方作一小切口，注意有无液体或气体排出，继而切断连于胸壁下缘的肌肉，扩大暴露腹腔，记录腹壁皮下脂肪层的厚度，肌肉的色泽等。

胸腔：如疑有气胸，可于胸壁皮肤切开后，将皮肤提起成袋形，注水少许，然后穿刺胸廓，如有气胸即见气泡从水底冒出。切开胸廓，暴露胸腔。检查胸腔有无积液，记录其量及性状，肺膜与胸壁有无粘连。将胸腺剥离取出，记录其脂肪化程度及重量。剪开心包，记录心包腔内液体量和性状（正常约有 5~10ml 淡黄色澄清的液体）。

腹腔：检查大网膜及腹腔各器官的位置是否正常，肝脏是否肿大，其前缘在锁骨中线处是否超过肋弓（记录其超出多少厘米）。脾脏是否肿大，伸出肋弓下多少厘米。胃、肠有无胀气。各器官之间有无粘连。腹腔内有无过多的液体,记录其性状及量。如有出血,注意寻找器官或大血管破裂处。如有腹膜炎,检查有无器官穿孔。记录横膈高度,以锁骨中线为标准,正常时右侧达第4肋骨(或肋间),左侧达第5肋骨。

　　3.胸腔器官

　　一般采用联合取出法,以保持各器官及管道原来的关系,但也可将器官分别取出。在颈部器官剥离后,切断无名动脉及左锁骨下动脉,然后将气管连同心、肺一并拉出胸腔,一般可自横膈以上将食管、胸主动脉等切断,取出心肺。若主动脉有病理变化(如梅毒性主动脉炎、主动脉粥样硬化症等)需保存整个主动脉时,须将心脏及主动脉与肺分离,待腹腔各器官取出后,再将心脏连同主动脉整个摘出。肺的单独取出,可将肺提出胸腔,在肺门处将主支气管和肺动脉切断,即可将肺取出。

　　(1)心脏:心脏的解剖一般是在肺未分离之前进行。但如估计无主动脉病变及先天性心脏病等时,可将心脏与肺分离后进行解剖。即提起心脏,剪断肺静脉,继在心包壁层与脏层转折处剪断主动脉等,即可将心脏取出。心脏的剪开,一般顺血流方向先从下腔静脉将右心房剪开,然后用肠剪沿右心室右缘(锐缘)剪至心尖部,再从心尖部,距心室中隔约1厘米将右心室前壁及肺动脉剪开,检查右心各部分;左心,从左右肺静脉口间剪开左心房,检查二尖瓣口有无狭窄(正常成人可容二指通过),再沿左心室左缘(钝缘)剪至心尖部,从心尖部沿心室中隔左缘向上剪开左心室前壁,及至靠近肺动脉根部时,尽量避免剪断左冠状动脉前降支,切线宜稍向左偏,然后剪断左冠状动脉回旋支,在左冠状动脉主干左缘,即在肺动脉干与左心耳之间剪开主动脉。这样,对检查冠状动脉的病变有很大好处。

　　检查并记录心脏的重量(正常成人约270g),大小(约如尸体右拳),左、右心室肌壁的厚度(一般在两侧切缘的中点测量,肉柱及心外膜下脂肪组织均须除外,正常右心室肌壁厚约0.25cm,左心室厚约0.9cm)。疑有肺心病时,须在距肺动脉瓣游离缘下2~2.5cm处测量右心室肌壁厚度(正常厚0.3~0.4cm,大于0.4cm即为右心室肌肥大)。

　　检查各瓣膜有无增厚或赘生物,有无缺损、粘连、缩短等。腱索有无变粗、缩短。测量各瓣口周长(正常成人三尖瓣口周长12cm、肺动脉瓣口8.5cm、二尖瓣10.4cm、主动脉瓣口7.7cm)。检查心腔有无扩张,心肌有无色泽改变、变软、梗死或瘢痕等,有无先天性畸形(卵圆孔、动脉导管是否开放,房间隔、室间隔有无缺损等)。

　　冠状动脉:检查左、右冠状动脉口有无狭窄或闭塞。冠状动脉的检查一般在心脏固定以后进行,方法是沿左、右冠状动脉走向,每隔2~3mm作横切面(注意切面须与动脉中轴垂直),观察每一切面有无动脉粥样硬化斑块及血栓,并记录之(左冠状动脉前降支在心室间隔上端开始作切面,回旋支在左心耳下方的冠状沟找到其断面,右冠状动脉可在右心切线的房、室交界处找到其断面)。

　　主动脉:检查内膜有无动脉粥样硬化斑块或其他变化并记录之(若腹主动脉没有同时取出,须待腹腔各器官取出后,剪开其前壁,直至两髂动脉,以便观察)。

　　(2)肺:先检查两肺表面肺(胸)膜有无增厚,有无炎性渗出物,抚摸各肺叶有无实变病灶或肿块。剪开肺动脉各大支,观察腔内有无血栓质块。剪开各叶支气管,观察其管腔有无扩张,有无黏液阻塞或肿块。肺的切开常用脏器刀沿其长轴自外侧凸缘向肺门作一水平切面。观察肺切面的颜色,有无病灶,轻压之有无血液或含气泡的血水流出等。肺门淋巴结是否肿大。

　　慢性肺心病时,需将心、肺完整取出固定,以保持其外形和病变特征。先用镊子经腔静脉将右心腔内凝血块取出,然后用止血钳夹紧上、下腔静脉断端,以注射器刺入肺动脉干,注入固定液(10%甲醛溶液),待右心室和肺动脉圆锥完全膨隆,近似生前状态时,结扎肺动脉干;继将心、肺标本浸泡于固定液内。标本通常固定7天,如前法将心、肺分离。将肺平放在垫板上,作额状切面,将肺切成厚约 2cm 的肺片,然后观察病变,并记录之。

4.颈部器官

(1) 上消化道:舌有无舌苔或溃疡;两侧扁桃体是否肿大,其表面有无炎性渗出物;食管黏膜面有无溃疡,有无静脉曲张等。

(2) 呼吸道:喉头有无水肿或炎性渗出物;气管及主支气管内有无内容物或炎性渗出物(正常时黏膜灰红色而平滑)。

(3) 甲状腺:是否肿大;有无结节状肿块;切面,滤泡有无扩大(正常切面为淡褐色)。

(4) 其他:颈部肿大的淋巴结,除可能是炎症、恶性淋巴瘤外,根据部位,还应考虑转移癌。如颈上深淋巴结肿大,常为鼻咽癌转移;锁骨上淋巴结肿大,可为胃癌或肺癌转移。

5.腹腔器官

(1) 脾脏:记录其大小(正常 13cm×8.5cm×3.5cm)及重量(正常约 150g)。包膜是否光滑(正常呈灰紫色),有无增厚。沿长轴向脾门作一切面,记录其色泽、表面及切面性状,脾小结能否看到,有无梗死灶等。

(2) 肠及肠系膜:检查肠内有无寄生虫(记录数量),小肠黏膜有无充血、出血,集合淋巴滤泡有无肿胀或溃疡形成(记录溃疡的形状及数目)。大肠肠壁是否增厚,肠腔有无狭窄或扩张,黏膜面有无炎性渗出物、溃疡或息肉。必要时可用流水轻轻洗去肠内容物,以利观察。

(3) 胆囊和胆管:通常将胃、十二指肠,连同胰、肝脏等一并取出。将肝前缘向上翻起,然后将十二指肠前壁剪开,暴露十二指肠乳头(Vater 壶腹开口处),挤压胆囊,检查胆道通畅情况(胆汁从十二指肠乳头处流出)。疑有胆管阻塞时,应仔细分离肝门部软组织,暴露总胆管及左、右肝管。观察胆管有无扩张,剪开总胆管及肝管,检查管壁是否增厚,管腔有无扩张或阻塞,腔内有无结石、蛔虫、华支睾吸虫或肿瘤。

剪开胆囊,观察囊壁是否增厚,黏膜是否变粗(正常形成网状的纤细皱襞),内容物性状,腔内有无结石(记录其数量、形状、色泽及切面性状)等。检查完毕,即可用剪刀将其与肝脏分离,并在肝门处将肝十二指肠韧带连同其中的总胆管、门静脉及肝动脉剪断。

(4) 胃和十二指肠:沿十二指肠前壁剪口,经幽门部,沿胃大弯至贲门,将胃剪开。观察胃壁有无增厚,胃黏膜有无出血及糜烂,胃小弯、幽门窦及十二指肠球部黏膜有无溃疡等。

(5) 胰:在胰体部作一横切面,找出胰管断面,然后向胰尾及胰头将胰管剪开,直至十二指肠乳头处,观察胰管与总胆管汇合处的情况,胰管有无扩张和结石。把胰作若干横切面,观察其小叶结构是否清楚,有无出血、坏死灶及肿块等。

(6) 肝脏:测量其大小(正常左右径 25~30cm,前后径 19~21cm,厚 6~9cm、重量约 1300g)。观察肝表面是否光滑、色泽(正常呈红褐色)及质地。将肝脏放在垫板上(后下面朝上),分别剪开左、右肝管,观察有无扩张、结石或肿块;剪开门静脉各大支,检查有无血栓质块;然后将肝翻转过来,沿其左右径自表面最高处向肝门作一切面,检查切面色泽、小叶结构纹理是否清楚,汇管区结缔组织是否增生,有无肿块等。

(7) 肾上腺和肾脏:在解剖肝,肾之前,宜将两肾上腺先行分离取出。两肾上腺正常合重 7.6~8.4g (21~50 岁)。切面,观察皮、髓质结构是否清楚(正常时皮质呈黄褐色,髓质灰红色),有无出血或肿瘤等。测量肾的大小(正常约 11cm×5cm×3cm)、重量(一侧约 140g)。肾纤维膜是否易于剥离,观察肾表面色泽(正常呈暗红褐色),有无撕裂、瘢痕或颗粒(记录其大小及分布)。切面,皮质有无增宽或变窄(正常约 0.6cm)。皮质及肾柱是否隆起,皮、髓质分界线及结构纹理是否清楚。剪开肾盂、输尿管,检查其黏膜有无病变。

6.盆腔器官

检查阴囊有无肿大,检查睾丸、附睾及输精管。先将膀胱顶部的腹膜剥离,分离膀胱及直肠周围软组织。从前壁剪开膀胱,检查其黏膜有无出血、溃疡等。男性检查前列腺是否肥大。女性检查子宫内膜有无妊娠现象、出血或坏死,子宫肌壁厚度及有无肌瘤等。检查两侧输卵管有无扩张,卵巢有无囊肿形成(可在卵巢突面向卵巢门作纵切面检查)。沿直肠后壁正中线剪开直肠,检查其黏膜有无溃疡、痔核或肿瘤。

7.脑及脊髓的解剖

先检查头皮外表有无损伤、血肿等,然后锯开颅骨,注意勿损伤硬脑膜。将颅骨分离,移去颅盖。将硬脑膜由前向后剥离,取出脑组织。测量脑的重量(正常约1400g),观察软脑膜血管有无充血,蛛网膜下腔有无出血或过多的液体;两侧大脑半球是否对称,脑回有无变扁(或变窄小),脑沟有无变浅(或变宽);脑底动脉有无粥样硬化。

脑的切开一般在固定数天后进行。经固定后,经脑岛作一水平切面,检查脑基底核有无出血、软化灶、侧脑室有无扩张等。亦可采用额状切面法,从额叶至枕叶将大脑做多数额状切面,每切面相隔约1cm。小脑和第四脑室的检查,注意有无脑疝,经小脑蚓突部做水平切面或矢状切面,观察有无出血或肿瘤。第四脑室有无扩张。脑干的检查,可沿中脑、桥脑、延髓做多数横切面,每切面相隔0.5cm。

(四)病理诊断

在尸检过程中,对每一器官尽可能地作出初步的肉眼诊断,并结合显微镜下观察,对于各器官的病理变化须全面地进行综合分析。找出这些病变中,什么是主要的,什么是次要的(从属的);什么是原发的,什么是继发的。然后按照主、次,原发、继发将病变加以排列。

讨论与总结:内容大致包括以下三方面:①初步确定本例尸检的主要疾病;②分析各种病变的相互关系;③分析确定本例的死亡原因。

二、活体组织检查

活体组织检查(biopsy),简称活检,即用局部切取、钳取、细针穿刺、搔刮和摘取等手术方法,从患者活体获取病变组织进行病理诊断。

(一)活检的意义

活检的意义在于:①由于组织新鲜,固定后能基本保持病变的真相,有利于及时、准确地对疾病作出病理诊断,可作为指导治疗和估计预后的依据;②必要时还可在手术进行中作冷冻切片快速诊断,可在20分钟内确定病变性质,协助临床选择手术治疗方案;③在疾病治疗过程中,定期活检可连续了解病变的发展和判断;④还可采用一些新的研究方法,如免疫组织化学、电镜观察和组织培养等对疾病进行更深入的研究。因此,活检是目前诊断疾病广为采用的方法,特别是对肿瘤良、恶性的诊断具有十分重要的意义。外科病理学,或称诊断病理学(diagnostic pathology)就是在活检的基础上建立起来的病理学分支。

(二)活检取材时应注意事项

临床医师在切取活体组织时,除须按临床活检取材常规进行操作(如按外科手术的规定操作切取小块活体组织,使用纤维胃镜钳取胃部病变组织等)外,还须注意:

(1)选择恰当的取材部位。力求切取有明显病变的组织。如疑为肿瘤时,要切到肿瘤组织本身,并尽可能连带取其边缘的一些正常组织,不宜取坏死组织送检;如为溃疡,则宜切取其边缘部及溃疡底部的组织,等等。

(2)取材时应避免使组织受挤压。取材刀刃要锋利,避免钝刀、钝钳或镊等器械过度挤压组织。因过度挤压可使组织、细胞结构发生严重变形而难以辨认,以至无法作出诊断,甚至必须重新进行活检取材,给病员增加不必要的痛苦,还延误诊治的时间。

（3）在不损害病人的前提下，切取组织要有适当的大小，如果组织太小往往不能反映全面病变，而影响正确诊断。

（4）手术切除的较大肿瘤或整个器官，应尽可能将全部标本送检。如全部标本送检有困难时，则须按一定的方法切开(参阅病理尸检有关部分)，进行仔细检查、选取病变组织并加以固定后送检。

（三）活检组织的固定

切取下来的组织应立即予以固定。一般的组织标本可用福尔马林液固定。如无福尔马林液，亦可采用95%乙醇溶液固定。但一般最好不用乙醇溶液作固定液，因其固定的组织，切片染色较差，不利于显微镜观察。固定液的量要充足，至少要相当于标本总体积的五倍以上。标本容器及其口径要有适当大小，使标本能保持原形进行固定，避免使标本遭受挤压。如果活检组织不能做到及时固定，以致标本发生自溶腐败，则必然影响切片、染色质量，使诊断工作难以进行，甚至不能做出诊断。此外，也不宜将标本冷冻，以免冰晶溶化时造成组织细胞结构破坏，影响诊断。

（四）认真填写送检单

填写送检单的目的，是供病理医师进行病理检查和诊断时参考，使活检工作与临床紧密联系，这对于确切地作出病理诊断十分重要。因此，要求临床医师必须认真填写送检单，如患者的年龄应填写具体年岁，对成年患者不能填写"成"。对主要临床病史、临床检查结果和手术所见等要书写清楚；以前做过活检的病例应写明前次活检的病理检查编号和诊断，以便复查前次切片，将前后变化进行对比观察。对妇产科病例要注明病人月经情况，对肿瘤病例则须注明肿瘤所在部位、大小、生长速度、有无转移及转移部位等。如需在不同部位切取多块组织分别检查时(如欲了解肿瘤的扩展情况而在其周边及局部淋巴结等多处取材检查等)，应分别固定，并分别编号注明标本取材部位、情况等，以免相互混淆；病变部位情况复杂，用文字不易说明者，最好绘一简图，加以标示；如对病理检查有何特殊要求，可在送检单上突出注明。当连续进行数个不同病例的活检取材时，一定要分别填写送检单，并将各个病人的姓名和送检号标签及时和准确无误地贴在标本容器上，以免发生差错，带来严重后果。最后，送检医师署名字迹要清楚，以便必要时进行联系。

三、细胞学检查

通过采集病变处的细胞，涂片染色后进行诊断。细胞的来源可以是运用各种采集器在口腔、食管、鼻咽部、女性生殖道等病变部位直接采集的脱落细胞，也可以是自然分泌物(如痰、乳腺溢液、前列腺液)、体液(如胸腹腔积液、心包积液和脑脊液)及排泄物(如尿)中的细胞，以及通过内窥镜采集或者刷取的细胞，或用细针直接穿刺病变部位(如肝、肾、前列腺、淋巴结等，即细针穿刺)所吸取的细胞。细胞学检查除用于病人外，还用于肿瘤的普查。此方法设备简单，操作简便，病人痛苦少而易于接受，但确定恶性后须进一步作活检证实。此外，细胞学检查还可用于对激素水平的测定(如阴道脱落细胞涂片)及为细胞培养和DNA提取等提供标本。

细胞学诊断有以下两种形式。

1. 直接法

直接法多用于具有特异性细胞学特征、诊断明确的疾病。在报告中可直接写出疾病的名称，如慢性宫颈炎、阴道滴虫、支气管鳞癌等。目前常用于穿刺细胞学诊断，如甲状腺滤泡癌、淋巴结转移癌等。

2. 分级法

将镜检所见细胞形态变化用分级方法表示,能准确反映涂片的本质,是目前除穿刺细胞学以外常使用的方法,有以下几种表达方式:

（1）二级法

阴性:未查见恶性细胞。

阳性:查见恶性细胞。

（2）三级法

Ⅰ级:阴性。涂片内所见均为正常细胞和一般炎症细胞。报告未查见肿瘤细胞。

Ⅱ级:可疑。涂片内发现核异质细胞,但不能肯定是炎性增生、高度变性还是肿瘤细胞,需重复送检复查。报告查见核异质细胞或可疑恶性肿瘤细胞。

Ⅲ级:阳性。涂片内找到典型的恶性肿瘤细胞。报告查见恶性肿瘤细胞或癌细胞,并可根据细胞的大小、形态特征、分布情况,初步作出肿瘤的分类,并注明其分化程度。

（3）四级法

由三级分级法演变而来,将细胞学诊断分为以下四级:

Ⅰ级:阴性。报告中要描述涂片中的特殊所见。

Ⅱ级:核异质。涂片内找到核异质细胞(轻度或重度)。

Ⅲ级:可疑。涂片内发现异型细胞或重度核异质细胞,其形态特征基本符合恶性肿瘤细胞的标准,但由于数量少或形态不典型,不能完全排除癌前病变细胞或重度炎性增生细胞的可能。

Ⅳ级:阳性。涂片内找到典型的恶性肿瘤细胞。

细胞学诊断主要根据镜下所见的细胞形态特征,结合临床资料做出。基本要求是不漏诊、不误诊。在涂片质量不理想或对诊断不能完全肯定的情况下,不要勉强定性和出报告,可建议再次取材送检或建议进行活体组织取材检查。

（刘重元　罗招阳　甘润良）

第二章 实验病理学的研究方法

一、动物实验

从生物学观点来看,人和动物都是由单细胞生物进化而来,人与动物既有特殊性,也有共性。正因为人与动物存在着共性,所以动物实验结果对人是有参考意义的。从医学发展来看,为了阐明疾病的发生发展规律,探索病因与发病机制,必须开展一些破坏性或致病性实验。由于医学伦理与人道主义原则,这类实验不能在人体进行,必须依赖于动物实验。因此,临床研究与动物实验是医学发展的两大支柱。

动物实验已成为医学科研和教学工作不可缺少的手段,常用的实验动物有:小鼠、大鼠、豚鼠、家兔等。运用动物实验的方法,不仅可以在适宜动物身上复制出某些人类疾病的模型,并通过疾病复制过程可以研究疾病的病因学、发病学、病理改变及疾病的转归。还可以根据研究的需要,对动物实验进行多种方式的观察研究。例如在疾病的不同时期活检,以了解疾病不同阶段的病理变化及其发生发展过程;药物或其他因素对疾病的疗效或影响等,并可与人体疾病进行对照研究。此外,还可进行一些不能在人体上做的研究,如致癌剂的致癌作用和癌变过程的研究及某些生物因子的致病作用等。

通过动物实验的病理观察取得的实验结果,可以弥补人体病理学研究的限制和不足,但应注意动物和人体之间毕竟存在物种的差异,不能把动物实验结果不加分析地直接套用于人体,只能作为研究人体疾病的辅助和参考。

二、组织和细胞培养

将某种组织或单细胞用适宜的培养基在体外培养,可以研究在各种致病因子作用下细胞、组织病变的发生和发展。例如在病毒感染和其他致癌因素的作用下,细胞如何发生恶性转化;在恶性转化的基础上发生哪些分子生物学和细胞遗传学改变;在不同因素作用下能否阻断恶性转化的发生或引起恶性转化的逆转;免疫因子、射线和抗癌药物等对癌细胞生长的影响等。这些都是肿瘤研究十分重要的课题。近年来通过体外培养建立了不少人体和动物的肿瘤细胞系或细胞株,这对于研究肿瘤细胞的生物学特性和进行分子水平的研究起到了重要作用。这种研究方法的优点是周期短、见效快、节省开支。再者,体外因素单纯,容易控制,可以避免体内复杂因素的干扰。但缺点是孤立的体外环境与复杂的体内整体环境毕竟有很大的不同,因此不能将体外研究结果与体内过程等同看待。

细胞培养技术分为原代培养和传代培养,原代培养(初代培养)是从活体内取得组织材料后第一次在体外进行的培养,而把细胞自原代培养的培养瓶中分离、稀释转换到另一新的培养瓶中继续生长的过程称为传代培养。

初代培养物开始第一次传代培养后的细胞,即称之为细胞系。如细胞系的生存期有限,则称之为有限细胞系(finite cell line);已获无限繁殖能力可持续生存的细胞系,称连续细胞系或无限细胞系(infinite cell line)。无限细胞系大多已发生异倍化,具异倍体核型,有的可能已成为恶性细胞,因此本质上已是发生转化的细胞系。无限细胞系有的只有永生性(或不死性),但仍保留接触抑制和无异体接种致瘤性;有的不仅有永生性,异体接种也有致瘤性,说明已恶性化。从一个经过生物学鉴定的细胞系用单细胞分离培养或通过筛选的方法,由单细胞增殖形成的细胞群,称细胞株。再由原细胞株进一步分离培养出与原株性状不同的细胞群,亦可称之为亚株(substrain)。

　　细胞在体外的生存环境是人工模拟的,除需无菌、温度、空气等条件外,最主要的是培养基。它是供给细胞营养和保证细胞生长增殖的物质条件,细胞生长在培养基中,因此培养基也是细胞的生存环境。培养基的种类很多,按其物质状态,分为半固体培养基(如软琼脂培养基)和液体培养基两类。液体培养基是最主要的,经常用于组织、细胞培养所需的培养基有:RPMI1640、DMEM 培养基等。组织、细胞在培养瓶皿中的生长方式呈贴壁生长或悬浮生长。

　　人体病理学和实验病理学的观察、研究方法在疾病研究中都很重要,应该扬其所长,避其所短,相互联系、印证和补充材料,方能更好地发挥它们在疾病研究中的积极作用。

（甘润良　罗招阳）

第三章 病理学实习课的观察方法

主要运用肉眼或辅以放大镜、尺和秤等工具,对大体标本及其病变(外形、大小、重量、色泽、质地、表面及切面形态、病变特征等)进行细致的观察与检测。大体标本是从尸体解剖或外科手术切除下来的有病变的脏器及组织,因此,观察大体标本时,首先应确定该标本是什么脏器或组织,然后按下述程序观察与描述。

(一) 整个脏器的观察

1. 大小、重量

对实质性脏器(如肝、脾、肺、肾等)要注意其体积是否有肿大或缩小;对有腔脏器(如心、胃、肠等)要观察其内腔是否扩大或缩小、狭窄,腔壁是否增厚或变薄。脏器大小可用长(脏器最长径)×宽(与长径垂直的最宽径)×高(cm)表示,重量可用其湿重表示。

2. 形状

观察该脏器外形及有无变形。

3. 颜色

如组织充血或出血呈暗红色(经福尔马林固定后,血液呈灰黑色),脂肪呈黄色,胆汁呈黄绿色等。

4. 质地

变硬或变软,质脆或坚韧,致密或疏松,均匀或不一。

5. 表面

光滑或粗糙,有无结节隆起,结节大小如何,有无渗出物、出血、坏死或粘连。

6. 切面

该脏器的原有结构有无改变,如肺的微细海绵状结构,心室的肌纹理结构,管道脏器管壁的固有层次结构,肾切面皮质和髓质有无改变,脑的灰、白质有何改变等,切面是否有特殊病灶发现,有腔脏器腔内有无异常内容物。

(二) 病灶的观察

如在脏器的表面或切面发现特殊病灶,则要对该病灶作进一步观察、描述。病灶可为实质性(如肿瘤)或空腔性(如脓肿、囊肿),应注意观察其大小、形状、色泽(包括颜色和光泽度)、质地等。大小可以用实物来形容,如粟粒大、芝麻大、绿豆大、黄豆大、蚕豆大、鸡蛋大、拳头大等,但以长 cm×宽 cm×高 cm 的测量数字表示更为科学。形状可以是圆形、椭圆形、球形、结节状、分叶状、乳头状、息肉状、蕈状、菜花状或不规则形等来描述。质地除了病灶软硬度、脆韧度、疏松度、均匀度外,还要注意其干燥或湿润,粗糙或细腻,以及透明与否等。此外,还应观察以下几方面:

(1) 位置:病灶位于脏器的哪一部位,如胃小弯近幽门部,肺上叶的下部或下叶的上部,回肠下段等。

(2) 数目及分布:病灶可为单个或多个,如为多个,是呈散在分布还是密集分布,呈均匀分布还是不规则分布。

(3) 病灶与周围组织的关系:两者界限清楚或模糊,肿瘤病灶是否有包膜,是否有压迫或侵犯周围组织的现象等。

最后,根据所观察到的病变,结合理论知识和镜下观察进行分析综合,作出大体标本的病理诊断。病理诊断的格式一般是根据脏器名称+病理变化或疾病名称,如肝脂肪变性、肺结核、胃溃疡等。

二、组织切片的观察方法

组织切片是取自大体标本中的典型病变。用组织学方法制成病理切片(一般是苏木素-伊红染色,简称 HE 染色)后,通过显微镜观察病变组织和细胞形态及结构的变化,从而千百倍地提高了肉眼观察的分辨力,加深了对病变的认识,特别是在调节物镜时要倍加小心,看清切片的正反面,将有盖玻片的一面朝上,以免转高倍镜时观察不到组织图像和压碎切片。观察步骤如下:

(1) 肉眼观察:手持切片,用肉眼观察切片的组织外形、着色深浅、疏密度、有无特殊的病灶,并对组织和病变范围做出初步的判断。

(2) 将组织切片放在镜台上,首先用低倍镜从上至下、从左至右、全面地观察切片全貌,防止遗漏,辨认出是什么脏器或组织。实质性脏器(如肝、脾、肾等)由被膜到实质观察;有腔脏器(如胃、肠等)则按黏膜→黏膜下→肌层→浆膜层顺序观察,注意各部分组织结构的情况,是否有病变以及与周围组织的关系,找到需要重点观察的部位,作进一步深入细致的观察。

(3) 根据需要,转换高倍镜观察组织和细胞的细微变化,观察细胞形状、细胞质、细胞核以及细胞与细胞之间组织分布与排列的变化等,以确定病变性质。

三、绘图和实习报告

描绘病理切片病变简图及书写实习报告是病理学的基本技能(或基本功),可以提高观察病变、分析和描述病变的能力。对培养临床医师书写病历、手术记录、分析临床症状及科学研究均有帮助。

当全面地观察并理解了该切片的病变以后,用彩色铅笔在实验报告上绘出简图,注明图名、病变、染色方法、放大倍数以及日期,作为实验记录并供复习参考。绘图必须显示来源组织的基本结构和典型病变的特征,绘制出模拟示意图。

描绘病变要求选择有代表性部分,真实简明的绘出病变特点。组织切片的描述,一般可按组织来源、病变部位、病变性质、病变特征、病变范围等描写,描写文字要简洁、准确。

最后,根据观察和描述确定主要病变与次要病变,进行综合分析,做出病理诊断,一般诊断格式是:脏器或组织名称+病变或疾病名称。

应根据自己观察的病变特点,联系理论课内容,客观的分析,精炼地写出实习报告。实习报告的书写格式如下:(举例)

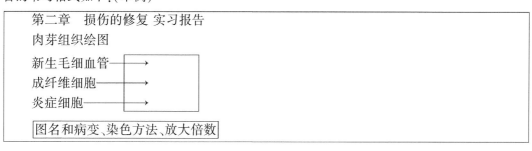

第二章　损伤的修复 实习报告
肉芽组织绘图

新生毛细血管———→
成纤维细胞———→
炎症细胞———→

图名和病变、染色方法、放大倍数

组织切片观察与描述:

(1) 低倍镜:在心肌表面可见一薄层淡蓝色组织,其内有许多新生毛细血管及成纤维细胞,并伴有中性粒细胞、淋巴细胞等炎细胞浸润。

(2) 高倍镜:成纤维细胞呈多边形或胖梭形,胞质丰富红染,核大,椭圆形或圆形,染色较淡,有1~2个小核仁。

病理诊断:新鲜肉芽组织。

实习报告人:某某

报告日期:＿＿＿年＿＿＿月＿＿＿日

病理课实习时,要紧紧抓住临床与病理联系这个重点,要正确认识大体与镜下病变的关系。虽然大体标本和组织切片的观察方法不同:一个是肉眼观察;另一个是用显微镜观察,但是两者的目的是一致的,都是为了研究和认识疾病发生、发展过程中所出现的形态结构的改变。大体病变是镜下病变所决定的,如慢性肾小球肾炎,肾脏体积缩小,质地变硬,形状呈颗粒状外观,这是由于肾小球纤维化和玻璃样变性、肾小管萎缩、间质纤维结缔组织增生所致;镜下病变是大体形态改变的基础,如肝细胞脂肪变性,可使肝脏体积增大,颜色变黄。所以,在观察时应将大体与镜下病变紧密联系起来,才能不断巩固和加深理论知识,提高分析综合的能力。

此外,要注意正确认识形态结构与机体代谢的关系。机体各脏器、组织和细胞的形态结构的变化是其代谢改变的物质基础,形态结构的变化必然会引起机能代谢的改变。另一方面,机体代谢的变化亦常伴有形态结构的变化,并且还反映了形态结构变化的程度。因此,两者相互依存,互相影响。如病毒性肝炎时,肝细胞发生变性、坏死,相应的就会出现肝脏代谢异常(如转氨酶升高、黄疸、解毒灭活功能下降、凝血因子合成障碍等)。而肝功能异常也反映出肝细胞损伤的程度。所以,实验时应时刻注意分析形态结构变化与机体代谢改变的关系,切忌把形态结构病变看成是孤立的、固定不变的,这样才能更好地理解形态结构的改变及其意义,深刻认识和正确理解疾病的功能代谢变化。

(程爱兰　周秀田　甘润良)

第四章　数码显微互动教学系统的使用

病理学是连接医学基础与临床之间的一门桥梁学科,应用显微镜观察病变组织的形态结构是病理学实验课非常重要的教学环节和手段。近年来随着多媒体数码技术的发展,集显微图像、音频、视频、文字及灵活互动为一体的数码显微互动系统已广泛应用于病理学实验教学,使传统的病理实验教学手段产生了深刻的变革。它所显示出的传统实验教学无法比拟的优势,对提高教学质量和教学效率起了很大的推动作用。

一、数码显微互动教学系统的组成及功能

数码互动实验室由数码显微镜系统、图像显示系统(包括学生显示屏和多媒体投影机)、双向语音对话系统、计算机软件系统组成,其使用特点是拥有清晰的图像和丰富的师生相互沟通手段。

1. 数码显微镜系统

每个数码显微互动教室配备教师显微镜 1 台,带原装进口数码摄像系统,具有自动亮度补偿、自动白平衡、亮度及饱和度调节等功能;配有学生显微镜 32 台,采用 SONY 芯片数码摄像头,分为 2 组,每组 16 台。

2. 图像显示系统

通过显示屏(或投影仪)教师可向全体学生展示:准确找寻病变部位的整个动态过程、病变典型部位等。也能在实验全过程中对每位学生显微镜画面进行实时监控(每次可同屏显示 16 位学生显微镜画面),并可根据需要选择性地放大显示任一画面,同时在学生用显示器上(或投影仪大屏幕上)显示,以便给学生讲解示范,实现图像共享。

3. 双向语音对话系统

该系统具有四种通话模式。教师授课:教师通过耳机话筒授课,全体学生用耳机收听。师生点对点对话:教师可与学生一对一对话,但只有被选择的学生才可以收听或发言。分组讨论:教师可把学生分成 2~9 人一组,同组学生可以讨论,教师也可加入。学生示范:优秀的学生做示范并自动转播给其他学生收看、收听。

4. 计算机软件系统

软件系统主要包括多媒体显微互动教学系统、图像分析系统。多媒体显微互动教学系统由教师端和学生端组成,通过传输系统能实现二者之间高品质图像、音频的双向传输。图像分析系统具有各种图像处理、图像变换、图像测量、目标分析等功能。

二、使用方法

现以 DLT2000 多媒体显微实验-示教系统为例介绍数码互动系统的操作程序:

(1)鼠标双击桌面上的"DLT2000 多媒体显微实验-示教系统"图标,见图 1-4-1。或选择[开始]菜单中[程序]下[示教系统]的[DLT2000 多媒体显微实验-示教系统]执行。

(2)当软件首次执行时,屏幕出现以下画面(图 1-4-2),此时,需要将该软件需要的参数录入

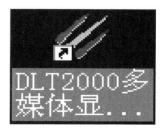

图 1-4-1　DLT2000 示教系统图标

上去,以保证系统的正常执行。

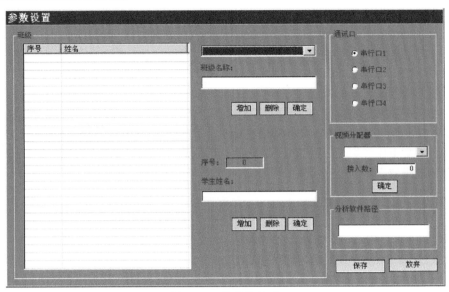

图 1-4-2 软件执行后

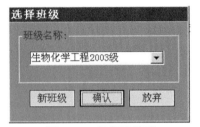

图 1-4-3 保存后界面

(3) 录入结束,选择保存,程序进入下一界面(图 1-4-3),当软件启动时,首先见到的界面,即此界面。选择[新班级]可以回到图 1-4-2 界面,进行系统配置,选择[放弃],程序停止执行,退出。选择[确认]进入程序主界面。

(4) 主界面操作,见图 1-4-4。

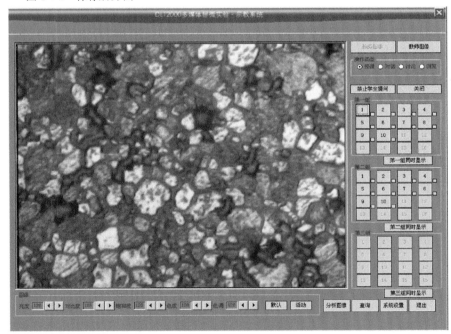

图 1-4-4 主界面操作画面

（5）操作模式

1）教师授课模式,此时由教师主讲,全体学生收听。

操作步骤如下:

用鼠标点击[操作类型]中[授课],即可。

使用[关闭]按钮,可以关闭授课,同时[关闭]按钮自动改变为[开始]按钮。

再点击一次,又可以进行授课。

点击学生按钮,可以观察学生的显微图像。

2）师生点对点对话模式,每次教师与一个学生进行通话。

操作步骤如下:

用鼠标点击[操作类型]中[对话],再点击需要对话的学生按钮。

点击学生按钮后,同时显示该学生的显微图像。

3）师生分组讨论模式,每次教师与几个学生进行通话。

操作步骤如下:

用鼠标点击[操作类型]中[讨论]。

再通过点击选择若干学生,即可。

4）浏览模式,使用该模式,可以观察学生的图像。

用鼠标点击[操作类型]中[浏览]。

点击需要浏览的学生按钮。或点击[同时显示]按钮,同时观察16个学生的图像。

5）图像画面的设置

通过点击[亮度]、[对比度]、[饱和度]、[色度]、[色调]分别对画面的相关参数进行设置。如果当前图像属于相应学生,则自动保存这些参数。

6）浏览教师图像

点击[教师图像]即可。

7）图像保存

点击[拍摄图像],将显示提示界面,

选择是按钮保存当前图像,选择否取消保存图像(图1-4-5)。

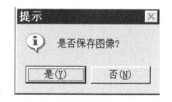

图1-4-5　拍摄图像后的是否保存画面

8）保存图像的查询

选择[查询]按钮,首先选择班级;选择班级后,再选择学生;再选择相应的时间文件,即可。

点击[打印]按钮,打印输出。

9）学生在观察切片中如遇到问题,可通过实验桌上控制面板的提问键F12向教师询问,教师可选择点对点对话模式进行解答,如问题带有普遍性,可选择授课模式对全班同学讲解。

三、数码显微互动教学系统在形态学实验教学中应用的优势

1. 图像清晰逼真,示教效果理想

以往的电视示教,受远距离传输信号衰减、电视机本身分辨率低等多方面因素影响,图像往往欠逼真,诸如细胞间桥、核分裂等细微结构很难清晰显示。而数码显微互动教学系统运用高分辨率图像采集、图像软件处理,可获得高品质图像,能很好地满足显微形态的教学要求。

2. 显著提高教学效率

在传统形态学实验教学中,学生独自使用显微镜观察,教师单个指导,教师很难实时、全面的了解学生对知识点的整体掌握情况,学习效果参差不齐。使用数码显微互动教学系统有效地解

决了这些问题。教师通过显示屏就可以实时监控每一个学生的镜下所见,及时了解学生的学习情况,学生遇到疑问,通过提问键可以迅速和教师联系,及时得到解答。如教师认为问题带有普遍性,还可以对全班同学进行讲解。这极大地节约了课堂时间,提高了教学效率。

3. 师生互动,增强学习自主性,活跃课堂气氛

系统提供的四种通话模式,可以让教师和学生在不影响其他同学自主学习的情况下,对于学习内容进行及时、充分的交流。教师可以针对全体学生,也可以针对某一学生讲解;学生遇到问题可以随时通过呼叫系统呼叫;学生之间也可以进行分组交流。学生的学习由被动地记忆、验证变为了主动地探寻、思考。这种师生之间的互动交流,方便、直观、有效,同时也活跃了课堂气氛,增强了学生的学习积极性。

4. 更好地实现资源共享

以往教师镜和学生镜下的典型图像,由于受到时间、空间等限制,很难让全班同学都看到,更不可能用于其他班级教学。现在,教师可以把任一镜下图像放大,或者采取学生示范模式,及时让其他同学共享;也可通过拍照、录像等方式保存图像,用于日后复习或者提供给其他班级使用。

总之,数码显微互动系统是一种新的实验教学手段,它能将讲解、示教、观察、问答、讨论和监督等各个环节结合在一起,有利于培养学生的自主学习能力和提出问题、分析问题、解决问题及综合问题的能力,受到师生的广泛欢迎。

(张 杨 彭 娟 梁晓秋)

第五章 病理学诊断技术

一、病理大体标本检查和取材

病理诊断首先遇到的就是大体标本的检查,它是病理诊断工作的重要组成部分。正确的取材、合适的固定和良好的染色是优质病理工作的基础,其重要性不亚于显微镜检查。肉眼对标本大体检查能见到病变的整体,而显微镜下只反映病变局部的性质,如果标本检查不细,取材不当,虽然显微镜检查十分认真,也无法获得完整正确的病理诊断。因此,只有全面认真的大体标本检查,辨认准确的病变取材与深入细致的镜下观察相结合,才能做出正确的病理诊断。

(一)病理大体标本的种类

病理标本种类繁多,小到几个细胞至小块组织,大到整个器官或邻近几个器官,标本包括:

1.切取标本

病变组织大时,先从病变处切取小块组织做病理检查,待病理报告后,再决定治疗方式和手术范围,如皮肤、口腔黏膜、肢体较大肿瘤等。

2.切除标本

病变组织不大,可以整个病灶或整个器官切除,如乳腺纤维腺瘤,慢性胃溃疡的切除标本等。

3.钳取标本

以活检钳夹出小块病变组织检查,如鼻咽部活检、胃肠镜、气管镜、膀胱镜、胸腹腔镜等内窥镜检查等。

4.搔刮标本

利用刮匙或有关器械,搔刮部分组织送检,如刮宫标本。

5.针吸标本

以注射用细针或特制穿刺针,吸取体表或体腔内脏器官病变组织或肿物做检查,如乳腺、体表肿块、肝、肺等的穿刺针吸活检。

6.细胞标本

包括各种脱落细胞、刷取细胞、刮取细胞、组织印片细胞、病灶穿刺涂片细胞等,此类标本虽取材较易,但要及时处理以减少退变。

7.冰冻或快速诊断标本

此类病例多为术前无法做活检,或虽经活检未能确诊,或术前未估计到的病变,术中需要明确诊断,决定下一步治疗方案者,目前在大中型医院此类标本日渐增多,除骨组织标本外,其他许多组织的标本均有送检可能。

8.尸体解剖标本

尸检标本应争取在死亡后尽可能短的时间内取材。病理尸检的特点是观察全面而系统,诊断客观而准确。应逐个检查脏器,并记录每个脏器的大小、重量及所见病变。

(二)病理大体标本检查的内容与顺序

1.肉眼观察

无论标本大小均应认真观察,组织其小者还可借助放大镜。

(1)确定送检标本的类型:能辨认器官或组织者可直接描述,如次全切除胃组织、全切子宫带左侧附件等;如小组织又无特征性者,一般可称为"软组织"。

(2) 观察标本的形态:标本形状多种多样,一般说来,肝脏切取活检多为楔形;小肿瘤或小病变切取多为长梭形;良性肿瘤外生性生长者多为结节状、息肉状、蕈状、乳头状、菜花状或伴表面糜烂;位于深部的肿瘤可呈球形、椭圆形、分叶状、哑铃状;有分泌的肿瘤可呈囊性或囊实性;恶性肿瘤则不规则,境界不清呈浸润性生长。

(3) 观察标本的色泽:正常组织一般均有自己的固有色泽,病变时组织颜色可发生各种变化:

充血和贫血:淤血时组织由粉红变为暗红,贫血状态时由粉红变为灰白色;

炎性渗出:使光亮的浆膜失去光泽,透明变为浑浊;

坏死:组织呈淡黄色、干燥。如结核性坏死,淡黄色油腻状为干酪样坏死的外观;

出血:据出血多少和时间长短不同而表现为红色、暗红色、黄褐色等颜色;

多彩状:肿瘤含有较多的脂质如肾癌伴出血,坏死和囊性变而呈红、黄、灰相间多彩状。

(4) 观察病变特点和分布情况:送检标本如果具有一定特征性,如化脓性、水肿、黏液样、肉芽肿、梗死、表面粘连和病变为灶性、弥漫性或结节性等,应观察后与分布情况一同加以描述。

(5) 观察与周围组织的关系:如胃超根治切除标本,除切除胃外,还有脾,胰尾,大小网膜等脏器与组织,取材时一定要搞清解剖关系,摆好位置,按序进行检查取材,切忌情况未明就动手切割。

2.测量送检标本的大小和重量

(1) 测量标本大小的方法:测量大小的方法有多种,有的采用实物表示标本的大小、如粟粒大小、米粒大小、核桃大小、胎头大小等,这种方法虽好记,但不太准确,现多主张无论标本大小均以尺量为准,采用最大表面长 cm×宽 cm×高 cm 表示;也有将较小标本如胃镜、肠镜、气管镜、鼻咽小组织如实如形标画出,则一目了然。

(2) 标本的重量:一般标本不一定要测其重量,但某些特殊标本如内分泌腺甲状旁腺、垂体、性腺肿瘤,以及一些特大的或特别少见的肿瘤,为保存完整资料需要称其重量并记录。

3.触摸标本和病灶的质地

医生用手扪,探明标本的软硬、致密或疏松、虚实有无囊性变等。

(1) 原组织实韧,如果坏死质地则变软,如肝坏死,质地由实韧变为柔软,反之肝硬化时,又由实韧变为坚硬;

(2) 实性肿瘤可因血供不足,退变坏死和液化,形成囊腔,称为囊性退变,囊多位于病变中央,壁不光滑,无内衬上皮,属假性囊肿;

(3) 一些起源于腺体的肿瘤,由于有大量分泌物不能排出,积聚成囊,囊可呈单房,多房性,蜂房状或部分囊性,部分实性,囊壁被覆上皮,为真性囊肿,如卵巢浆液或黏液性囊腺瘤;

(4) 甲状腺标本,触及包膜或附近组织有条索状或质硬区域,往往是癌瘤病灶,而清扫标本中,质地较硬的淋巴结,哪怕体积很小,也往往有癌转移存在。

4. 切取标本和病灶

即切取送检标本中最具代表性的病变,以供制片,这是标本取材中最重要的一步。

(1) 切取标本:要尽量暴露病变最大面积,或正常器官的组织结构,必要时相隔 0.5cm 做一个或几个平行剖面,防止较小的病灶遗漏。

(2) 切面观察的内容:①病变的位置与分布;②病变的大小和形状;③病变的颜色和状态;④病变的境界是否清楚,有无包膜;⑤病变的硬度与湿度;⑥病变与周围组织的关系。

切取的病变较特殊,关系较复杂时,可勾出简图示之,便能一目了然;有大体标本拍照条件的单位可直接对标本做不同方位拍照,拍照时最好放一量尺,以表明病变大小。

5. 由表及里

观察和描述送检标本：

（1）送检标本是什么，能辨认器官或组织者可直接描述，如次全切除胃标本一个等；组织小分辨不出者，可用小块软组织或结节性肿物一块等。

（2）观察描述标本的色泽等。

（3）测量标本的大小，采用长 cm×宽 cm×高 cm 表示。

（4）观察描述标本外观特点和软硬度。

（5）切面情况，如有包膜，必须注意包膜是否完整，按上述切面观察内容逐一描述。

（6）在可能情况下，可做出标本检查的诊断。

（三）大体标本取材的原则

大体标本检查是病理检查的关键之一，而标本取材则是关键之关键。在实际工作中常有因取材不当，难于确诊而再次取材，如输卵管妊娠；或因没按常规取材遗漏病变组织，不得不重新取材而延迟报告时间，如癌肿未取上下切缘，无法报告切缘是否有癌组织浸润。有时因典型病变没有取到，给诊断带来困难，导致错诊与误诊。因此，标本取材需遵循一定原则：

1.小体积标本取材

标本很小不能做剖面者如内窥镜标本，必须用伊红染色并用滤纸等包裹后再放入脱水机，以防散失，便于包埋及切片时辨认；标本较大时，块数多者则应对不同性状处分别取材，以免遗漏病变。

2.大标本取材

各种肿瘤病变本身，和周围正常组织交界部分，包膜部分，垂直或横行切面，要充分暴露病变与周围组织的关系。如恶性肿瘤，还得注意上下切端取材，按区域寻找淋巴结等。

3.取材时应尽量避免剪刀剪和镊子夹

取材刀要锋利，不要来回硬压，硬拉，以免组织人为挤压变形，影响制片与诊断。

4.切取组织块大小

长宽一般为 1.5~1.8cm，厚度以 0.2~0.3cm 为宜。

5.切取组织块的形态

据情况而定，在不影响病变坦露的原则下，最好裁切成形，必要时也可用正方形，长方形或三角形等来表示不同部位的组织。

6.切取组织块的数量

不同的标本取材的组织块多少不同，原则是凡可疑处均应取材。一般情况下，取材越多越好，但亦不能无止数地任意取材，这样会造成人力和物力的浪费，应在提高标本取材成功率的基础上，适当多取材，防止遗漏。

（四）固定方法

1.固定的意义

将组织浸入某些化学试剂，使细胞内的物质尽量接近其生活状态时的形态结构和位置，这一过程称为"固定"。凡需病理检验的各种组织都需经过固定。组织的正确固定具有重要意义，因为机体死亡后，如处理不及时，细胞在自身溶酶体酶的作用下会溶解破坏，组织细胞的结构将难以保持。若有细菌繁殖则极易引起组织腐败。若用于免疫组织化学染色，固定的重要意义是保存组织细胞的抗原性，使抗原物质不发生弥散和抗原性丧失。所以，良好组织学切片的基础取决于适当而完全的固定，若组织固定不良，在以后的标本制备过程中则无法加以纠正，因此应特别注意。对于电镜标本，适当而又及时的固定显得尤为重要，即使延迟几分钟，对其超微结构也有严重影响。

临床病理诊断通常采用福尔马林(formalin)溶液作为固定液(约含 4% 甲醛)。固定的作用在于：①保持细胞与生活时的形态相似，防止自溶与腐败。②保持细胞内特殊的成分与生活状态时相仿：经过固定，细胞内的一些蛋白质等可沉淀或凝固，使其定位在细胞内的原有部位，有利于其后物质的确切定位。③便于区别不同组织成分：组织细胞内的不同物质经固定后产生不同的折光率，对染料产生不同的亲和力，经染色后容易区别。④有利于切片：固定剂兼有组织硬化作用，使组织硬度增加，便于制片。固定能使细胞正常的半液体状(胶体)变为半固体状(凝胶)，有固化作用，使其可经受随后的组织处理过程。而影响固定的因素也很多，如组织未完全浸入固定液，组织块过大，固定液不足，固定时间不够等。

2.固定时注意事项

(1) 固定液的量：固定组织时，固定液要足量，一般应为组织块总体积的 4~5 倍，也可达到 15~20 倍。而且应在组织取下后立即或尽快放入适当固定液中。

(2) 固定液的穿透性：一般固定液在 24h 内不能穿透厚度大于 2~3mm 的实体组织或0.5cm 的多孔疏松组织。

(3) 组织块的大小：厚度可根据组织类型而不同，但组织要得到良好的固定，原则上不应超过 4mm，3mm 更为合适。

(4) 固定时间：一般为 3~24h。

(5) 固定温度：大多数可在室温(25℃)固定，在低温(如 4℃)固定时，固定时间应适当延长。

二、组织切片制作和 HE 染色

经固定的标本，在取材后，如组织块较厚应进行修薄。然后按步骤进行脱水、透明、浸蜡和包埋，包埋好的组织块即可按需要进行切片。具体步骤按顺序叙述如下：

(一) 组织的脱水、透明、浸蜡

1. 脱水

组织经固定和水洗后含大量水分，水与石蜡不能混合，因此在浸蜡和包埋前，必须进行脱水。脱水是借某些溶媒置换组织内水分的过程。脱水剂必须能与水以任意比例混合。至于选用何种脱水剂，应根据不同切片制作和固定剂的要求，不要任意选用，否则无法得到满意的结果。

乙醇溶液为最常用的脱水剂。它可与水随意混合，脱水能力较强，并且可硬化组织。乙醇的穿透速度很快，对组织有较强的收缩作用。为避免组织过度收缩，在用乙醇溶液作为脱水剂时，应从低浓度开始，然后再依次增加浓度。一般首先从 70% 乙醇溶液开始，经 80%，90%，95% 乙醇溶液，最后至无水乙醇。对于少数柔嫩组织应从 50% 或 30% 乙醇溶液开始脱水。如果是经无水乙醇固定的组织，更换一次无水乙醇脱水即可。但要注意组织块在纯乙醇中放置时间不宜过长，以免组织过度硬化造成切片困难。

2. 透明或媒浸

为使石蜡能浸入组织块，组织脱水后，必须经过一种既能与乙醇相混合，又能溶解石蜡的溶剂，通过这种溶剂的媒介作用，而达到石蜡浸入组织块的目的。在这一过程中，因组织块中的水分被溶剂(如乙醇、二甲苯)取代，其折射指数接近于组织蛋白的折光指数，组织块变得透亮，因此称之为透明。

二甲苯是常用的透明剂，其折光指数(refractive index，RI)为 1.50。它对组织的收缩性强，易使组织变硬变脆。因此，在二甲苯中 30min 即可使组织块(3~4mm 厚)透明，时间不宜过长。组织块可先经过无水乙醇-二甲苯混合液处理，再浸入二甲苯。

3. 浸蜡(浸透)

组织经透明后,在熔化的石蜡内浸渍的过程称浸蜡。浸蜡时间约 3~4h。一般用于浸蜡的石蜡熔点为 52~56℃。

(二)组织的包埋和切片方法

组织块经过浸蜡(浸透)后,用包埋剂(石蜡)包起的过程称包埋。包埋后即可制成含有组织的蜡块。经包埋后,可使组织达到一定的硬度和韧度,有利于切成薄片。

常规石蜡包埋法:先将熔化的石蜡倒入包埋框,然后用加温的镊子将浸蜡的组织块放入包埋框内,自然冷却成蜡块。

石蜡切片法:组织经石蜡包埋后制成的蜡块,用切片机制成薄片的过程称为石蜡切片。它是现在病理诊断常用的切片制作方法。在切片前应先切去标本周围过多的石蜡,称为"修块"。一般切成 3~5μm 厚的切片,特殊情况切 2~3μm 厚度。如果要观察病变的连续性,可制作连续切片。石蜡切片操作简单,能切薄片,而且石蜡包埋的组织块便于长期保存,因此石蜡切片仍是目前各种切片制作方法中最常用,最普遍的一种方法。

(三)切片染色

染色的作用是为了提高标本组织各部分在光学显微镜下的分辨率。未经染色的组织切片和细胞涂片不能直接在光学显微镜下观察,即使是显微镜有足够的分辨率和放大倍数,还必须要求标本组织各部分结构对光的折射率有较显著的差别,方能加以辨认。切片染色后,标本的各个部分对染色剂显示不同颜色,增大了各部分结构折射率的差别,从而提高了分辨率。因此染色技术在组织学、病理学等学科中占有相当重要的地位。

苏木素(hematoxylin)和伊红(erosin)染色方法,简称 HE 染色方法,能较好地显示组织结构和细胞形态,是生物学和医学领域细胞与组织学最广泛应用的染色方法,在病理学实验室中称为常规染色方法。病理细胞和组织学的诊断,教学和研究都是用 HE 染色观察正常和病变组织的形态结构。

1. HE 染色的基本原理

(1)细胞核染色的原理:细胞核内的染色质主要是去氧核糖核酸(DNA),DNA 的双螺旋结构中,两条链上的磷酸基向外,带负电荷,呈酸性,很容易与带正电荷的苏木素碱性染料以离子键或氢键结合而被染色。苏木素在碱性溶液中呈蓝色,所以细胞核在 HE 染色切片上被染成蓝色。

(2)细胞质染色的原理:伊红是一种化学合成的酸性染料,在水中离解成带负电荷的阴离子,与蛋白质的氨基正电荷(阳离子)结合而使细胞质染色,细胞质、红细胞、肌肉、结缔组织、嗜伊红颗粒等被染成不同程度的红色或粉红色,与蓝色的细胞核形成鲜明的对比。伊红是细胞质的良好染料。

(3)HE 染色中二甲苯、乙醇和水洗作用

1)二甲苯的作用:石蜡切片的常规染色必须先用二甲苯脱去切片中的石蜡,其作用是二甲苯可以溶解切片中的石蜡,使染料易于进入细胞和组织,因为石蜡的存在妨碍水和染料进入细胞。组织切片脱蜡应彻底,脱蜡不干净是影响切片染色的重要原因之一。染色后二甲苯起透明切片的作用,以利于光线的透过。

2)乙醇的作用:乙醇用于苏木素染色前由高浓度向低浓度逐渐下降处理切片,是为了洗脱用于脱蜡的二甲苯,使水能进入细胞和组织中,因为无水乙醇可以和二甲苯互溶。切片组织中二甲苯经过两次无水乙醇的洗涤完全被除去,再依次经过95%,80%乙醇溶液使水分逐渐进入切片,以免引起细胞形态结构的人工改变。

伊红染色以后的乙醇溶液由低浓度80%、90%、95%乙醇溶液向100%乙醇逐渐过渡是为了

脱去组织中的水分,为封片时二甲苯进入细胞创造条件,这时必须彻底脱水,否则二甲苯不能进入细胞。如果组织切片透明度达不到光学显微镜观察时透光度的要求,在显微镜下就不能显示清晰的细胞和组织结构。

3)水洗的作用:在脱蜡并经乙醇处理后,用自来水冲洗切片,使切片中进入水,才能使苏木素染液进入细胞核中,使细胞核染色。染色之后的水洗作用是为洗去未与切片组织结合的苏木素染液。分化以后的水洗则是为了除去分化液和脱下的染料,中止分化作用。在伊红染色之后也可以用水洗去未结合的伊红染液,以防止大量伊红染液进入脱水的乙醇中。

2. 苏木素-伊红(HE)染色方法及步骤

(1)二甲苯Ⅰ脱蜡 10min。

(2)二甲苯Ⅱ脱蜡 5min。

(3)无水乙醇洗去二甲苯 1min×2 次。

(4)95%乙醇溶液 1min。

(5)90%乙醇溶液 1min。

(6)80%乙醇溶液 1min。

(7)自来水洗 2min。

(8)苏木素染色 1min 至 5min。

(9)自来水洗 1min。

(10)1%盐酸乙醇分化 20s。

(11)自来水洗 1min。

(12)稀氨水(1%)返蓝 30s,自来水或蒸馏水洗 1min。

(13)伊红染色 20s 至 5min。

(14)自来水洗 30s。

(15)80%乙醇溶液脱水 20s。

(16)90%乙醇溶液脱水 30s。

(17)95%Ⅰ乙醇溶液 1min。

(18)95%Ⅱ乙醇溶液 1min。

(19)无水乙醇Ⅰ 2min。

(20)无水乙醇Ⅱ 2min。

(21)二甲苯Ⅰ 2min。

(22)二甲苯Ⅱ 2min。

(23)二甲苯Ⅲ 2min。

(24)树胶封片。

随着科学技术的快速发展和电子计算机的广泛应用,染色自动仪器的出现,许多实验室已用全自动染色机代替上述人工操作的染色步骤。

HE 染色结果:细胞核呈蓝色,细胞质、肌肉、结缔组织、红细胞和嗜伊红颗粒呈不同程度的红色。钙盐和各种微生物也可染成蓝色或紫蓝色。

三、特殊染色方法

虽然 HE 染色能满足绝大部分送检标本常规显微镜下观察的要求,但它并不能解决诊断中的所有问题,尤其涉及病因学、组织发生学及发病机制的研究时更显不足。因此,日常病理工作中还需用到一些特殊染色技术(简称特染)。虽然现在多数特染方法已被免疫组织化学技术所代替,但有些特染由于染色所需时间较短,试剂价格相对低廉,在许多基层单位也可开展,因此在常规病理工作中仍有一定的地位和实际应用价值。下面介绍几种常用的特殊染色方法及其应用。

(一) 网状纤维染色

网状纤维(reticular fiber)是结缔组织内一种交错排列的纤细纤维,大量堆集时呈致密网状,故得名。网状纤维用 HE 染色时不易辨别,若用氨性银溶液浸染能使纤维变成黑色,所以又称之为嗜银纤维(argentaffin fibers)。其染色的基本原理为网状纤维表面的糖蛋白与银化合物结合,再经过甲醛还原成为金属银沉淀于纤维内。网状纤维染色可显示网状纤维及基底膜物质,其中网状纤维主要由Ⅲ型胶原纤维组成,在机体结缔组织中广泛存在。而基底膜主要由Ⅳ型胶原及层粘连蛋白组成。

网状纤维染色在肿瘤病理诊断中具有鉴别诊断作用:①区别上皮性与非上皮性肿瘤,如恶性上皮性肿瘤的癌巢周围可见网状纤维,而在单个癌细胞间不存在;在大多数肉瘤,银染阳性物质则分隔单个瘤细胞;②区别某些间叶组织肿瘤:滑膜肉瘤的上皮成分和间叶成分可分别出现以上两种银染特征。表现为此种特征的肿瘤除滑膜肉瘤外,尚有间皮瘤、透明细胞肉瘤、间变性大细胞性淋巴瘤等;血管内皮细胞肿瘤可在瘤细胞巢外见到网状纤维包绕;而血管周细胞或血管平滑肌细胞肿瘤则在瘤细胞间可见较多的网状纤维;典型的纤维肉瘤病例,网状纤维完全包绕单个瘤细胞;而典型的恶性神经鞘瘤,网状纤维则与梭形细胞平行分布,并不包绕瘤细胞两极;③判断原位癌与早期浸润癌,前者基底膜完整,而后者网状纤维染色时可见基底膜断裂崩解。但这一工作目前在许多实验室已被Ⅳ型胶原或层粘连蛋白免疫组织化学染色所替代。此外,网状纤维染色还可用于观察肝组织的网状支架塌陷、破坏或增生等改变。

目前,网状纤维染色仍然是常规病理诊断工作中最常用、也是最有用的特染方法之一。传统的染色方法以银染为基础,主要有 Gomori 法、Gordon 法等。

Gomori 银染色法

【试剂配制】

(1) 氨性银溶液:

甲液:硝酸银 10.2g,蒸馏水 100ml。

乙液:氢氧化钠 3.1g,蒸馏水 100ml。

取甲液 5ml,滴加氨水至溶液清亮为止。再加入 5ml 乙液,此时该液突然变成黑色,再滴加氨水至清亮为止。补加 4 滴氨水,用蒸馏水补足 50ml。

(2) 高锰酸钾氧化液:高锰酸钾 0.5g,蒸馏水 95ml,再加入 5ml 3%硫酸。

【染色步骤】

(1) 中性甲醛液固定组织,石蜡切片 5μm,常规脱蜡至水。

(2) 入高锰酸钾氧化液 5min,自来水洗 1min。

(3) 2%草酸漂白 2min,水洗 2min。

(4) 2%硫酸铁铵媒染 2min,水洗 1min,蒸馏水洗 2 次。

(5) 入氨性银溶液内 1min,蒸馏水洗 2 次。

(6) 20%甲醛液还原 5min,蒸馏水浸洗 2 次。

(7) 0.2%氯化金液 1min,蒸馏水洗 2 次。

(8) 丽春红 S 苦味酸染色液复染 3~5min

(9) 直接无水乙醇脱水,二甲苯透明,中性树胶封固。

【结果】 网状纤维呈黑色,胶原纤维呈红色,背景呈黄色。

(二) 糖类染色

糖类(carbohydrates)广泛存在于动植物中,通常分为三大类:①单糖和双糖;②多糖;③黏多糖。其中多糖包括淀粉、纤维素和糖原。黏液物质包括:中性黏液物质和酸性黏液物质。这些物质经过碘酸的氧化,再与染色剂结合,能够被清楚地显示,因而被广泛地应用于人体和实验动物组织的病理诊断与研究。

糖原染色

糖原是单纯的多糖,在正常的动物和人体的肝脏、心肌和骨骼肌含量最多,存在于细胞质内。糖原能溶于水,在酶的作用下很容易分解为葡萄糖,而葡萄糖更易溶于水。根据糖原的这一特性,组织中的糖原必须在其新鲜时及时用特殊固定液固定才能保存下来。

糖原的常规染色法为 PAS(periodic acid-Rchiff)方法。PAS 染色是一种非常有用的技术,国外有些著名的病理学实验室甚至将其作为标准染色方法替代 HE 染色。由于 PAS 染色可显示糖原,因此在明确细胞内空泡的性质、糖原贮积病的诊断以及某些透明细胞肿瘤的鉴别诊断方面具有重要作用。因其可显示中性黏液物质,故对低分化腺癌的诊断有帮助。因其可清楚地显示基底膜,因此在早期浸润癌的判别及肾小球肾炎的诊断与分类中广泛应用。此外 PAS 染色对显示腺泡状软组织肉瘤细胞质内的结晶物、浆细胞胞质内的 Russll 小体和核内的 Ducher 小体以及真菌和寄生虫都很有帮助。

1. 过碘酸-Schiff(PAS)染色法

【试剂配制】

(1) 0.5% 高碘酸氧化液:高碘酸 0.5g,蒸馏水 100ml。此液溶解后保存于冰箱中待用。

(2) Schiff 液:碱性复红 1g,1mol/L 盐酸 20ml,重亚硫酸钠 2g,重蒸馏水 200ml。先将 200ml 蒸馏水煮沸,加入 1g 碱性复红,再煮沸 1min。冷却到 50℃ 时加入 20ml 1mol/L 盐酸,35℃ 时加入 2g 重亚硫酸钠。室温 2h 后见稍带红色,5h 之后变为无色液体。棕色瓶内装好,封口,放入冰箱中保存待用。

【染色步骤】

(1) 用 Carnoy 固定液或无水乙醇固定组织,石蜡切片,常规脱蜡至水。蒸馏水洗。

(2) 0.5% 高碘酸氧化液 10~20min。蒸馏水洗 2 次。

(3) 入 Schiff 液于暗处并加盖,染色 10~20min。

(4) 流水冲洗 5min(对着色较深的切片可缩短染色时间)。

(5) 用 Mayer 或 Harris 明矾苏木素液,染细胞核 2~3min。

(6) 0.5% 盐酸乙醇分化,自来水冲洗至细胞核变蓝为止。

(7) 无水乙醇脱水,二甲苯透明,中性树胶封固。

【结果】　糖原及其他 PAS 阳性反应物呈红色,细胞核呈现蓝色。

2. 黏液物质染色

动物和人体中各种腺体及许多器官的细胞都能产生或分泌黏液物质。由于黏液物质中含酸基的不同,黏液物质又分为中性黏液物质、酸性黏液物质和混合性黏液物质。中性黏液物质(又叫中性黏多糖)含有氨基己糖和游离的己糖基,不含任何酸根,多见于胃黏膜的表面上皮、十二指肠腺、颌下腺及前列腺上皮细胞等。酸性黏液物质(又叫酸性黏多糖)中含有氨基己糖及各种酸根,可分为硫酸化(含硫酸根)和非硫酸化(不含硫酸根)两类,前者主要见于皮肤、动脉、肺、软骨、角膜和肥大细胞,小肠、结肠、气管和支气管的杯状细胞和腺体。非硫酸化黏液物质,多见于眼球、脐带、支气管及肠道杯状细胞、唾液腺的黏液细胞等。

黏液物质染色主要用于黏液性上皮肿瘤的鉴别和证明肿瘤内是否含有黏液,如鉴别黏液瘤、黏液肉瘤、脂肪肉瘤、胃肠道低分化腺癌、软骨黏液样纤维瘤、结缔组织疾病及慢性胃炎的肠上皮化生(分泌酸性黏液物质)等。

黏液物质染色方法有多种,阿先蓝(Alcian blue)和 PAS 联合应用可显示中性、轻度酸性及高度酸性黏液物质,是最好的广谱黏液(pan-mucin)染色法。如果需要特异地显示酸性黏液物质,可选用阿先蓝(pH1.0)法、胶体铁或高铁二胺-阿先蓝法。

3. 阿先蓝-过碘酸-Schiff(AB-PAS) 染色法

【试剂配制】　阿先蓝染色液:阿先蓝 8GS 1g,冰醋酸 3ml,蒸馏水 97ml。在溶液中加入麝香草酚 2 粒防腐。pH 为 2.5。

【染色步骤】

(1) 中性甲醛液固定组织,石蜡切片,常规脱蜡至水。蒸馏水浸洗 1min。

(2) 入阿先蓝染液中 30min 或更长时间。

(3) 3%醋酸液 3min,蒸馏水冲洗 3 次。

(4) 0.5%过碘酸氧化 10min,自来水冲洗,蒸馏水浸洗 2 次。

(5) 入 Schiff 液中 10~20min,自来水冲洗 2min,蒸馏水洗 2 次。

(6) 无水乙醇脱水,二甲苯透明,中性树胶封固。

【结果】　中性黏液物质呈现红色,酸性黏液物质呈现蓝色。

(三) 组织中脂类的显示法

脂类(lipid)包括脂肪和类脂,根据其性质分为中性脂肪、脂肪酸、胆固醇、磷脂及其他类脂质。中性脂类包括甘油三酯、胆固醇、类固醇及糖脂等。酸性脂类包括脂肪酸和磷脂等。各种脂与类脂质在体内都是混合存在的。类脂的功能是与蛋白质、糖类结合构成生物膜的基本成分。脂质理想的固定剂是甲醛钙(钙离子的存在有利于磷脂结构的保存)或中性缓冲甲醛,因为脂质的共同物理性质是不溶于水而易溶于乙醇、乙醚、四氯化碳等有机溶剂,因此,选择固定剂时应避免使用有机溶剂。脂肪染色切片用冷冻切片或碳蜡包埋切片。

脂肪染色在病理上的应用主要为鉴别细胞内空泡的性质(水样变性、糖原或是溶解了的脂肪空泡),对于肾透明细胞癌与肾上腺肿瘤、卵巢纤维瘤及卵泡膜细胞瘤、皮脂腺癌与鳞状细胞癌的鉴别诊断有意义。此外,亦可用于显示动脉粥样硬化斑块内的胆固醇沉积、脂肪栓塞、先天性类脂质沉积病(如戈雪病、尼曼-匹克病等)时单核吞噬细胞系统的类脂沉着等。但脂肪染色对于脂肪肉瘤的诊断无明显价值,因为许多脂肪肉瘤几乎不含可着色的脂肪,而一些非脂肪组织的肿瘤内却含有相当数量的脂肪。

苏丹类染料是显示中性脂肪的传统而稳定可靠的染色剂,其染色方法有苏丹Ⅱ、Ⅲ、Ⅳ(SudanⅡ、Ⅲ、Ⅳ)、苏丹黑 B(Sudan black) 及 Lillie 油红 O 等。

Sudan Ⅲ 或 Ⅳ、Ⅱ脂肪染色法

【试剂配制】　SudanⅢ 或Ⅳ、Ⅱ 0.5g,70%乙醇溶液 50ml,丙酮 50ml。70%乙醇溶液与丙酮先混合后加苏丹染料,摇动、充分溶解于磨口瓶内储存,以防止挥发,1~2 天过滤后使用更佳。

【染色步骤】

(1) 组织经福尔马林溶液固定,冷冻切片,蒸馏水稍洗。

(2) 苏木素染核 1~2min,变蓝后水洗。

(3) 70%乙醇溶液浸洗片刻。

(4) 入苏丹染色剂 5~15min。染色中尽可能密封防止试剂挥发,如加温至 56℃,染色时间可缩短。

(5) 70%乙醇溶液洗去多余染液。

(6) 阿拉伯糖胶或甘油明胶封片。

【结果】　中性脂肪呈猩红色(苏丹Ⅳ)、橙红色(苏丹Ⅲ)、橙黄至橙红色(苏丹Ⅱ),细胞核呈现蓝色。

四、电子显微镜技术

病理学的发展与科学技术的进步是密切相关的。由于光学显微镜的应用,才有 19 世纪中叶德国病理学家魏尔啸(Rudolf Virchow)创立的细胞病理学(cellular pathology),从而使病理研究由器官水平进入组织细胞水平;但是光学显微镜的分辨能力毕竟有限,光的波长成了提高光学显微镜分辨率不可逾越的障碍。20世纪30~50年代,随着电子显微镜的问世与超薄切片技术的建立,使病理观察由组织细胞水平推进深入至亚细胞水平,进而研讨疾病的发生与发展规律,逐步形成超微结构病理学(ultrastructural pathology),简称超微病理学。

电子显微镜技术作为一种探索物质微观世界以及生命奥秘的有力手段(工具),在半个多世纪的实践中,已显示出它旺盛的生命力和广阔的应用前景。电子显微镜技术的应用,不仅在疾病的病因、发病机制的阐明和在对疾病本质的认识方面发挥了卓越的作用,而且已扩大到临床医学范畴,在对疾病的诊断方面亦起着重要的作用,特别是在肾脏疾病、血液病、病毒性疾病以及某些肿瘤的诊断等方面,其作用尤为明显。

20世纪70年代,电子显微镜不断地发展与完善,透射电镜(transmission electron microscope, TEM)的分辨率已达到0.15~0.2nm,几乎能分辨所有的原子。此后又相继产生了可观察样品三维结构的扫描电镜(scanning electron microscope, SEM),能进行活体观察的超高压电镜(HVEM)以及能分析样品成分的分析电镜(AEM)。扫描隧道电镜(STM)能在原子尺度获得样品表面的立体信息,可以在不损伤样品"活"的状态下进行观察。

电镜图像的分辨不仅取决于电镜本身的分辨率,同时也取决于样品结构的完好及其反差,此点在很大程度上取决于样品制备技术,其中最重要的是超薄切片技术。生物样品离体后很快就会发生亚细胞结构的变化而不能反映真实情况,所以取材应准确、迅速、样品块小、低温、不损伤(牵拉积压)等。动物取材最好进行原位固定或灌流固定。

固定多采用戊二醛及锇酸的双固定法。固定后的样品经充分脱水后以树脂包埋,经超薄切片机(制刀机制作的玻璃刀及金刚刀)切成0.5~0.1μm的半薄切片。切片制成后经醋酸铀和枸橼酸铅重金属盐双重染色后即可上镜观察。对某些生物样品亦可进行负染、细胞化学及免疫细胞化学等染色。

五、免疫组织化学技术

免疫组织化学技术可以在常规福尔马林固定和石蜡包埋的组织切片上,检测细胞内、细胞表面或细胞间的正常或异常物质,以研究组织细胞的正常生理、代谢及疾病的病因、发病机制,确定某些肿瘤的组织发生、类型及预后,例如:对淋巴细胞表面标志物及免疫球蛋白的检测、内分泌激素的检测、肿瘤相关抗原的检测、细胞内酶或其他物质的检测等。

1. 免疫组织化学的基本原理

免疫组织化学技术是在组织化学技术基础上,吸收免疫学的理论和技术发展起来的一门新技术。它利用免疫学中抗原-抗体反应的原理,用荧光素或酶等标记物或显色物标记特异性抗体,与组织细胞内的相应抗原结合,形成带有荧光素或显色物的抗原抗体复合物,在荧光显微镜、光学显微镜或电镜下可以观察这一复合物的存在,以达到检测细胞抗原物的目的。免疫组织化学除了具有特异性强和灵敏度高的特点外,最大优点是能将形态学改变与功能和代谢结合起来,一方面保持了传统形态学(包括光学显微镜和电子显微镜水平)对组织和细胞的观察客观、仔细的优点;另一方面克服了传统免疫学反应只能定性和定量,而不能定位的缺点。

目前,免疫组织化学的标记方法已有多种,以酶标记法为例,先后有直接法、间接法、酶桥法、PAP法。亲和免疫组织化学系统有卵白素-生物素-过氧化物酶复合物(ABC)法、链霉菌抗生物素蛋白-过氧化物酶连接(streptavidin peroxidase conjugated, SP)法等。SP法的原理与ABC法基本相同,只是用链霉菌抗生素蛋白代替ABC复合物中的卵白素蛋白,其敏感度比ABC法高4~8倍,比PAP高25~50倍。

免疫电镜方法现已建立了免疫铁蛋白技术、免疫酶细胞化学技术、免疫胶体金技术及凝集素标记技术等，这些技术促进了免疫组织化学方法从细胞超微结构水平观察和免疫反应研究。免疫电镜胶体金标记法是利用胶体金在碱性环境中带有负电的性质，使其与抗体相吸引，从而将金标记抗体，当与抗体发生反应时，在光镜下胶体金呈现鲜艳的樱桃红色，在电镜下，金颗粒具有很高的电子密度，清晰可见。

免疫组织化学是一项综合性技术，包括组织取材、固定、脱水、包埋、染色及结果的分析判断等，其中每一步骤都需要按有关要求严格操作规范。

2. 免疫组化 ABC 法（卵蛋白-生物素-过氧化物酶连结法）

利用卵蛋白与生物素具有高度亲和力这一生物性质，形成卵白素-生物素-过氧化物酶复合物（ABC 复合物），然后再将 ABC 复合物与生物素化二抗体结合，最后形成抗原-抗体-生物素化二抗-ABC 复合物。最后用底物显色剂氧化显色。具体方法和操作步骤如下（以常规石蜡切片为例）：

（1）石蜡切片常规脱蜡至水，PBS 冲洗 3 次，每次 5min。

（2）3%过氧化物甲醇处理 20min，消除内源性过氧化物酶，避免非特异性着色。

（3）消化。必要时对陈旧病例蜡块切片，用 0.1%胰蛋白酶在 37℃条件下消化 20min，去除福尔马林造成的细胞内或细胞间蛋白质分子的交联，重新暴露抗原决定簇，增加其与抗体结合的敏感性。

（4）PBS 冲洗，滴加酶标动物正常血清封闭非特异性抗原，避免与第一抗体发生交叉反应，增加染色的特异性。

（5）直接滴加第一抗体，室温下 60min，也可以在 4℃冰箱内过夜，使抗体与抗原充分结合，然后 PBS 冲洗。

（6）滴加第二抗体，在室温下，滴加生物素化的第二抗体 60min，使第二抗体与第一抗体充分结合后，用 PBS 冲洗。

（7）滴加 ABC 复合物 60min，使 ABC 复合物与第二抗体结合后，PBS 冲洗。

（8）滴加新鲜配制的显色剂 DAB 溶液，在显微镜下随时观察显色情况，满意的显色应该为棕黄色颗粒。

（9）复染、中性树胶封固。

显微镜下观察，辣根过氧化物酶（HRP）系统如 PAP、ABC 和 SP 法显色剂为 3,3-二氨基联苯氨（DAB），呈棕色；3-氨基-9-乙基卡巴唑（AEC）呈红色。

六、原位分子杂交技术

原位杂交（in situ hybrization，ISH）是应用生物化学中核酸分子杂交的原理，在组织切片、细胞涂片或印片上原位检测某一特定靶 DNA 或 RNA 序列的一项技术，是将分子杂交与组织学相结合的一项技术，也称之为杂交组织化学或原位杂交组织化学。根据所选用的探针和待检测靶序列的不同，核酸原位杂交有 DNA-DNA 杂交、DNA-RNA 杂交和 RNA-RNA 杂交等。

在 1969 年 Pardue 和 John 等在不同的地方几乎同时建立了核酸分子原位杂交技术。当时，放射性同位素是惟一可用于核酸标记的物质，可用于原位杂交的放射性同位素有 ^{3}H、^{35}S、^{32}P 和 ^{125}I 等。放射性自显影是惟一可用于检测杂交体信号的方法。原位杂交技术经过发展和完善，目前已被病理学工作者广泛应用，并开始从实验室走向临床，例如辅助诊断某些病毒性疾病、遗传性疾病等。在一些医院，原位分子杂交已作为一项常规技术得到应用。

核酸分子杂交的基本原理是利用核酸分子（DNA，RNA）的碱基互补形成氢键的特性（A=T，A=U，G=C），用一标记的核酸探针去检测与之碱基互补的靶核酸，这与免疫学中抗原-抗体的反应相似。

螺旋双链的 DNA 分子在碱性条件下加热至 100℃（95~98℃）或加变性剂时,其双链间互补碱基的氢链解开而成为单链,此过程称为变性。这两条互补的核酸单链在一定离子浓度和逐渐降温时,其互补碱基间的氢链又可再连接而成双链核酸分子,此过程称为退火或复性。在退火或复性过程中,如果加入外源且序列互补的单链 DNA 或 RNA 片段,则也可与原来解开的一条单链互补连接而成异质双链核酸分子。这一合成异质双链核酸分子的过程就称为核酸杂交或核酸分子杂交。如在加入的单链 DNA 或 RNA 片段上加以标记作为探针（probe）,则可显示出该核酸杂交所形成的杂交分子而检测出与探针互补的核酸。自 20 世纪 80 年代起,用非放射性同位素标记探针进行原位杂交的报道陆续出现。Baumann 等（1980）报告了用荧光素标记的探针进行原位杂交来检测特定的 DNA 序列。Chollet 等（1985）报告了用生物素标记人工合成的寡核苷酸探针进行原位杂交的结果。Holtke 等（1990）报告了用地高辛标记探针进行原位杂交的方法。随着这些非放射性同位素标记探针的出现、商品化探针种类的不断增加,以及方法学的不断改良和完善,相关新技术如荧光原位杂交（fluorescence in situ hybridization, FISH）和原位聚合酶链式反应（in situ polymerase chain reaction, in situ PCR）的出现等使原位杂交技术不仅在科研工作中得到了越来越广泛的使用,并已步入临床医学检验之中,有了更加广阔的应用前景。

原位分子杂交保持细胞、组织的原有结构,有清晰的信号和背景对比;检测的核酸分子具有定位准确,分析灵敏性高,能反应细胞及细胞间遗传信息改变的差异及相互关系。目前应用并获得结果较多的集中在肿瘤研究方面,以 DNA 或 RNA 病毒核酸片段为探针,检测一些与肿瘤发生有关的病原微生物,如人乳头瘤病毒（HPV）与宫颈癌、食管癌的关系,EB 病毒与鼻咽癌、恶性淋巴瘤的关系,乙肝病毒（HBV）与肝癌的关系等;对肿瘤和肿瘤周围组织中某些癌基因、肿瘤抑制基因和生长因子的检测,以探索肿瘤发生发展的分子机制及判断预后等。

原位杂交是不经核酸提取步骤,在组织细胞原位进行核酸杂交,再在光学显微镜或电子显微镜下观察杂交信号。原位杂交技术具有下列优点:①分子杂交的特异性强、灵敏度高,同时又有组织细胞化学染色的可见性。②既可用新鲜组织,又可用石蜡包埋组织作回顾性研究。③所需样本量少,可用活组织细针穿刺和细胞涂片。④应用范围广泛,可对特定的基因（如癌基因、病毒基因）DNA、mRNA 的表达进行定位、定性和定量,组织细胞分布和杂交电镜的亚细胞定位研究。

七、显微切割技术

医学生物学领域的重大进展都离不开方法学的重大改进或突破,20 世纪 90 年代以来,分子病理学取得了显著进步,这种进步除了分子生物学技术的突飞猛进在起关键作用外,显微切割技术的出现和发展也起了很大的促进作用。目前显微切割技术已成为分子病理学、细胞分子生物学和后基因组学的强有力的研究手段之一。

（一）显微切割技术的原理和意义

显微切割就是在显微镜下用手工或仪器采样的方法,把组织切片或细胞涂片上所要研究的形态或表型相同的细胞从组织三维结构中分离出来,获得纯净的细胞群（pure cell population）,以备进一步作分子水平的研究。众所周知,组织由实质和间质组成,间质包括血管、神经、细胞外基质及相关细胞。器官组织中的细胞成分非常复杂,因此从组织中提取的核酸大分子是各种细胞群的核酸分子的混合物,这在很大程度上影响了细胞基因拷贝数及基因表达状况研究的可靠性和精确度。显微切割技术的贡献就是克服了这一明显的缺点。

（二）显微切割的方法

1. 材料来源

显微切割可用于福尔马林固定石蜡包埋的组织切片、冰冻切片、培养细胞和细胞涂片。但所用载玻片不可涂抹任何黏附剂,常用的组织切片是 HE 染色的常规石蜡切片(厚 5μm)。也可以用甲基绿、美蓝和核固红(nuclear fast red)染色,甚至还可以在免疫组织化学染色或原位分子杂交后,用显微切割将表型相同的细胞提取出来用于研究。除石蜡切片外,冰冻切片也是常用的研究材料,但用免疫组织化学染色定位时,其精确度不如石蜡切片。培养细胞及临床细胞样品如巴氏涂片(Papanicolaou smear)均可用于显微切割,甚至存放多年的涂片也能获得满意结果。具体采用何种切片、何种固定剂取决于显微切割后要作哪种研究,如作 RT-PCR,冰冻切片远优于石蜡切片,而各种固定剂中,以 70% 和 95% 的乙醇溶液或丙酮溶液为首选,交联类的固定剂如 10% 的缓冲福尔马林则效果不佳。

2. 切割及细胞采集方法

显微切割及细胞采集方法可分为手工操作和仪器操作,两者各有所长。主要从两个方面评价这些方法,一是准确性,即有无杂细胞污染;二是它的效率,能否在较短时间内采集到足够的细胞;当然也要考虑方法所需费用。

(1)手工操作:就是用消毒的细针或刀片搔刮组织切片(厚 5~15μm)上的细胞,并将其移至 Eppendorf 管中。该方法适用于直径至少 1mm 且形态同质的细胞群的显微切割,其优点是除了显微镜外不需要任何装置,费用最经济;而且能获得范围较广、数量较多的形态同质的细胞群。但缺点是容易发生其他细胞的污染,故不适用于形态异质性大的组织切片;另外对很小的病灶(<50 个细胞)进行微切割困难较大。

(2)仪器操作:即利用激光进行显微切割和细胞采集,其特点是微切割的精确度高,可进行单个或几个至数十个细胞的切割,可获得很纯的细胞群体,并适用于各种组织材料;再就是效率极高,整个过程仅需 2~3min 或数秒,但仪器价格昂贵。激光捕获显微切割(Laser capture microdissection, LCM)是使用特殊的热塑聚合膜覆盖在组织切片上,该膜掺入特殊的能吸收红外线的物质,经红外线照射后其黏性急骤下降而流入组织,使膜与组织切片发生黏合,而且这种热塑聚合膜不吸收光线,故可透过膜在显微镜下选择所需的细胞。LCM 是目前最先进的显微切割技术,其效率极高,在不到 10 秒的时间内即可显微切割 1~30 个细胞。

人体组织是由相互作用的各种不同的细胞群体组成,这些细胞群体彼此组成复杂的三维结构,每种细胞均有自己独特的 mRNA 与蛋白质表达(表型)。因此在复杂的组织中取得同质性的样本是相当困难的。尤其在肿瘤的病理学研究中,样本的异质性是经常遇到的问题。例如,霍奇金病的肿瘤细胞——Reed-Sternberg 细胞(R-S/H 细胞),通常单个分散在大量的反应性细胞(如淋巴细胞、组织细胞、嗜酸粒细胞和浆细胞)组成的背景之中,给 R-S/H 细胞起源的研究带来了很大的困难。随着分子病理学研究的深入,需要分离的样本越来越小,从大块的组织精确到单个的细胞,甚至细胞器或者染色体。常规的研究方法对此无能为力,而显微切割技术却能解决上述难题。此外,显微切割技术与高通量(high-throughput)基因分析(基因芯片)及蛋白分析结合,显示出更好的发展前景。

八、生物芯片技术

生物芯片(biochip),或称作微阵列(microarray),是采用光导原位合成或微量点样等方法将大量核酸片段(寡核苷酸、cDNA、基因组 DNA 和 RNA)或多肽分子甚至细胞等生物样品有序地固定于支持物(玻片、硅片、聚丙烯酰胺凝胶和尼龙膜等载体)的表面,组成密集的二维分子排列,然后与已标记的待测生物样品中靶分子杂交,通过特定的仪器如激光共聚焦扫描或电荷偶联摄影相机对杂交信号的强度进行快速、并行和高效地检测分析,从而判断样品中靶分子的数量改变。由于常用硅片作固相支持物,且在制备过程中模拟了计算机芯片的制备技术,故称之为生物芯片技术。依据芯片上固定的探针或生物样品的不同,生物芯片可分为基因芯片、蛋白质芯片、细胞芯片及组织芯片等。基因芯片是目前生物芯片中最重要的一类芯片,具体又可分为寡核苷酸芯片、cDNA 芯片和基因组芯片(genomic chip)。

随着人类基因组计划的完成,确定人类大约编码 2.6～3.8 万个基因,要对这数万个基因进行分析和功能研究,仍是一个非常艰巨、复杂的系统工程,传统的基因功能研究方法已无法满足,而微阵列技术/生物芯片具有高通量的优势。生物芯片是对传统的核酸印迹杂交(Southern bloting, Northern bloting)的深刻革命,克服了其技术复杂、自动化程度低、检测的分子数量少及低通量等不足。生物芯片在很多方面都有其应用价值,如基因表达谱测定、突变检测、单核苷酸多态性分析(single nucleotide polymorphism, SNP)、mi-RNA 检测和基因甲基化分析等,为基因功能的研究以及现代医学科学、医学诊断学的发展提供强大的工具,必将为人类社会带来深刻而广泛的变革。以玻片为载体的大规模基因芯片通常采用荧光标记,虽然没有同位素标记敏感,但便于整个过程的自动化操作。

除了常用的基因芯片外,蛋白质芯片也是非常重要的一类芯片,其原理相当简单,即利用蛋白间相互作用,如抗体与抗原、配基与受体等;或药物与蛋白、DNA 与蛋白的相互作用原理。目前蛋白芯片的研究远不如基因芯片发展迅速,但随着蛋白质组学的兴起,蛋白质芯片必然会获得长足发展。如已经有用 5800 个酵母基因组开放阅读框架编码表达的蛋白质点样的蛋白芯片,利用该芯片能筛选与钙调蛋白和一种磷脂分子相互作用的分子。

组织芯片的制备包括制作模具蜡块,样本蜡块取材,按照要求进行排列组合,在一个 45mm×20mm 大小的模具蜡块中,可包括 1000 余种不同样本的信息量。同样,也可应用特制的无毒橡胶模具培养细胞制备细胞芯片。组织/细胞芯片不仅是研究肿瘤不同类型、不同阶段分子变化的强大工具,也是进行基因功能定位、肿瘤基因表达谱和基因组抗体库高通量筛选的有效手段。

芯片的应用很广泛,可用于基因表达水平的检测、基因诊断、药物筛选及药物毒性预测、医疗个体化(SNP 检测)、DNA 测序以及生物信息学研究等。目前,生物芯片应用最多的是肿瘤发生机制的研究。急性髓性白血病(AML)与急性淋巴母细胞性白血病(ALL)在形态上较难区分,以 Lander 和 Gloub 为首的小组研究了这两者的基因表达谱,他们从 38 例病人的骨髓细胞中提取了 mRNA,并标以生物素,与点有 6800 个人类基因探针的芯片杂交,发现有 50 个表达差异明显的基因,根据这些差异,可以确定病人患 AML 还是 ALL,该结果与这 38 例患者的临床诊断相符。而且,在另外一组 36 例病人中也得到验证。以 Staudt 为首的小组,用点有 18 000 个基因的“淋巴芯片”对 40 位患弥漫大 B 细胞性淋巴瘤作基因芯片研究,根据计算机分析处理得出的基因表达谱,可将这 40 位患者分为两组,一组患者的肿瘤细胞表达了脾脏和淋巴结 B 细胞在免疫应答反应过程中开放表达的一系列基因;而另一组患者不表达这一系列基因,但表达 B 细胞受抗原刺激分裂增生时开放表达的一组基因。前一组患者预后好,诊断确立后 5 年的生存率达 75%;而后一组患者 5 年生存率仅 25%。

采用基因芯片比较高转移黑色素瘤细胞与其来源的低转移能力的原黑色素瘤细胞,发现前者有很多基因的表达均明显增高,其中有一些是直接或间接与肿瘤细胞运动和侵袭有关的基因,这些高表达基因中有一个叫 *RhoC* 的基因与肿瘤转移直接相关,将该基因转染低转移的人黑色素瘤细胞系,可使其转变为高转移的黑色素瘤细胞。利用基因芯片还可研究某一基因所作用的下游基因的改变,如激活 *myc* 基因后,用基因芯片技术发现有 27 个基因的表达上调,其中有些与细胞增生有关;另有 9 个基因的表达下调。

(甘润良　朱建思　周秀田)

第二篇　病理学的实习内容和安排

第一章　细胞和组织的适应与损伤

细胞是人体的基本结构单位。细胞的生命活动是在内、外环境的动态平衡过程中进行的。正常细胞和由其构成的组织、器官可以对体内外环境变化等刺激,做出不同的形态、功能和代谢的反应性调整。在生理负荷过多或过少时,或遇到轻度持续的病理性刺激时,细胞、组织和器官可表现为适应性变化(萎缩、肥大、增生和化生)。若上述刺激超过了细胞、组织和器官的耐受与适应能力,则会出现形态、功能和代谢的损伤性病理变化。细胞的轻度损伤是可逆的,但严重损伤则可导致细胞死亡。正常细胞、适应细胞、可逆性损伤细胞和不可逆性损伤细胞是相互过渡,并在一定条件下可相互转化,其间界限有时不甚清楚。适应性变化与损伤性变化是大多数疾病发生发展过程中的基础性病理变化。

(一) 实验目的和要求

(1) 掌握萎缩的概念和形态特点。
(2) 掌握细胞水肿、脂肪变性、玻璃样变的形态特点。
(3) 掌握坏死的基本病变及各型坏死的特点、区别、结局和对机体的影响。
(4) 熟悉胆色素、黑色素的形态特点及临床意义。

(二) 实验内容(见表 2-1-1)

表 2-1-1　实验内容

大体标本观察	组织切片观察
1.肾盂积水	1.肝细胞水肿
2.肾浊肿	2.肝细胞水变性(气球样变)
3.肾萎缩	——急性普通型病毒性肝炎
4.胸膜玻璃样变	3.肝脂肪变
5.肾干酪样坏死	4.结缔组织玻璃样变
6.淋巴结干酪样坏死	5.脾小动脉玻璃样变
7.肺脓肿	6.胆色素——新生儿肝炎
8.足干性坏疽	7.黑色素——皮肤色素痣
9.先天性脑积水	8.凝固性坏死——脾梗死
10.肝脂肪变	9.干酪样坏死——淋巴结结核
11.巨大纤维瘤玻璃样变	10.鳞状上皮化生——慢性宫颈炎
12.肺空洞玻璃样变	
13.脑脓肿	
14.肝脓肿	
15.阿米巴肝脓肿	
16.手指坏疽	

(三) 大体标本观察

见表 2-1-1。

（四）组织切片观察

1.肝细胞水肿（liver cellular swelling）2#

（1）低倍镜观察:辨认肝小叶结构,肝小叶中间可见中央静脉,肝细胞索增宽,肝窦受压变窄或不清（见图2-1-1）。

（2）高倍镜观察:弥漫性肝细胞肿胀,胞质疏松、淡染,胞质内充满大量细小均匀红染颗粒,核位于细胞中央（见图2-1-2）。

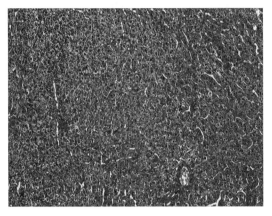

图 2-1-1 肝细胞水肿（低倍）

肝细胞肿胀,肝细胞索排列紊乱,肝窦受压变窄或不清

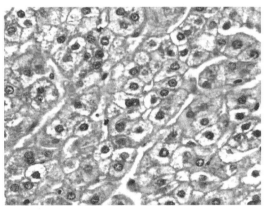

图 2-1-2 肝细胞水肿（高倍）

弥漫性肝细胞肿胀,胞质疏松、淡染,胞质内充满大量
细小均匀红染颗粒

2.肝细胞水变性（气球样变）——急性普通型病毒性肝炎（liver hydropic degeneration，bal-looning degeneration—acute common viral hepatitis）163#

（1）中倍镜观察:肝细胞索排列紊乱（见图2-1-3）。

（2）高倍镜观察:弥漫性肝细胞体积增大、变圆,胞质淡染、清亮,细胞核无明显改变（见图2-1-4）。

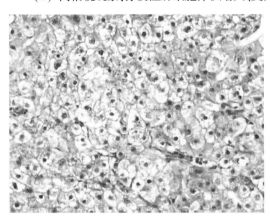

图 2-1-3 肝细胞水变性——气球样变（中倍）

肝细胞索排列紊乱,弥漫性肝细胞体积增大,肝窦受压
变窄,核无明显改变

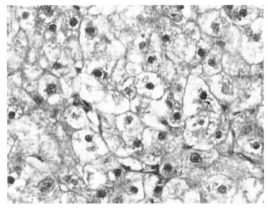

图 2-1-4 肝细胞水变性——气球样变（高倍）

肝细胞体积明显增大、变圆,胞质淡染、清亮

3.肝脂肪变（liver fatty change）4#

（1）切片取材:尸解肝组织标本。

（2）低倍镜观察:肝小叶轮廓不清,肝细胞索排列紊乱,肝窦变窄或不清,可见门管区;大部

分肝细胞胞质内可见一大小较一致的圆形脂肪空泡,细胞核被挤向胞体的一侧(见图 2-1-5)。

(3) 高倍镜观察:肝小叶中央区肝细胞较正常,胞质红染颗粒状;周边区肝细胞脂肪变性明显(见图 2-1-6)。

(4) 思考题:此病变会导致哪些临床表现?

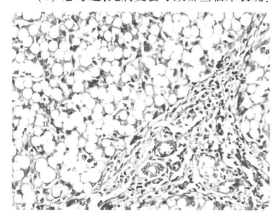 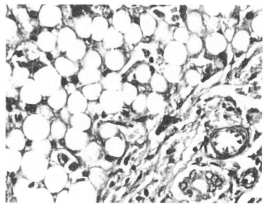

图 2-1-5　肝脂肪变(低倍)

图中右下角可见门管区,肝细胞索排列紊乱,肝窦变窄或不清

图 2-1-6　肝脂肪变(高倍)

大部分肝细胞胞质为大小较一致的透亮圆形脂肪空泡所代替,细胞核被挤向胞体的一侧

4.结缔组织玻璃样变(hyaline degeneration of connective tissue)5#

(1) 切片取材:部分心包组织。

(2) 中倍镜观察:增生的胶原纤维肿胀融合,形成红染均质无结构物质,细胞成分减少(见图 2-1-7)。

(3) 思考题:此种病变对心脏有何影响?

5.脾小动脉玻璃样变(hyaline degeneration of spleen small artery)6#

(1) 低倍镜观察:可辨脾脏结构(见图 2-1-8)。

(2) 高倍镜观察:脾中央动脉及小动脉的管壁明显增厚呈红染无结构改变,管腔变窄(见图 2-1-9)。

(3) 思考题:该种病变对人体有何影响?

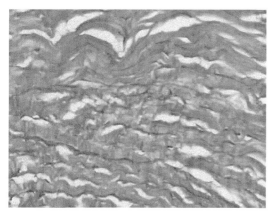 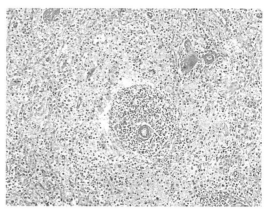

图 2-1-7　结缔组织玻璃样变(中倍)

增生的胶原纤维肿胀融合,形成红染均质无结构物质

图 2-1-8　脾小动脉玻璃样变(低倍)

图中央为玻变的中央动脉,其周围为动脉周围淋巴鞘

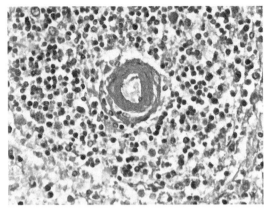

图 2-1-9　脾小动脉玻璃样变(高倍)

脾中央动脉管壁明显增厚呈红染均质无结构,管腔变窄

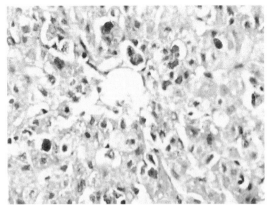

图 2-1-10　胆色素——新生儿肝炎(高倍)

肝小叶中央可见中央静脉,其周围胆小管内可见
黄褐色胆汁团块

6.胆色素——新生儿肝炎,淤胆[bilirubin(cholochrome)—neonatal hepatitis, bile deposit]10#

(1)低倍镜观察:肝小叶中央静脉周围肝细胞索排列紊乱。

(2)高倍镜观察:扩张的毛细胆管内可见黄褐色胆汁团块,其折光性强、均质;肝小叶内可见散在的淋巴样细胞,为新生儿髓外造血细胞(见图 2-1-10)。

7.黑色素——皮肤色素痣(皮内痣)(melanin—skin pigmented mole)66#

(1)大体观察:组织内深染处为色素痣病变。

(2)低倍镜观察:皮肤鳞状上皮增生,真皮内有成堆的棕褐色黑色素,附近的表皮下和真皮浅层亦可见成堆的痣细胞(黑色素细胞)(见图 2-1-11)。

(3)高倍镜观察:黑色素细胞呈多边形、梭形或不规则,核呈圆形、空泡状或梭形,蓝染,其中部分痣细胞的胞质内含有大量棕褐色粗大黑色素颗粒(见图 2-1-12)。

(4)思考题:怎样区别胆色素与黑色素?

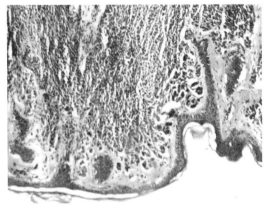

图 2-1-11　黑色素——皮肤色素痣(皮内痣)(低倍)

皮肤鳞状上皮增生,表皮下可见大量的黑色素细胞,真
皮浅层内有成堆的棕褐色的黑色素

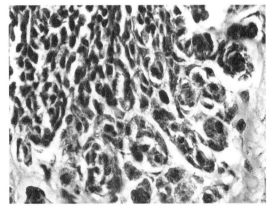

图 2-1-12　黑色素——皮肤色素痣(皮内痣)(高倍)

痣细胞呈多边形、梭形或不规则形,胞质内含有棕
褐色的黑色素颗粒

8.凝固性坏死——脾梗死(coagulative necrosis—spleen infarction)21#

(1)大体观察:见淡染不规则部分为坏死区,蓝染部分为脾正常组织区。

（2）低倍镜观察:坏死区脾组织结构模糊可见,但细胞已经发生坏死改变(见图2-1-13)。

（3）中倍镜观察:在坏死区中央的细胞,大部分细胞核已消失(核溶解,karyolysis),细胞呈红染颗粒状,境界模糊不清;坏死区边缘的细胞,部分细胞核体积变小,染色变深,失去正常核的网状结构(核固缩,pyknosis),部分细胞中央则可见蓝染不规则的核碎片(核碎裂,karyorrhexis)。在坏死灶内可见数块大小不等的蓝染颗粒状物质,为细菌菌落(见图2-1-14)。

（4）思考题:根据镜下所见推测引起脾梗死的原因。

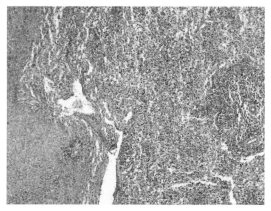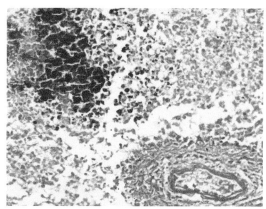

图 2-1-13　凝固性坏死——脾梗死(低倍)

图左侧为梗死区,右侧为正常的脾组织,梗死区与正常区之间为充血出血带

图 2-1-14　凝固性坏死——脾梗死(中倍)

梗死区细胞核溶解,右下可见小梁动脉的轮廓保留,左上蓝染颗粒状物质为细菌菌落

9.干酪样坏死——淋巴结结核(caseous necrosis—lymph node tuberculosis)12"

（1）大体观察:淋巴结中央红染部分为坏死病灶。

（2）中倍镜观察:干酪样坏死区淋巴组织结构消失而呈红染颗粒状(见图2-1-15)。

（3）高倍镜观察:在坏死区中央可见细胞核消失(核溶解),坏死区边缘有核碎片(核碎裂)及深染的细胞核(核固缩)。在干酪样坏死病灶周围可见上皮样细胞、朗汉斯巨细胞(Langhans giant cell),淋巴细胞及成纤维细胞(见图2-1-16)。

（4）思考题:梗死与干酪样坏死有何区别?

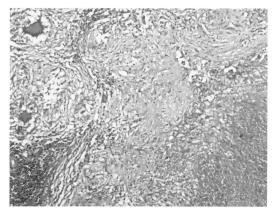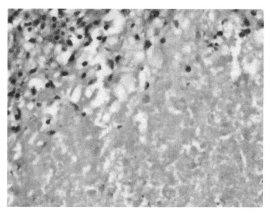

图 2-1-15　淋巴结结核——干酪样坏死(中倍)

左上角可见朗汉斯巨细胞,右下角为干酪样坏死

图 2-1-16　淋巴结结核——干酪样坏死(高倍)

干酪样坏死呈红染颗粒状,无结构

10.鳞状上皮化生——慢性宫颈炎(metaplasia of squamous epithelium—chronic cervicitis)14#

（1）大体观察：切面为一椭圆形组织块,全为宫颈息肉组织。

（2）低倍镜观察：息肉由增生的腺体、纤维组织和血管组成,间质中大量炎性细胞浸润,息肉表面由柱状上皮覆盖,部分上皮变性、坏死脱落(见图 2-1-17)。

（3）高倍镜观察：在息肉边缘见部分腺体上皮由单层柱状上皮变为复层鳞状上皮——鳞状上皮化生,有些腺体为实性鳞状上皮团所取代(见图 2-1-18)。

（4）思考题：化生是人体适应性改变还是损伤性改变? 有何生物学意义?

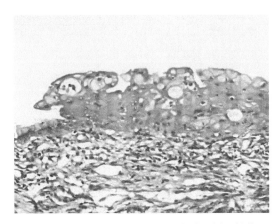
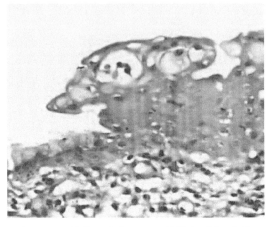

图 2-1-17 鳞状上皮化生——慢性宫颈炎(低倍)
左侧为宫颈单层柱状上皮,右侧为化生的鳞状上皮

图 2-1-18 鳞状上皮化生——慢性宫颈炎(高倍)
化生的鳞状上皮层次增多,胞质红染

（五）临床病例讨论

患者,男,60 岁。有 30 年烟龄,5 年前出现左下肢麻木、疼痛、间歇性跛行,冬季感觉足部冰冷,局部皮肤温度减低。一年来疼痛加重,医生检查脚背动脉搏动减弱。近来,患肢末端变紫、足趾呈黑色、干燥、失去知觉,临床诊断闭塞性脉管炎。

讨论题

（1）患者左下肢末端(足部)可能出现什么病变?

（2）出现该病变的原因是什么?

（3）解释该疾病的病变特征和发展过程。

（曾　希　甘润良　罗招阳）

第二章 损伤的修复

活体组织发生损伤后,机体将对所形成的缺损进行修补恢复的过程,称为修复。修复有两种不同的形式:再生性修复和纤维性修复。在多数情况下,两种修复过程同时存在,修复过程中常伴有炎症反应。

(一) 实验目的和要求

(1) 掌握肉芽组织的形态特点及功能。

(2) 了解骨折愈合的过程。

(3) 了解影响修复的因素。

(二) 实验内容(表2-2-1)

表 2-2-1 实验内容二

大体标本观察	组织切片观察
瘢痕	1.肉芽组织
	2.骨痂形成

(三) 大体标本观察

见表2-2-1。

(四) 组织切片观察

1.肉芽组织(granulation tissue)25#

(1) 切片取材:心脏及心包。

(2) 大体观察:在心肌表面(心包脏层)可见一薄层淡蓝组织,即为肉芽组织。

(3) 低倍镜观察:见其内有许多新生毛细血管和成纤维细胞,并有中性粒细胞、淋巴细胞等炎症细胞浸润(见图2-2-1)。

(4) 高倍镜观察:成纤维细胞呈多边形或胖梭形,胞质丰富红染,核大,椭圆形或圆形,染色较淡,有1~2个小核仁(见图2-2-2)。

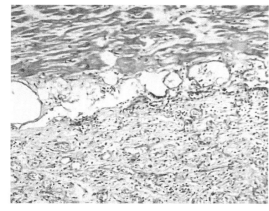

图 2-2-1 肉芽组织 (低倍)

图上侧为心肌,下侧为心外膜表面的肉芽组织

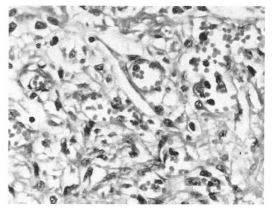

图 2-2-2 肉芽组织 (高倍)

肉芽组织由大量新生毛细血管、成纤维细胞和中性粒细胞、淋巴细胞等炎细胞组成

（5）思考题：肉芽组织进一步发展变成什么组织？如何区别正常与异常肉芽组织？

2.骨痂形成（callus forming）24[#]

高倍镜观察：增生的成纤维细胞与新生小血管形成肉芽组织，继而发生纤维化形成纤维性骨痂，可见梭形细胞和红染的骨样基质（见图2-2-3）。有的区域出现淡蓝色的软骨样基质，可见小片幼稚软骨细胞。

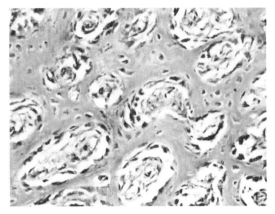

图 2-2-3 纤维性骨痂形成（高倍）

可见大量梭形的成纤维细胞和红染的骨样基质

（曾 希 甘润良）

第三章　局部血液循环障碍

局部血液循环障碍及其所引起的病变是疾病重要的基本病理改变,常出现在许多疾病过程中。主要表现为:①器官或组织内循环血量异常:血量增加或减少,即充血或缺血;②血液内出现异常物质:包括血液内固有成分析出形成的血栓,血管内出现的空气、脂滴和羊水等异常物质,以及这些异常物质阻塞局部血管造成的栓塞和组织梗死;③血管内成分逸出血管外:包括水肿和出血。

(一) 实验目的和要求

(1) 掌握静脉性充血所引起的病理变化、后果及肝、肺淤血的病变特征,了解其发生机制。

(2) 掌握血栓的形态特点及血栓形成可能引起的后果和结局。

(3) 掌握梗死的类型及形态特征,了解其原因和后果。

(4) 熟悉血栓形成、栓塞和梗死的发生机制、发展规律及其相互间的关系。

(二) 实验内容(表 2-3-1)

表 2-3-1　实验内容

大体标本观察	组织切片观察
1.慢性肝淤血	1.慢性肝淤血
2.慢性肺淤血	2.慢性肺淤血
3.脾贫血性梗死	3.肠系膜静脉内混合血栓
4.小肠出血性梗死	4.血栓机化再通
5.胰、肠系膜静脉内混合血栓	5.小肠出血性梗死
6.脑出血	6.脾贫血性梗死
临床病例讨论	

(三) 大体标本观察

见表 2-3-1。

(四) 组织切片观察

1.慢性肺淤血——肺褐色硬化(chronic congestin of lung—brown duration of the lung)17#

(1) 低倍镜观察:肺泡壁较正常增厚,部分肺泡壁内可见红染条索状增生的纤维组织(硬化)(见图 2-3-1)。

(2) 高倍镜观察:部分肺泡腔中可见散在或成堆的心衰细胞(heart failure cells)或含铁血黄素,心衰细胞体积较大,圆形或椭圆形,胞质内充满棕黄色有折光性的色素颗粒——含铁血黄素,部分细胞核为色素颗粒所掩盖(见图 2-3-2);肺泡壁毛细血管及间质血管扩张充血。

(3) 思考题:根据病变推测可出现哪些临床表现?

(4) 对照观察正常肺组织:肺泡腔明亮,肺泡间隔较薄。

2.慢性肝淤血——槟榔肝(chronic congestion of the liver—nutmeg liver)18#

(1) 低倍镜观察:辨认出肝小叶,找出中央静脉及门管区(小叶间静脉、动脉及胆管);肝小叶中央静脉及其周围肝窦明显扩张、充血(见图 2-3-3)。

(2) 高倍镜观察:肝小叶中央区部分肝细胞萎缩、消失,部分肝细胞胞质内含圆形空泡(脂肪变)(见图2-3-4);小叶周边部分肝窦及肝细胞大小形态仍较正常。

(3) 思考题:根据镜下所见推测慢性肝淤血可出现哪些临床表现?

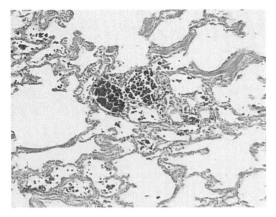

图2-3-1 慢性肺淤血——肺褐色硬化(低倍)

肺泡壁增厚,可见红染条索状增生的纤维组织

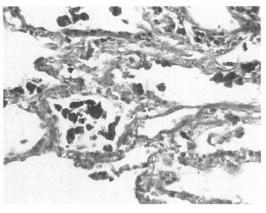

图2-3-2 慢性肺淤血——肺褐色硬化(高倍)

肺泡壁毛细血管及间质血管扩张充血,肺泡腔中可见心力衰竭细胞

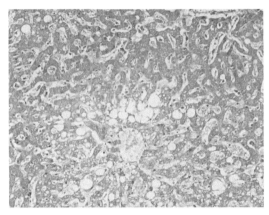

图2-3-3 慢性肝淤血——槟榔肝(低倍)

肝小叶中央静脉及其周围肝窦明显扩张、充血

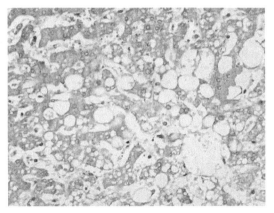

图2-3-4 慢性肝淤血——槟榔肝(高倍)

肝小叶中央静脉周围肝细胞萎缩,脂肪变性

3.混合血栓(mixed thrombus)19[#]

(1) 大体观察:切片脂肪组织中有两个较大的静脉,管腔内有红染的血栓物质。

(2) 镜下观察:血栓由血小板梁、纤维素网、红细胞与白细胞组成。血小板梁呈粉红色均质、无结构的颗粒或不规则片块状,小梁边缘有许多中性粒细胞和一些嗜酸粒细胞及淋巴细胞附着,血小板梁之间有少量红染细丝状纤维素,其中网罗大量红细胞(见图2-3-5,图2-3-6)。

(3) 思考题:血栓对机体有哪些影响?

4.血栓机化再通(organization and recanalization of thrombus)20[#]

(1) 低倍镜观察:血管腔内血栓与管壁紧密相连,相连处血栓物质大部分为新生毛细血管、成纤维细胞和纤维细胞所代替(机化)(见图2-3-7)。

(2) 高倍镜观察:部分新生毛细血管互相连接吻合形成大小不等的不规则血管腔隙,为血管再通(见图2-3-8)。

(3) 血管腔中央尚可见到部分未机化的血栓物质。

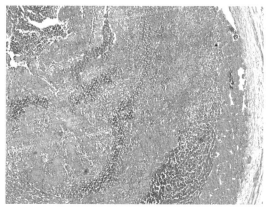

图 2-3-5　混合血栓(低倍)

粉红染区为血小板梁、红染部分为纤维素网络大量
红细胞,右侧为血管壁

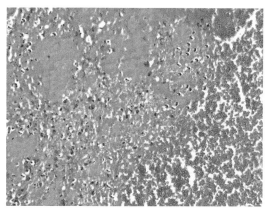

图 2-3-6　混合血栓(高倍)

粉红染区血小板梁呈片块状,其中混有少量中性粒
细胞,红染区颗粒为红细胞

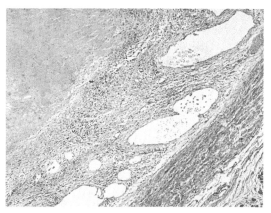

图 2-3-7　血栓机化再通(低倍)

右下侧为血管壁,左上侧为未机化的血栓物质,二者
之间为肉芽组织

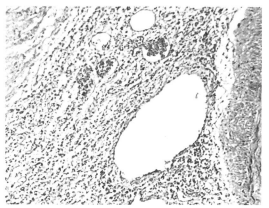

图 2-3-8　血栓机化再通(高倍)

右侧血管壁附近腔隙为机化再通的小血管

5.小肠出血性梗死(hemorrhagic infarct of the small intestine)22[#]

(1)低倍镜观察:肠壁组织坏死,各层组织结构仍可辨认,黏膜面可见绒毛结构(见图 2-3-9),浆膜面较光滑。

(2)高倍镜观察:黏膜层,黏膜下层血管明显扩张,并有广泛出血;肠壁各层有散在的中性粒细胞浸润(见图 2-3-10)。

6.脾贫血性梗死(anemic infarct of the spleen)21[#]

(1)大体观察:切片组织淡染的坏死部分与蓝染的正常组织之间有红染的充血出血反应带。

(2)低倍镜观察:在坏死区与正常区之间组织中可见血管明显扩张充血,部分可见出血(见图 2-3-11)。

(3)中/高倍镜观察:脾脏坏死区组织具有凝固性坏死的组织学特征(核固缩、核碎裂、核溶解);坏死区中央部分可见蓝染灶状的细菌菌落(见图 2-3-12)。

(4)思考题:生前坏死与死后组织自溶有何区别?

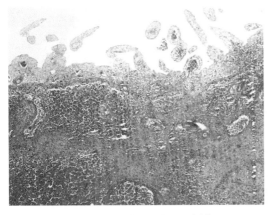

图 2-3-9 小肠出血性梗死(低倍)

肠壁组织坏死,上部为小肠绒毛结构

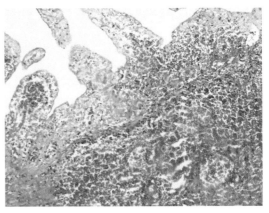

图 2-3-10 小肠出血性梗死(高倍)

上皮及腺体坏死,黏膜层、黏膜下层血管明显扩张,

并有广泛出血

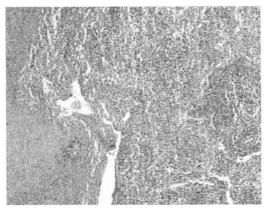

图 2-3-11 凝固性坏死——脾梗死(低倍)

图左侧为梗死区,右侧为正常的脾组织,二者之间为

充血出血带

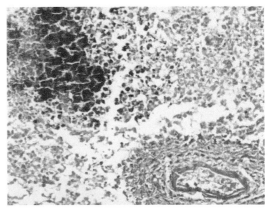

图 2-3-12 凝固性坏死——脾梗死(中倍)

梗死区细胞核溶解,右下可见小梁动脉的轮廓保留,

左上蓝染颗粒状物质为细菌菌落

(五)临床病例讨论

患者,男,49 岁,电工。2016 年 5 月 10 日在修路灯时不幸从 3 米多高处坠下,当时疼痛难忍,站立不起,立即被他人抬至衡阳市某医院住院治疗,经检查诊断为股骨头粉碎性骨折,骨盆多处粉碎性骨折。住院后第五天下午患者上半身抬高几分钟后自感胸闷,呼吸急促,后自然缓解。住院后第六天下午五时三十分,突发胸闷,极度呼吸困难,经抢救无效而死亡。

【思考题】

(1)该患者急死的原因可能有哪些?

(2)解释该患者急死的原理。

(3)这样的重症伤患者出现病情突然恶化,带给医学生的启示有哪些? 如何预防死者家属对病情转变过程可能不理解或产生纠纷的情况?

(程爱兰 罗招阳)

第四章 炎 症

炎症是具有血管系统的生活机体对损伤因子所发生的、以防御为主的反应,是损伤、抗损伤和修复的综合过程,血管反应和渗出是炎症过程的中心环节。炎症的基本病理变化包括变质、渗出和增生。炎症的局部表现为红、肿、热、痛和功能障碍;全身急性期反应包括发热、末梢血白细胞数目增加等改变。炎症依据其病程经过分为急性炎症和慢性炎症两大类。

(一) 实验目的和要求

(1) 掌握炎症的三个基本病变特征。

(2) 掌握各型炎症的病变特征和结局。

(二) 实验内容(表 2-4-1)

表 2-4-1 实验内容

大体标本观察	组织切片观察
1.阿米巴痢疾	1.急性蜂窝织性阑尾炎
2.阿米巴肝脓肿	2.脑脓肿
3.急性蜂窝织性阑尾炎	3.纤维素性心外膜炎
4.化脓性脑膜炎	4.气管白喉
5.肺脓肿	5.慢性胆囊炎
6.脑脓肿	6.鼻息肉
7.支气管白喉	7.皮肤脂性肉芽肿
8.细菌性痢疾	8.肝粟状结核
9.绒毛心	
10.肠息肉	
11.鼻息肉	
临床病例讨论	

(三) 大体标本观察

见表 2-4-1。

(四) 组织切片观察

1.急性蜂窝织性阑尾炎(acute phlegmonous appertdicitis)28#

(1) 大体观察:切片为阑尾的横切面,中间空白、裂隙为管腔,内层蓝色部分是黏膜层,周围红染部分包括黏膜下层、肌层和浆膜。

(2) 低倍镜观察:辨别出阑尾各层(即黏膜层、黏膜下层、肌层和浆膜)。阑尾黏膜部分上皮细胞坏死脱落,形成缺损,表示变质。腔内含有变性坏死的中性粒细胞及脱落上皮细胞。阑尾各层均有充血、水肿,并有大量中性粒细胞弥漫浸润。肌纤维被渗出液分离而变得疏松(见图 2-4-1)。

(3) 高倍镜观察:仔细观察上述各种渗出成分的形态特点。阑尾各层组织间隙内弥漫性浸润的炎症细胞,主要是中性粒细胞。中性粒细胞为圆形,核呈分叶状 2~3 叶,胞质淡红色,有的由于组织固定,胞质几乎看不见,仅见不规则分叶核;嗜酸粒细胞,圆形,比中性粒细胞稍大,双叶核,胞质内含有嗜酸性红染颗粒。阑尾肌层的渗出液(即血浆)被染成浅红色(见图 2-4-2)。

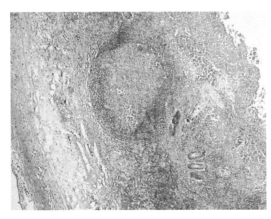

图 2-4-1 急性蜂窝织性阑尾炎(低倍)

从右上至左下依次为黏膜层、黏膜下层、肌层和浆膜，
黏膜下层可见淋巴滤泡

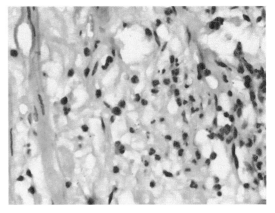

图 2-4-2 急性蜂窝织性阑尾炎(高倍)

黏膜下层、肌层可见大量中性粒细胞浸润

（4）思考题：根据病变推测可能出现的临床表现？

2.脑脓肿（abscess of the brain）27#

（1）大体观察：在切片中央有一椭圆形空腔与周围正常组织分界清楚,即为脓肿部位。

（2）低倍镜观察：认识脑组织,找出脓肿的部位,进一步体会脓肿是局限性化脓性炎症。脓肿区脑组织结构已全部破坏,由大量的脓性渗出物取代。脓肿的中心空白区为脓液流出所致（见图 2-4-3）。

（3）高倍镜观察：脓肿周围可见大量增生的胶原纤维、毛细血管形成的脓肿膜,其中可见中性粒细胞、单核细胞、淋巴细胞浸润。脓肿区仅见少量的脓性渗出物,主要成分为中性粒细胞及脓细胞。近脓肿膜处有大量吞噬脂质的泡沫细胞（foam cell）,其细胞核居中,胞质淡染（见图 2-4-4）。

（4）思考题：脑组织结构破坏,推想可能出现什么临床表现？

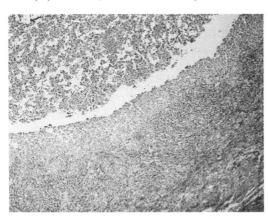

图 2-4-3 脑脓肿(低倍)

右下角为脓肿壁,左上角为脓肿腔,腔内充满脓液

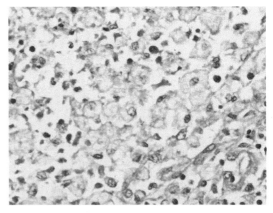

图 2-4-4 脑脓肿(高倍)

近脓肿膜处有大量的泡沫细胞

3.纤维素性心外膜炎（fibrinous pericarditis）25#

（1）大体观察：切片大部分为心肌组织,在切片边缘有一条带组织与心肌分离,即心外膜病变区。

（2）低倍镜观察：心外膜(薄层结缔组织内含有血管及脂肪组织)表面附有大量纤维素,红染,粗细不等,部分呈绒毛状(见图 2-4-5)。

(3)高倍镜观察:纤维素呈红染交织的丝网状或片状、条索状,混有少量中性粒细胞等炎症细胞以及红细胞;近心外膜区的纤维素被肉芽组织取代(机化,organization)(见图 2-4-6)。

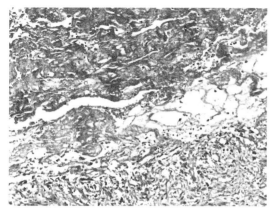 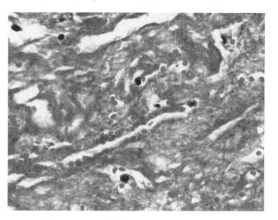

图 2-4-5　纤维素性心外膜炎(低倍)　　　　图 2-4-6　纤维素性心外膜炎(高倍)
右下为肉芽组织,左上为渗出的纤维素　　　　　红染的纤维素杂有少量白细胞、红细胞

4.气管假膜性炎症——气管白喉(pseudomembranous inflammation of the trachea—diphtheria of the trachea)26[#]

(1)大体观察:切片为气管的横切面,腔内有红染膜状物(与管壁分离)为假膜,淡蓝染部分为软骨。

(2)低倍镜观察:可见气管壁各层的横切面,黏膜上皮全部坏死脱落,并与黏膜表面的纤维素网、变性坏死的中性粒细胞等混合在一起,构成膜状结构(假膜),位于管腔内面并与管壁分离(见图 2-4-7)。

(3)高倍镜观察:黏膜下层、外膜层可见充血水肿及中性粒细胞为主的炎症细胞浸润(见图 2-4-8)。

(4)思考题:该病变可引起哪些临床表现?

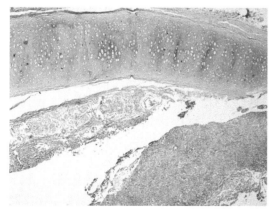 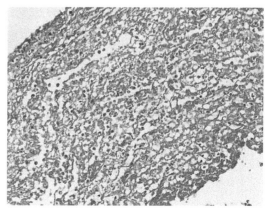

图 2-4-7　气管假膜性炎症——气管白喉(低倍)　　图 2-4-8　气管假膜性炎症——气管白喉(高倍)
上方为气管的软骨,下方为气管腔内假膜　　　　　假膜主要由纤维素、白细胞及坏死组织组成

5.慢性胆囊炎(chronic cholecystitis)23[#]

(1)低倍镜观察:认识胆囊壁三层结构(黏膜层、肌层、浆膜层)。胆囊壁增厚,纤维结缔组

织增生。黏膜上皮多数萎缩,少数黏膜腺体延伸至肌层。各层中有慢性炎症细胞(淋巴细胞和浆细胞)浸润,个别处有淋巴小结形成,并有充血水肿(见图2-4-9)。

(2)高倍镜观察:淋巴细胞体积小,圆形,胞质甚少,核圆形,深染。黏膜层及肌层纤维组织增生,部分可见水肿,细胞成分分散,间质充满淡红染的蛋白液体(见图2-4-10)。

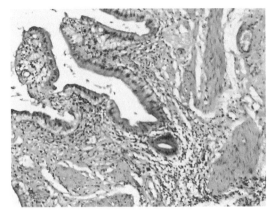 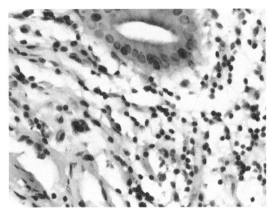

图 2-4-9　慢性胆囊炎(低倍)　　　　　图 2-4-10　慢性胆囊炎(高倍)

胆囊壁黏膜层腺体增生并延伸至肌层之间　　　黏膜层纤维组织增生,慢性炎症细胞浸润

6.鼻息肉(nasal polyp)29[#]

(1)大体观察:整个切片为一个息肉的切面。

(2)低倍镜观察:息肉主要由增生的腺体、血管、成纤维细胞及纤维细胞和各种炎症细胞所组成,间质明显水肿,息肉表面由增生的鳞状上皮或假复层纤毛柱状上皮所覆盖(见图2-4-11)。

(3)高倍镜观察:间质中炎症细胞浸润以浆细胞及淋巴细胞为主。浆细胞体积比淋巴细胞稍大,椭圆形,胞质丰富,嗜碱性,核圆形或椭圆形,位于胞体一侧,染色质粗,深染,或靠近核膜呈典型的车轮幅状排列。切片还可见少量单核细胞、中性粒细胞及嗜碱粒细胞浸润(见图2-4-12)。

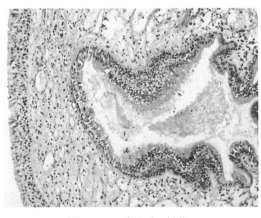 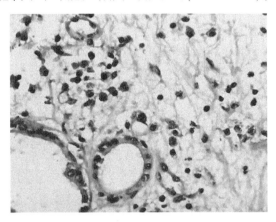

图 2-4-11　鼻息肉(低倍)　　　　　　　图 2-4-12　鼻息肉(高倍)

左侧为息肉表面被覆的假复层纤毛柱状上皮,右侧可见　　　息肉间质水肿,组织疏松,淋巴细胞、浆细胞浸润,可见
增生扩张的腺体　　　　　　　　　　　　腺体增生、血管扩张充血

7.皮肤脂性肉芽肿(cutaneous lipophilic granuloma)30[#]

(1)低倍镜观察:辨认表皮与真皮组织。在真皮内可见结节状病灶,主要由胆固醇晶体、大量异物巨细胞、单核细胞以及纤维细胞组成,周围有增生的纤维组织包绕,分界较清楚(见图2-4-13)。

（2）高倍镜观察：主要可见两种异物巨细胞：一种异物巨细胞体积巨大，形状不一，核圆形或椭圆形，数目不一，不规则地分布于胞质内，胞质丰富红染；另一种异物巨细胞胞质内含有胆固醇晶体，呈梭形空隙（晶体因制片溶解），核位于空隙的周边（见图2-4-14）。

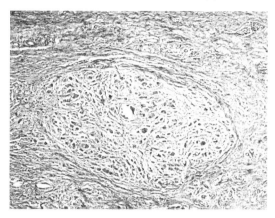

图2-4-13 皮肤脂性肉芽肿（低倍）

真皮内可见纤维组织包绕形成境界清楚的结节状病灶

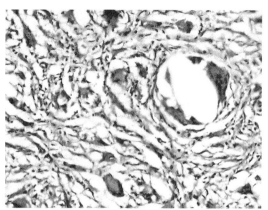

图2-4-14 皮肤脂性肉芽肿（高倍）

结节内可见异物巨细胞、单核细胞、胆固醇晶体、慢性炎症细胞、纤维细胞及胶原纤维

8.肝粟粒状结核（hepatic miliary tuberculosis）31#

（1）低倍镜观察：在肝小叶和汇管区可见多个散在圆形、椭圆形或不规则形结核肉芽肿病灶（见图2-4-15）。

（2）高倍镜观察：结核性肉芽肿由朗汉斯巨细胞、上皮样细胞及淋巴细胞组成。朗汉斯巨细胞多位于结节中央，体积大，胞质丰富红染，核多个，呈花环状或马蹄形排列在细胞边缘。上皮样细胞呈多边形或椭圆形，胞质较多，核卵圆形或棒状，淡染，空泡状，细胞呈不规则放射状排列。周边可见纤维结缔组织和少数淋巴细胞。有些肉芽肿病灶内可见干酪样坏死（见图2-4-16）。

（3）思考题：典型的结核结节由哪些成分组成？

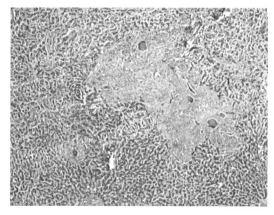

图2-4-15 肝粟粒状结核（低倍）

肝组织内见不规则的结核肉芽肿病灶

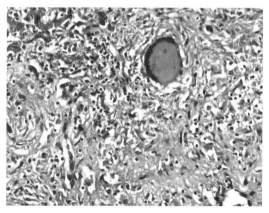

图2-4-16 肝粟粒状结核（高倍）

结核性肉芽肿由朗汉斯巨细胞、上皮样细胞、成纤维细胞及淋巴细胞组成

（五）临床病例讨论

患者，女，6岁，咳嗽发热10天。

病史:患者于 12 月 11 日因洗澡受凉,第二天咳嗽流清鼻涕。数天后流黏鼻涕,一周后咳脓痰,流黄色鼻涕,同时病人发热头痛。病情无缓解,咳嗽加剧而就诊。

体格检查和实验室检查:体温 40.1℃,呼吸 36 次/分,心率 130 次/分,血压 90/60mmHg[①],白细胞18.8×10^9/L,中性粒细胞 0.82。

患者重病容,呼吸急促,鼻翼翕动。听诊双侧下背部可听到散在湿性啰音。

【思考题】

(1) 该病人患什么疾病?

(2) 该患者发病过程发生了哪些类型的炎症?

(周文化 凌 晖 朱建思)

---

①1mmHg=0.133kPa

第五章 肿 瘤

肿瘤是机体的细胞异常增殖形成的新生物,常表现为局部肿块。肿瘤的形态多种多样,表现为不同程度的异型性。肿瘤的异型性主要表现为两方面:细胞形态的异型性和组织结构的异型性。细胞异型性包括:①肿瘤细胞增大,大小和形态很不一致;②肿瘤细胞核体积增大,胞核与胞质的比例增高;③核的大小、形状和染色差别较大,可出现巨核、双核、多核或奇异形核;④核仁明显,体积大,数目可增多;⑤核分裂象增多,出现病理性核分裂象。肿瘤的组织结构异型性主要是指肿瘤组织在空间排列方式上与相应的正常组织的差异。良性肿瘤的细胞异型性一般较小,但有不同程度的组织结构异型性。恶性肿瘤的细胞异型性和组织结构异型性都比较明显。

(一) 实验目的和要求

(1)掌握肿瘤的概念和良恶性肿瘤的区别。

(2)掌握肿瘤的一般形态、结构、生长与扩散特点及对机体的影响。

(3)掌握上皮、间叶组织常见肿瘤的特点及癌与肉瘤的区别。

(二) 实验内容(表 2-5-1)

表 2-5-1　实验内容

大体标本观察	组织切片观察
1.肺转移性肝癌	1.直肠腺瘤
2.脂肪瘤	2.直肠腺瘤
3.膀胱乳头状瘤	3.纤维瘤
4.子宫颈癌(外生菜花型)	4.纤维肉瘤(皮肤隆突型)
5. 胃癌(溃疡型)	5.脂肪瘤
6.乳腺纤维腺瘤	6.高分化脂肪肉瘤
7.乳腺癌	7.皮肤乳头状瘤
8.阴茎鳞状细胞癌	8.皮肤鳞状细胞癌Ⅰ级
9.脑转移性绒癌	9.基底细胞癌
10.淋巴瘤脑转移	10.涎腺多形性腺瘤
11.乳腺癌腋窝淋巴结转移	11.乳腺纤维腺瘤
12.大网膜种植性转移癌	12.子宫平滑肌瘤
13.纤维瘤	13.平滑肌肉瘤
14.纤维肉瘤	14.皮内痣
15.小腿鳞状细胞癌	15.黑色素瘤
16.直肠腺瘤	16.淋巴结转移性腺癌
17.结肠腺癌(蕈伞型)	17.骨软骨瘤
18.肺癌(中央型)	18.骨肉瘤
19.骨瘤	
20.骨软骨瘤	
21. 成骨肉瘤	
22.肋骨软骨肉瘤	
23.软骨肉瘤	
24.骨巨细胞瘤	
临床病例讨论	

（三）大体标本观察

见表 2-5-1。

（四）组织切片观察

1.直肠腺瘤（rectum adenoma）34#

（1）低倍镜观察：切片均为肿瘤组织。瘤组织由分化好的腺体及间质所构成，腺体大小不等，分布不均（见图 2-5-1）。

（2）高倍镜观察：腺体由单层高柱状上皮细胞组成，胞核位于基底部，细胞大小形态一致，与正常直肠黏膜腺体的上皮细胞相似；间质血管扩张充血，有淋巴细胞、浆细胞、中性粒细胞及嗜酸粒细胞浸润（见图 2-5-2）。

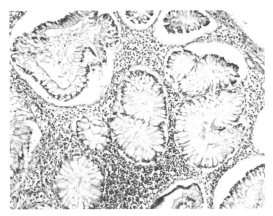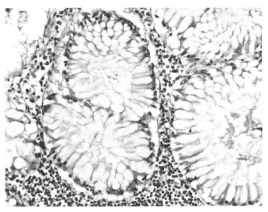

图 2-5-1　直肠腺瘤（低倍）
瘤组织由分化好的腺体及纤维间质所构成。肿瘤性增生的腺体大小形态不一，分布不均匀

图 2-5-2　直肠腺瘤（高倍）
腺体为单层高柱状上皮细胞，与正常肠腺体的上皮细胞相似。间质有多量炎症细胞浸润

2.直肠腺癌（rectum adenocarcinoma）35#

（1）大体观察：肿瘤隆起于黏膜表面。

（2）低倍镜观察：癌组织由腺体（癌巢）及间质组成。肿块两端可见正常肠黏膜。癌性腺体大小不一，形状不规则，较正常直肠黏膜腺体有明显异型性；肌层可见癌组织浸润（见图 2-5-3）。

（3）高倍镜观察：癌细胞多为高柱状，细胞之间界限不清，癌细胞排列拥挤，核大小、形状、染色不一致，可见核分裂象；腺癌细胞层次增多，核靠近腺腔面；间质血管充血，有炎症细胞浸润（见图 2-5-4）。

（4）思考题：肿块组织两侧各有小部分肠黏膜正常腺体，请比较两者间的差异，体会肿瘤的异型性。

3.纤维瘤（fibroma）43#

（1）低倍镜观察：肿瘤组织由分化良好的纤维细胞及胶原纤维组成。纤维纵横交错，呈编织状排列或不规则排列，有包膜（见图 2-5-5）。

（2）高倍镜观察：瘤细胞与纤维细胞相似，核呈圆形或梭形，大小较一致，可见大量的胶原纤维，并有玻璃样变（见图 2-5-6）。

（3）思考题：试比较纤维瘤与瘤样纤维组织增生有何区别？

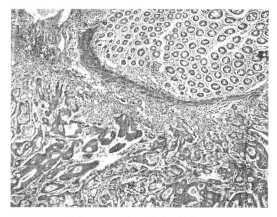

图 2-5-3 直肠腺癌(低倍)

癌组织由分化差的腺体(癌巢)及纤维间质组成。肿瘤
两端可见正常肠黏膜

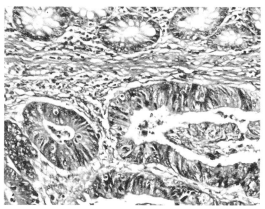

图 2-5-4 直肠腺癌(高倍)

癌性腺体大小极不一致,细胞核的大小形状、染色极
不一致,可见核分裂象。细胞排列紊乱

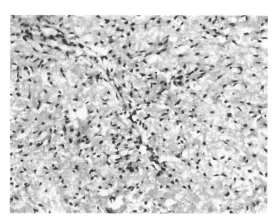

图 2-5-5 纤维瘤(低倍)

瘤细胞由分化良好的纤维细胞构成,呈编织状排列,
有丰富的胶原纤维

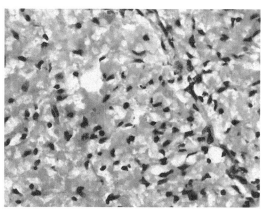

图 2-5-6 纤维瘤(高倍)

瘤细胞与纤维细胞相似,核呈圆形或梭形,大小一致,
胶原纤维呈玻璃样变

4.皮肤隆突型纤维肉瘤(dermato-fibrosarcoma protuberans)45#

(1)大体观察:切片组织边缘为萎缩的表皮组织,其下为肿瘤组织。

(2)低倍镜观察:表皮下瘤组织由大量梭形或卵圆形细胞组成。瘤细胞弥漫分布,呈车辐状排列(见图 2-5-7)。

(3)高倍镜观察:瘤细胞呈长梭形或卵圆形,体积较大,核多为椭圆形或圆形,染色深浅不一,可见核分裂象;部分瘤细胞分化较好,瘤细胞之间可见胶原纤维。血管及其周围少量的纤维为肿瘤间质(见图 2-5-8)。

(4)思考题:低分化癌与肉瘤可考虑用哪些方法区别?

5.脂肪瘤(lipoma)41#

(1)低倍镜观察:肿瘤组织由分化良好的脂肪细胞组成,呈不规则分叶状,有纤维间隔及包膜(见图 2-5-9)。

(2)高倍镜观察:瘤细胞与成熟脂肪细胞大小和形状相似,细胞较大,核小、偏位,胞质空泡状(见图 2-5-10)。

(3)思考题:诊断脂肪瘤为什么需要看到肿块有包膜?

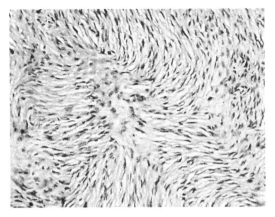

图 2-5-7 皮肤隆突型纤维肉瘤（低倍）

瘤细胞呈梭形，车辐状排列

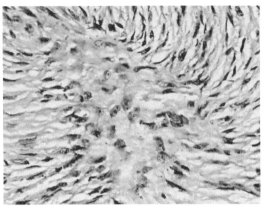

图 2-5-8 皮肤隆突型纤维肉瘤（高倍）

瘤细胞呈长梭形或卵圆形，体积较大，核染色深浅不一，
具有一定的异型性

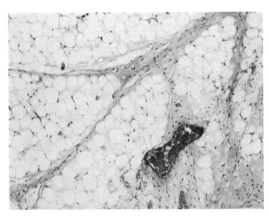

图 2-5-9 脂肪瘤（低倍）

瘤细胞由分化良好的脂肪细胞构成，呈不规则分叶状
排列，有纤维间隔及包膜

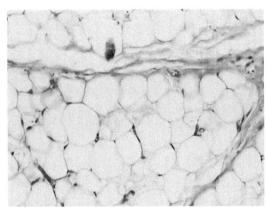

图 2-5-10 脂肪瘤（高倍）

成熟脂肪细胞大小和形状略有差异，细胞较大，核偏位，
胞质空泡状

6.高分化脂肪肉瘤（well-differentiated liposarcoma）42#

（1）低倍镜观察：瘤细胞大小形态有明显差异，无包膜（见图 2-5-11）。

（2）高倍镜观察：瘤细胞形态多样，可见数量不等的脂肪母细胞，胞质内可见多少不等、大小不一的脂质空泡，压迫深染的细胞核，呈扇贝样外观。可见奇异型、核深染、多核瘤巨细胞；核染色质呈粗颗粒状。有少量纤维血管间质，伴有炎症细胞浸润（见图 2-5-12）。

（3）思考题：试比较脂肪瘤与脂肪肉瘤的发生部位、大体标本和镜下形态有何区别？

7.皮肤乳头状瘤（papilloma of the skin）32#

（1）低倍镜观察：找到肿瘤与正常皮肤组织交界处。瘤组织由分化良好的鳞状上皮和血管纤维间质所组成，形成大小不等的乳头结构（见图 2-5-13）。

（2）中倍镜观察：每个乳头以纤维血管间质为轴心，表面为鳞状上皮覆盖。上皮层次分明，靠近间质为基底细胞层，最外层为角化层，基底细胞层与角化层之间为棘细胞层（见图 2-5-14）。

（3）思考题：乳头状瘤的鳞状上皮细胞与皮肤正常鳞状上皮细胞的形态差异很小，为什么它是肿瘤？

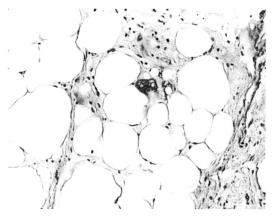

图 2-5-11　高分化脂肪肉瘤（低倍）

瘤细胞大小有明显差异,可见奇异型、核大深染、多核瘤巨细胞

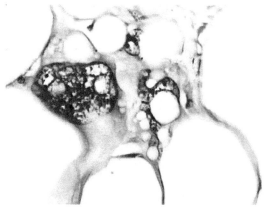

图 2-5-12　高分化脂肪肉瘤（高倍）

脂肪母细胞胞质内可见大小不一的脂质空泡,压迫深染的细胞核,核染色质呈粗颗粒状

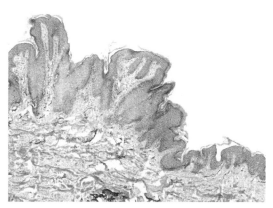

图 2-5-13　皮肤乳头状瘤（低倍）

左侧肿瘤由大小不等的乳头结构组成,右侧为正常皮肤

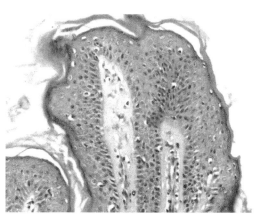

图 2-5-14　皮肤乳头状瘤（中倍）

每个乳头以血管纤维间质为轴心,表面被覆分化好的鳞状上皮

8.皮肤鳞状细胞癌Ⅰ级(squamous cell carcinoma grade Ⅰ of the skin)33#

(1) 低倍镜观察:癌细胞呈片状或条索状排列,形成大小不一的癌巢。癌巢之间为血管及结缔组织间质,癌巢与间质分界清楚(此点与肉瘤不同)(见图 2-5-15)。

(2) 高倍镜观察:癌巢内细胞排列有一定顺序,最外是似基底细胞层,中间为似棘细胞层,最内层相当于角化层,部分癌巢中央可见红染同心层状的角化物质,即角化珠(keratin pearl)或癌珠。癌细胞胞质红染,核呈空泡状,核仁明显,可见病理性核分裂象,部分癌细胞之间可见细胞间桥(图 2-5-16)。

(3) 思考题:肺是怎样发生鳞状细胞癌的?

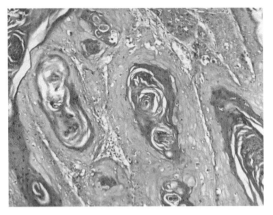 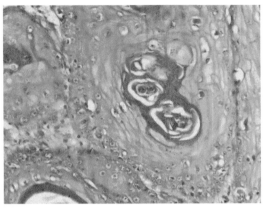

图 2-5-15 皮肤鳞状细胞癌 Ⅰ 级(低倍)　　　　图 2-5-16 皮肤鳞状细胞癌 Ⅰ 级(高倍)
癌巢境界较清,癌巢之间为血管及结缔组织间质,癌巢　　癌细胞胞质红染,核空泡状,核仁明显,部分癌细胞之间
中央形成同心圆状的角化珠(癌珠)　　　　　　　　可见细胞间桥,癌巢中央为角化珠

9.基底细胞癌(basal cell carcinoma)36#

(1) 低倍镜观察:真皮内有许多大小不等、形状不规则呈实体团块或条索状的癌细胞巢,且互相吻合成网状结构。部分癌巢中癌细胞变性坏死、液化形成大小不等的囊腔,部分肿瘤组织形成腺样结构(见图 2-5-17)。

(2) 高倍镜观察:癌巢周边癌细胞似基底细胞,单层高柱状,呈栅栏状排列,癌巢中央的癌细胞呈多边形、卵圆、圆形或梭形,胞质红染,核圆形或卵圆形,可见核分裂象;部分癌细胞有形成角化珠倾向;间质为纤维结缔组织,内有淋巴细胞、浆细胞浸润(见图 2-5-18)。可见部分皮肤鳞状上皮细胞增生,过度角化。

(3) 思考题:基底细胞癌临床有何特点?

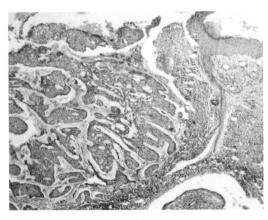 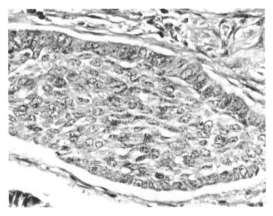

图 2-5-17 基底细胞癌(低倍)　　　　　　　图 2-5-18 基底细胞癌(高倍)
右上为正常鳞状上皮,其余为癌组织,呈实体团块状、　　癌巢周边癌细胞呈栅栏状排列,中央的癌细胞形态
条索状或网状,癌巢之间为纤维血管间质　　　　　　多样,核圆形或卵圆形,可见核分裂象

10.涎腺多形性腺瘤(pleomorphic adenoma of salivary gland)39#

(1) 低倍镜观察:正常涎腺组织结构消失,瘤组织主要由腺上皮和肌上皮细胞组成,组织病理形态具有多形性特征,肿瘤边缘有厚薄不均的纤维包膜(见图 2-5-19)。

(2) 高倍镜观察:肿瘤组织有四种主要成分:①腺上皮呈立方形或矮柱状,大小形态较一致,部分腺上皮呈管状排列,部分向鳞状上皮分化并有明显的角化现象;②部分为肌上皮细胞,呈不规则实体片状或束状排列,可互相吻合连接成网状结构;③部分增生的腺上皮向纤维黏液基质移行;④部分黏液基质有形成软骨样组织的倾向(见图2-5-20)。

(3)思考题:涎腺多形性腺瘤的好发部位?

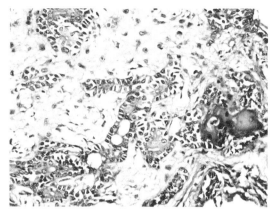

图 2-5-19　涎腺多形性腺瘤(低倍)

瘤组织由上皮、黏液和软骨样基质组成。上皮组织呈条索、片块或腺样结构,右侧上皮组织向鳞状上皮分化

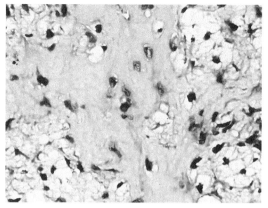

图 2-5-20　涎腺多形性腺瘤(高倍)

图示黏液及软骨样组织,细胞排列疏松

11.乳腺纤维腺瘤(mammary fibroadenoma)38#

(1)低倍镜观察:正常乳腺小叶结构消失,瘤组织由增生的腺管和纤维组织组成。增生的腺管大小形状不一,排列不规则,呈圆形、椭圆形、分支状或囊状(见图2-5-21)。

(2)高倍镜观察:腺上皮细胞呈立方形、大小、形状较一致,与正常乳腺导管上皮细胞相似;纤维组织呈不规则增生,部分围绕腺管排列,部分压迫腺管(见图2-5-22)。

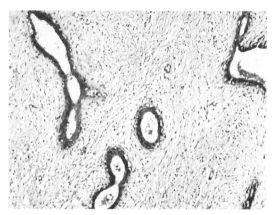

图 2-5-21　乳腺纤维腺瘤(低倍)

瘤组织由增生的腺管和纤维组织组成。增生的腺管大小形状不一,排列不规则

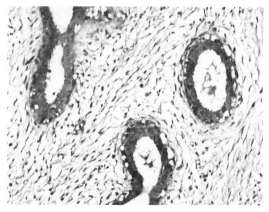

图 2-5-22　乳腺纤维腺瘤(高倍)

腺上皮呈立方形,大小、形状较一致,与正常乳腺导管上皮细胞相似

12.子宫平滑肌瘤(leiomyoma of the uterus)49#

(1)低倍镜观察:瘤组织由分化成熟的平滑肌细胞构成,瘤细胞聚集成束,呈编织状、漩涡状排列(见图2-5-23)。

(2)高倍镜观察:瘤细胞呈梭形,胞质红染;核呈棒状、圆形或卵圆形,位于细胞中央,淡染,大小一致,无异型性,未见核分裂象。有少量纤维血管间质,伴有炎症细胞浸润(见图2-5-24)。

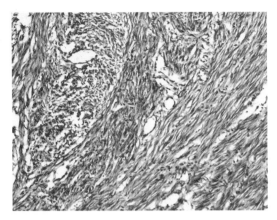

图 2-5-23 子宫平滑肌瘤(低倍)

瘤组织由分化成熟的平滑肌细胞构成,纵横交错,
呈编织状排列

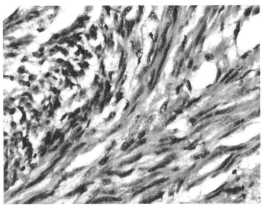

图 2-5-24 子宫平滑肌瘤(高倍)

瘤细胞呈梭形,胞质红染,核呈棒状、圆形或卵圆形

13.平滑肌肉瘤(leiomyosarcoma)50#

(1)低倍镜观察:瘤组织由大量梭形细胞构成,瘤细胞丰富、密集,呈纵横交错排列或形成漩涡状结构(见图 2-5-25)。

(2)高倍镜观察:瘤细胞呈梭形,胞质丰富红染,核较大、棒状,两端钝圆,深染,大小形状不一,可见核分裂象。有少量纤维血管间质,血管扩张充血,可见灶性出血(见图 2-5-26)。

(3)思考题:如何鉴别平滑肌肉瘤与纤维肉瘤?

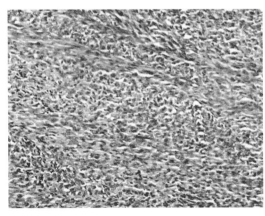

图 2-5-25 平滑肌肉瘤(低倍)

瘤组织由大量梭形细胞构成,排列密集,呈纵横
交错排列

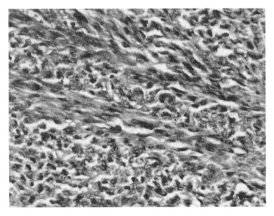

图 2-5-26 平滑肌肉瘤(高倍)

瘤细胞呈梭形,核较大、棒状,大小形状不一,
核分裂象多见

14.皮内痣(intradermal nevus)66#

(1)大体观察:组织内圆形深染处为色素痣病变。

(2)低倍镜观察:皮肤鳞状上皮细胞增生,真皮内可见成堆的棕褐色黑色素,表皮下和真皮浅层可见成堆的痣细胞(即黑色素细胞)(见图 2-5-27)。

(3)高倍镜观察:黑色素细胞呈多边形、梭形或不规则分支状,核圆形、空泡状或梭形,蓝染,大部分黑色素细胞的胞质内可见棕褐色粗大色素颗粒(见图 2-5-28)。

(4)思考题:怎样区别黑色素与含铁血黄素?

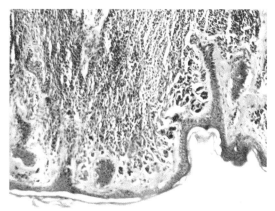

图 2-5-27 皮内痣(低倍)

表面可见皮肤鳞状上皮,表皮下为大量的黑色素细胞,
真皮浅层内有成堆的棕褐色黑色素

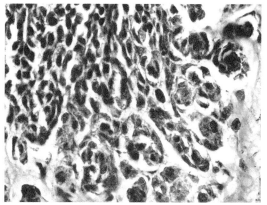

图 2-5-28 皮内痣(高倍)

痣细胞呈多边形、梭形或不规则形,胞质内含有
棕褐色黑色素颗粒

15.黑色素瘤(melanoma)67#

(1)低倍镜观察:真皮内可见上皮样、梭形黑色素瘤细胞呈片状分布(见图 2-5-29),部分表皮破溃脱落。

(2)高倍镜观察:瘤细胞体积大,多边形,轮廓清楚,胞质丰富,部分细胞内可见黑色素颗粒,核大,圆形或椭圆形,深染,核仁明显。纤维间质很少,有较多淋巴细胞浸润(见图 2-5-30)。

(3)思考题:当 HE 染色组织病理切片诊断黑色素瘤有困难时,你考虑用哪些方法进行鉴别诊断?

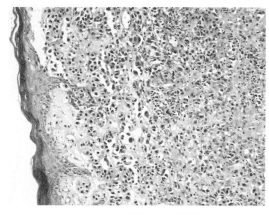

图 2-5-29 黑色素瘤(低倍)

真皮内可见黑色素瘤细胞呈片状分布

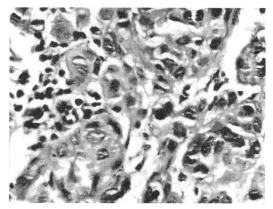

图 2-5-30 黑色素瘤(高倍)

瘤细胞大小不一,多边形,胞质丰富,核大,圆形或椭圆
形,深染,部分细胞胞质内可见黑色素

16.淋巴结转移性腺癌(metastatic adenocarcinoma of lymph node)71#

(1)低倍镜观察:淋巴结的结构完整,淋巴滤泡增生,生发中心扩大(见图 2-5-31)。

(2)高倍镜观察:淋巴结被膜下的边缘窦内可见散在的腺癌细胞,有的呈不规则腺样结构(见图 2-5-32)。

(3)思考题:癌症器官周围淋巴结肿大,有何临床意义?

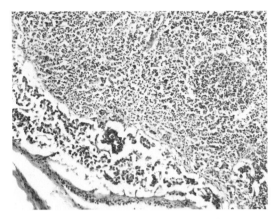 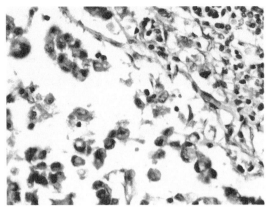

图 2-5-31 淋巴结转移性腺癌(低倍)
淋巴滤泡增生,淋巴结被膜下边缘窦内可见散在
转移癌细胞

图 2-5-32 淋巴结转移性腺癌(高倍)
淋巴结边缘窦内可见癌细胞核大、不规则,呈腺样结构,
并可见印戒样细胞

17.骨软骨瘤(osteochondroma)52#

(1) 切片取材:骨肿瘤手术标本。

(2) 大体观察:可见分界清楚的三层结构,表层为淡红色的纤维外膜,中层为淡蓝色的软骨帽,内层为一厚层松质骨。

(3) 低倍镜观察:表面的骨膜由致密的纤维组织构成,可见玻璃样变。软骨帽由透明软骨构成,由浅入深软骨细胞逐渐增大,呈柱状。可见血管侵入软骨,软骨钙化及骨化现象。最内层呈松质骨小梁结构,为成熟的板层骨,骨小梁间为骨髓成分(见图 2-5-33)。

(4) 思考题:骨软骨瘤在什么情况下应考虑恶变?

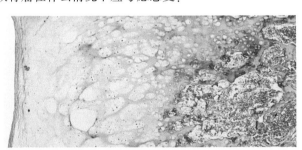

图 2-5-33 骨软骨瘤(低倍)
从外到内,瘤组织由纤维膜、软骨帽及松质骨三层组成

18.骨肉瘤(osteosarcoma)54#

(1) 切片取材:骨肿瘤手术标本。

(2) 低倍观察:瘤组织由骨肉瘤细胞和肿瘤性骨组织所组成。

(3) 高倍镜观察:骨肉瘤细胞呈多形性,梭形、卵圆形或多边形,排列密集,核深染,大小不一,可见核分裂象;肿瘤组织内可见小梁状或片状、均质红染的肿瘤性骨样组织;部分骨样组织钙化,形成大小不一、形状不规则、排列紊乱的肿瘤性骨组织,其中可见淡蓝染的肿瘤性软骨组织成分(见图 2-5-34)。

(4) 思考题:该肿瘤 X 线检查有何特点?

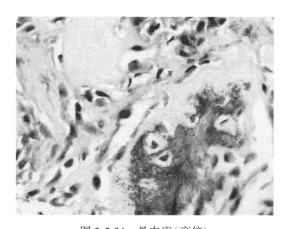

图 2-5-34　骨肉瘤(高倍)
瘤组织由红染的肿瘤性骨样组织和骨肉瘤细胞组成,蓝染的区域为钙盐沉着

(五) 临床病例讨论

1. 病例 1

患者,女,45 岁,右侧乳房肿块 2 个月。检查:右侧乳房外上象限有一鸡蛋大肿块,质地较硬,边界不清,局部不红,不热,无压痛。右侧腋窝可触及两个红枣大淋巴结,心肺未见异常。体温 37℃,白细胞 $7.0×10^9$/L,红细胞 $3.0×10^{12}$/L,血红蛋白 80g/L。

【思考题】

该患者乳房肿块是什么疾病的可能性最大? 如何确诊和鉴别?

2. 病例 2

患者,女,63 岁。半年前出现胃痛,近 3 个月疼痛加剧,有烧心、吐酸水等症状,并有黑便。

入院后体格检查:身体消瘦、面色苍白。钡餐透视检查证实胃体及幽门部有一肿物,左锁骨上淋巴结肿大变硬。因怀疑是肿瘤转移,故未做手术治疗,只做化疗。之后患者逐渐呈现恶病质状态。住院 2 个月后死亡。

病理解剖所见

(1)一般情况:尸体极度消瘦,腹水约 2000 ml,橙红色、半透明。

(2)淋巴结:左锁骨上淋巴结肿大,大网膜、肠系膜淋巴结均肿大变硬,切面呈灰白色,肺门淋巴结也肿大变硬。镜下见淋巴结内有腺管状癌巢浸润生长。

(3)胃:小弯近幽门处有一椭圆形肿物,中央有一 3cm×3.5cm 溃疡,溃疡边缘不规则地隆起;切面灰白色、质硬,溃疡底部凹凸不平,可见出血、坏死。镜下见大量腺管状癌巢,并侵入黏膜下层、肌层及浆膜层,癌细胞分泌多量黏液。

(4)卵巢:双侧卵巢增大,其中有多个大小不等结节;镜下见其组织结构与淋巴结内的癌组织相同,并可见散在肿瘤细胞,其胞浆充满黏液、核靠边。

(5)肺:左、右肺叶见多数散在 0.5~2cm、边界较清的结节,镜下病理组织学形态与胃肿瘤组织相同。

病理诊断:溃疡型胃腺癌。

3. 讨论题

(1)根据尸体解剖资料判定该肿瘤是胃原发性肿瘤? 还是胃溃疡恶变? 依据是什么?

(2)该肿瘤病例有哪些转移方式? 肿瘤的扩散方式有哪些?

(3)肿瘤对机体有哪些危害及其表现?

(黄卫国　周秀田)

第六章 心血管系统疾病

心血管系统疾病是危害人类健康和生命的重要疾病,主要包括:动脉粥样硬化、高血压病、风湿病、感染性心内膜炎、心瓣膜病、心肌病、心肌炎、心包炎和心脏肿瘤等疾病。

(一)实验目的和要求

(1)掌握动脉粥样硬化的基本病变,冠心病的类型、病变及其后果。

(2)掌握高血压病各期病变特点及心、脑、肾等器官的病变及临床表现。

(3)掌握风湿病的基本病变、重要器官的病变及与临床表现之联系。

(4)熟悉感染性心内膜炎的病变特点及临床表现。

(5)掌握二尖瓣狭窄的病变及临床表现。

(6)掌握心肌炎的病变及临床表现。

(二)实验内容(表 2-6-1)

表 2-6-1 实验内容

大体标本观察	组织切片观察
1. 动脉粥样硬化	1. 动脉粥样硬化
2. 家兔实验性动脉粥样硬化	2. 原发性肾固缩
3. 高血压心脏病	3. 风湿性心肌炎
4. 左心室肥厚(高血压)	4. 病毒性心肌炎
5. 左心室扩张	5. 细菌性心内膜炎
6. 原发性肾固缩	
7. 脑出血	
8. 风湿性心瓣膜病	
9. 二尖瓣狭窄	
10. 亚急性细菌性心内膜炎	
临床病理讨论	

(三)大体标本观察

见表 2-6-1。

(四)组织切片观察

1. 动脉粥样硬化(atherosclerosis)80#

(1)低倍镜下观察:可分清动脉壁的内、中、外膜三层结构,血管内膜面可见一较大的粥样斑块(atheromatous plaque)(见图 2-6-1)。

(2)高倍镜下观察:病变主要在内膜,病变处表面为胶原纤维增生并发生玻变,深部为粥样坏死病灶,呈红染颗粒状,其中可见大量针形、菱形或不规则的裂隙,即为胆固醇结晶(见图 2-6-2)。

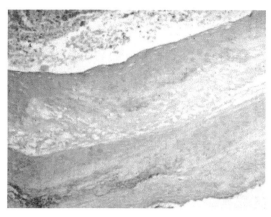

图 2-6-1 动脉粥样硬化(低倍)

血管内膜面可见一较大的粥样斑块,斑块表面为纤维
帽,深部染色较淡处为粥样灶

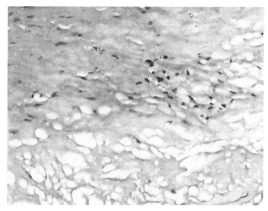

图 2-6-2 动脉粥样硬化(高倍)

粥样斑块表面为纤维帽;深部为粥样坏死物,其中有大
量胆固醇结晶,灶周可见泡沫细胞

(3) 在粥样病灶附近可见泡沫细胞(foam cell)。

(4) 思考题:动脉粥样硬化斑块中泡沫细胞的来源?

2. 原发性肾固缩(primary nephrosclerosis)78#

(1) 低倍镜下观察:肾皮质内大部分肾小球纤维化或玻璃样变,所属肾小管萎缩或消失。部分残存肾小球代偿性肥大,所属肾小管代偿性扩张,部分管腔可见蛋白管型(见图 2-6-3)。

(2) 高倍镜下观察:病变区的入球小动脉管壁增厚,呈均质红染改变(玻璃样变性),管腔变狭窄。弓形动脉及小叶间动脉内膜增厚,纤维组织增生而呈洋葱皮样外观,管腔变窄。间质纤维组织增生,有少量淋巴细胞浸润(见图 2-6-4)。

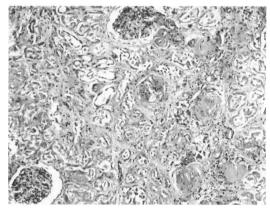

图 2-6-3 原发性肾固缩(低倍)

大部分肾小球玻璃样变及纤维化,健存的肾小球代偿性肥大

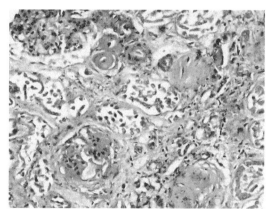

图 2-6-4 原发性肾固缩(高倍)

肾小球入球小动脉管壁增厚,玻璃样变性,肾小球纤维化
及玻璃样变;健存的肾小球代偿性肥大,间质炎细胞浸润

(3) 思考题:根据镜下病变推测临床表现。

3. 风湿性心肌炎(rheumatic myocarditis)72#

(1) 低倍镜下观察:在心肌间质内可见散在分布的风湿小体(Aschoff body),多见于血管周围(见图 2-6-5)。

(2) 高倍镜下观察:风湿小体主要由增生的风湿细胞(Aschoff cell)构成。该细胞的特点是体积较大,胞质丰富,嗜碱性染色,单核或多核,核大,呈卵圆形或椭圆、空泡状,染色质多聚集在中央,纵切面上呈毛虫样,横切面呈枭眼状。风湿小体中可见少量淋巴细胞和单核细胞浸润,部分风湿小体中央可见纤维素样坏死(见图2-6-6)。

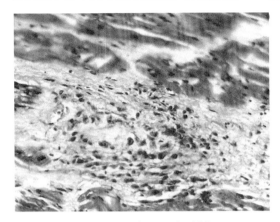

图 2-6-5　风湿性心肌炎(低倍)
心肌间质内可见一典型的风湿小体

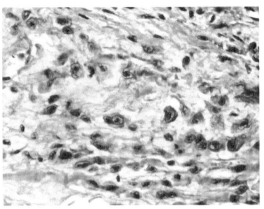

图 2-6-6　风湿性心肌炎(高倍)
在风湿小体中可见较多毛虫样和枭眼样细胞,风湿小体
中央有红染的纤维素样坏死

(3)心肌细胞水肿,横纹不清。

(4)思考题:根据病变推测可出现哪些临床表现?

4. 病毒性心肌炎(viral myocarditis)74#

(1)低倍镜下观察:在心肌内可见散在分布的坏死病灶,间质水肿(见图2-6-7)。

(2)高倍镜下观察:病灶区心肌细胞变性、坏死,肌原纤维及核溶解消失呈空泡状,可见淋巴细胞、单核细胞浸润(见图2-6-8)。

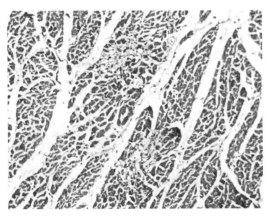

图 2-6-7　病毒性心肌炎(低倍)
心肌内可见淡染的坏死灶

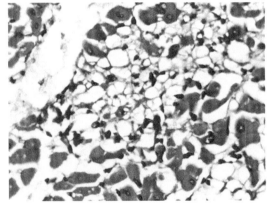

图 2-6-8　病毒性心肌炎(高倍)
病灶内心肌细胞溶解,呈空网状,炎症细胞浸润

(3)思考题:根据病变推测可出现哪些临床表现?

5. 细菌性心内膜炎(bacterial endocarditis)75#

(1)低倍镜下观察:见心肌内膜面有疣状赘生物(verrucous vegetation)附着,内膜增厚纤维化、玻变(见图2-6-9)。

（2）高倍镜下观察：疣状赘生物中见片状、颗粒状红染的血小板和细丝网状的纤维蛋白，可见较多的中性白细胞、细菌菌落及少量坏死物。赘生物中大小不等的蓝染细颗粒状物质为菌落。

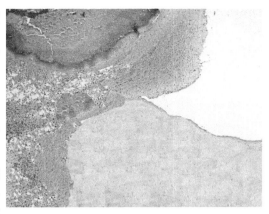

图 2-6-9　细菌性心内膜炎(低倍)
右下方为心瓣膜，左上方为赘生物

（五）临床病理讨论

1. 病例讨论 1

患者，女，38 岁，因劳动时心悸十余年，反复下肢水肿四次，于 2015 年 3 月 10 日入我院就诊。

现病史：患者十年前每当上山或走远路即感心悸气促，虽经治疗未见明显好转。2014 年冬天开始加剧，且不能平卧，气促，心慌，尿少，腹部胀大，双下肢浮肿，咳嗽，咳粉红色痰，无咯血。近 3~4 个月来症状更加严重，食欲下降，服药无效，于 2015 年 3 月 10 日入我院就诊。

既往史：十多岁患过"关节炎"，关节有红肿热痛，且肘、肩等关节交替发生，同时伴有发热，有喉痛历史，医生曾诊断为"扁桃体炎"。

入院检查：神志清楚，面部口唇青紫，呼吸急促，双肺大量水泡音，心律不齐，140 次/分，心尖区可闻明显的舒张期隆隆样杂音，心界扩大，腹部胀大，有移动性浊音，肝肋下六指，质较硬，双下肢凹陷性水肿，颈静脉怒张。白细胞 $14.1×10^9$/L，红细胞 $4.5×10^{12}$/L。入院后经多方面抢救无效不幸死亡。

【思考题】

（1）病人患有什么病？如何解释临床表现？

（2）死后解剖各脏器有何病变？

（3）死亡原因是什么？

2. 病例讨论 2

患者，男，60 岁。患高血压病已 20 多年，常年头晕头疼，血压波动在 190~220/96~106mmHg 之间。近两年来，出现劳动后心悸、气促，不能平卧，咳嗽、咳粉红色痰，夜间睡眠中常因"出气不赢"而突然惊醒，有时在劳动或饱食后出现胸骨后疼痛，但数分钟后缓解。半年来感右下肢发麻，走动时跛行，休息后好转。以上症状逐渐加重，前几天开始出现右足剧痛，足背动脉搏动消失，皮肤逐渐变黑，右足不能活动。入院后立即进行右下肢截肢术。昨天中餐后突然发生心前区剧痛，焦虑不安，血压下降，面色苍白，皮肤湿冷，脉细，最后抢救无效死亡。

【思考题】

（1）病人患有什么病？如何解释临床表现？

（2）心、肺、肾、主动脉、脾、右足等有何病变？

（3）引起心、肺、肾、主动脉、脾、右足的病变原因是什么？

（4）病人死亡原因是什么？

（刘小敏　彭　娟　梁晓秋）

第七章　呼吸系统疾病

呼吸系统是人体与外界相通的主要门户,环境中的有害气体、粉尘、病原微生物及某些致敏原均可随空气进入呼吸道和肺,导致呼吸系统疾病发生。呼吸系统疾病种类很多,包括炎症和肿瘤等,慢性支气管炎、鼻咽癌、肺癌在我国的发生率都很高。

(一) 实验目的和要求

(1) 掌握慢性支气管炎、肺气肿、支气管扩张的病变特征及临床病理联系。

(2) 掌握大叶性肺炎、小叶性肺炎、间质性肺炎的病变特征及临床病理联系。比较三型肺炎的区别,进一步掌握渗出性炎症的一般规律。

(3) 熟悉矽肺的病变特征。

(4) 掌握鼻咽癌、肺癌的临床病理特点。

(二) 实验内容(表 2-7-1)

表 2-7-1　实验内容

大体标本观察	组织切片观察
1. 大叶性肺炎	1. 大叶性肺炎
2. 小叶性肺炎	2. 小叶性肺炎
3. 支气管扩张	3. 间质性肺炎
4. 肺气肿	4. 矽肺
5. 肺癌(中央型)	5. 鼻咽泡状核细胞癌
6. 肺癌(周围型)	6. 肺鳞状细胞癌
7. 肺腺癌	7. 肺腺癌(细支气管肺泡癌)
8. 尘肺	8. 肺小细胞癌(燕麦细胞癌)
9. 干酪性肺炎	
10. 融合性小叶性肺炎	
11. 慢性支气管炎	
12. 间质性肺炎	
13. 肺转移性肝癌	
临床病理讨论	

(三) 大体标本观察

见表 2-7-1。

(四) 组织切片观察

1. 大叶性肺炎(lobar pneumonia)**87**[#]

(1) 低倍镜观察:切片中肺泡腔内充满大量炎性渗出物,主要为纤维素,中性粒细胞、红细胞及单核细胞,肺泡壁结构完整(图 2-7-1)。

(2) 高倍镜观察:多数肺泡腔充满纤维素和中性粒细胞及少量单核细胞,部分细胞变性坏死

（灰色肝样变期），部分肺泡腔内充满大量纤维素及红细胞，毛细血管扩张充血（红色肝样变期），小叶间隔充血、出血及水肿（图2-7-2）。

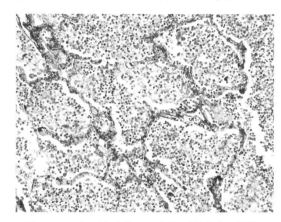

图2-7-1 大叶性肺炎——灰色肝样变期（低倍）
肺泡腔内可见大量炎性渗出物，以纤维素为主。肺泡结构清楚

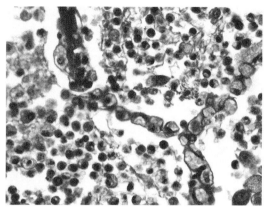

图2-7-2 大叶性肺炎——红色肝样变期（高倍）
肺泡腔内渗出物为红细胞、中性粒细胞、纤维素丝穿过肺泡间孔，使相邻肺泡内的纤维素网互相连接

（3）部分切片取到胸膜，可见胸膜稍增厚，血管扩张充血，有少量中性粒细胞浸润，表面有纤维素渗出（纤维素性胸膜炎），部分可见机化。

（4）思考题：红色肝样变期与灰色肝样变期哪期缺氧明显，为什么？

2. 小叶性肺炎（lobular pneumonia）88#

（1）低倍镜观察：病变部位的细支气管及所属肺泡腔内均可见大量炎性渗出物（见图2-7-3）。

（2）高倍镜观察：病变细支气管管腔内可见大量中性粒细胞渗出，病变严重者细支气管黏膜上皮细胞变性、坏死、脱落；肺泡腔内可见大量渗出的中性粒细胞及脱落上皮细胞，肺泡壁毛细血管扩张充血（见图2-7-4）。

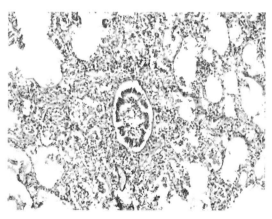

图2-7-3 小叶性肺炎（低倍）
病变以细支气管为中心的肺小叶实变，细支气管及肺泡腔内为炎性渗出物

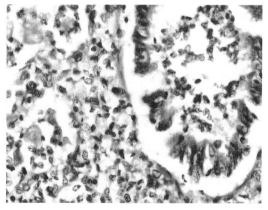

图2-7-4 小叶性肺炎（高倍）
细支气管部分上皮变性坏死脱落，细支气管及肺泡腔内充满大量中性粒细胞

（3）思考题：为什么小叶性肺炎比大叶性肺炎并发症多且严重？

3. 间质性肺炎（interstitial pneumonia）89#

（1）镜下观察：肺泡壁明显增厚，细支气管周围、小叶间隔及肺泡壁内淋巴细胞、单核细胞及少量中性粒细胞浸润,血管扩张充血(图2-7-5)。

(2)大多数肺泡腔内空虚,腔内无炎性渗出物(图2-7-6)。

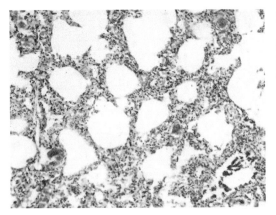 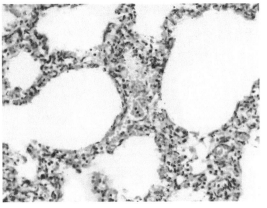

图2-7-5 间质性肺炎(低倍)

肺泡间隔明显增宽,肺泡腔内渗出物少

图2-7-6 间质性肺炎(高倍)

肺泡壁血管扩张充血,间质水肿有大量炎细胞浸润(主要为单核细胞及淋巴细胞)

(3)思考题:引起间质性肺炎的病因有哪些?临床表现与小叶性肺炎有何不同?

4. 硅肺(silicosis)92#

(1)肉眼见切片中有数个圆形或椭圆形、红染的结节状病灶。

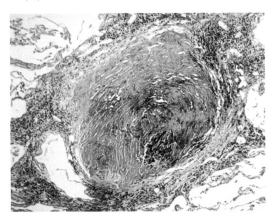

图2-7-7 硅肺(低倍)

硅结节(纤维性硅结节)由呈漩涡状排列玻璃样变的胶原纤维构成,并可见肺组织纤维化,硅结节与肺组织内黑色颗粒为碳尘沉积

(2)低倍镜观察:肺组织内纤维组织明显增生并可见多个硅结节,硅结节周围肺泡扩张呈大小不等囊状,即不规则肺气肿,有的肺泡受压而萎陷(见图2-7-7)。

(3)硅结节由玻璃样变的胶原纤维呈同心层或漩涡状排列。结节内无炎症细胞浸润。

注意:硅粒在HE染色下不着色。

(4)硅结节及血管周围可见大量黑色颗粒沉着,此为吸入的碳尘。

(5)思考题:硅肺为什么会引起肺源性心脏病?

5. 鼻咽泡状核细胞癌(nasopharyngeal vesicular nucleus cell carcinoma)93#

(1)切片取自鼻咽黏膜活检组织。低倍镜下可见少许鼻咽黏膜,黏膜固有层内大量癌细胞浸润,癌细胞呈片块状分布,形态不规则,癌细胞巢与间质境界不清(见图2-7-8)。

(2)高倍镜下观察:癌细胞体积较大,胞界不清,癌细胞核大,圆形或椭圆形,核膜清楚,呈空泡状,其中可见一至数个明显的核仁(图2-7-9)。

(3)癌细胞之间及间质内可见大量淋巴细胞浸润。

(4)思考题:鼻咽癌分化程度与放疗效果有何关系?鼻咽癌有何临床病理特点?

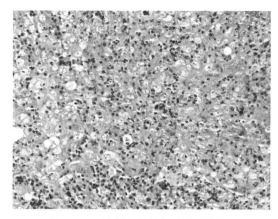

图 2-7-8　鼻咽泡状核细胞癌(低倍)

癌巢与间质分界不清,有散在淋巴细胞浸润

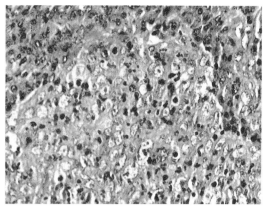

图 2-7-9　鼻咽泡状核细胞癌(高倍)

癌细胞境界不清,呈合体状,核大圆形,呈空泡状,含1~2
个肥大的核仁,癌细胞间有淋巴细胞浸润

6. 肺鳞状细胞癌(pulmonary squamous cell carcinoma)94#

(1) 肉眼见切片中质地较密、染色较深处为癌组织所在处。

(2) 低倍镜观察:大部分肺组织结构已破坏,为癌组织所取代(见图 2-7-10)。邻近肺组织充血、出血、水肿。

(3) 癌细胞呈不规则巢状或条索状排列,由纤维血管间质所分隔。

(4) 高倍镜观察:分化较好的癌细胞体积大,多边形,胞质丰富红染,核相对较小,似棘细胞,并可见细胞内角化和角化珠形成(见图 2-7-11)。分化较差的癌细胞异型性明显,核大,深染,分裂像多。

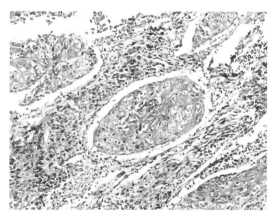

图 2-7-10　肺鳞状细胞癌(低倍)

肺组织由高分化鳞癌组织所替代,癌巢界限尚清楚,间
质有淋巴细胞浸润

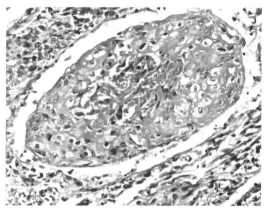

图 2-7-11　肺鳞状细胞癌(高倍)

瘤细胞分化较好,呈多边形,胞质丰富红染,可见细胞间桥

7. 细支气管肺泡癌(bronchoalveolar carcinoma)95#

(1) 肉眼见切片中呈深染、致密区为癌组织。低倍镜观察:大部分肺组织结构破坏,为癌组织所占据,邻近肺组织受压,充血、水肿及少量炎症细胞浸润。

(2) 癌组织呈腺样结构,腺体大小及形态不规则,为单层或多层癌细胞所被覆,部分癌细胞呈乳头状增生突入腺腔内,少数腔内含有黏液(图 2-7-12)。

（3）高倍镜观察:癌组织为高柱状或立方形,核圆形或椭圆形,大小不一,核膜清楚,染色质较少,呈空泡状,胞质红染,细网状,有的呈空泡状(分泌黏液)（见图 2-7-13）。

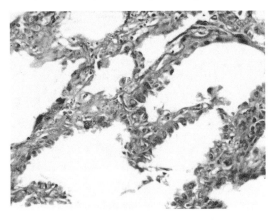

图 2-7-12 细支气管肺泡癌(中倍)

癌细胞沿肺泡壁呈单层或多层生长,似腺样结构,部分有乳头形成,肺泡间隔未破坏,肺泡轮廓尚保留

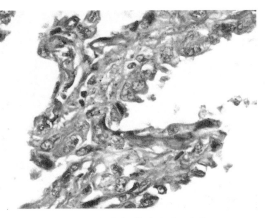

图 2-7-13 细支气管肺泡癌(高倍)

癌细胞呈柱状,体积较大,核圆形或卵圆形,染色深浅不一

（4）肿瘤间质纤维组织内少量淋巴细胞浸润。

8. 肺小细胞癌——燕麦细胞癌(oat cell carcinoma) 96#

（1）肉眼见切片中有一深染的椭圆形病灶,周边亦有类似的深染区,皆为癌组织。

（2）低倍镜观察:癌组织结构已破坏,为癌组织所取代。癌组织主要由未分化的癌细胞和少量纤维间质组成。癌组织边缘可见少许受压的肺组织(图 2-7-14)。

（3）高倍镜观察:癌细胞体积较小、胞质甚少,如裸核,核圆形、卵圆或棒状,深染,似淋巴细胞,群集分布。部分癌细胞排列紧密形成镶嵌结构,略呈巢状,可见坏死.间质为少量纤维组织(图 2-7-15)。

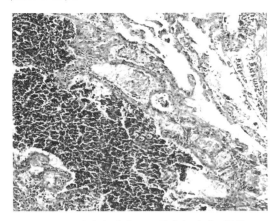

图 2-7-14 肺小细胞癌——燕麦细胞癌(低倍)

肺组织中深染部分为癌组织,部分肺泡腔内可见渗出物

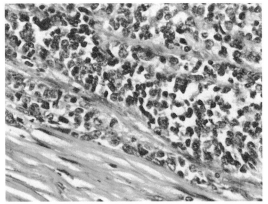

图 2-7-15 肺小细胞癌——燕麦细胞癌(高倍)

癌细胞呈圆形、卵圆形或短梭形,胞质少,核染色深,可见核分裂

（4）思考题:肺小细胞癌的免疫标记有何特征?

（五）临床病理讨论

1. 病例讨论 1

患者,男,24 岁,因高烧三天,胸痛两天入院。三天前因感冒初觉全身发冷、畏寒,体温 39.8℃,两天来开始感右胸痛,深呼吸加剧,高热不退,自觉胸闷,心跳加快;第三天咳嗽厉害,咳 铁锈色痰,即到医院急诊。就诊时检查:表情淡漠,神志尚清,四肢湿冷,面色苍白,体温 39.8℃, 脉细而弱,心率 120 次/分,呼吸浅而快(50 次/分),血压 70/50mmHg,右侧呼吸运动受限制,叩诊 时右下肺变浊,可闻支气管呼吸音。白细胞 14.0×10^9/L,胸透发现右下肺有一边界清楚致密较 均匀的三角形阴影。其他未见异常,收入住院治疗。

住院后经积极治疗,症状逐渐缓解,第七天痊愈出院,出院后复查肺内阴影消失。

【思考题】

（1）病人患了什么病?

（2）根据病理变化解释主要临床症状和体征。

2. 病例讨论 2

患者,女,73 岁,因咳嗽、气喘加重一天入院。患者 30 多年来经常咳嗽、咳痰,特别是冬季易 患。近五年来经常下肢浮肿、咳嗽、气喘。五天前因感冒症状加重,咳黄色脓痰来我院就诊。

入院检查:神志尚清,精神欠佳,呈嗜睡状,端坐位,呼吸困难,明显青紫(口唇、面部显著), 颈静脉充盈,轻度桶状胸,体温 38.5℃,血压 130/90mmHg。心率 136 次/分,心律齐,两肺可闻及 多数散在干、湿啰音,肝肋下 6cm,双下肢凹陷性水肿。入院后经抗感染、利尿、强心等积极治疗, 第二天浮肿消退,但咳嗽未见明显减轻,于早晨起来吃药时,突然晕倒在地,牙关紧闭,四肢抽动, 继而呼吸心跳停止,经积极抢救无效死亡。

【思考题】

（1）病人患了什么病?

（2）如何解释临床主要表现?

（3）尸体解剖后,肺、心、脑、肝、肾等主要脏器有何改变?

（唐运莲　王成昆）

第八章　消化系统疾病

消化系统包括消化管和消化腺。消化管是由口腔、食管、胃、肠及肛门组成的连续的管道系统。消化腺包括涎腺、肝、胰及消化管的黏膜腺体。本章主要讲述胃、肠、肝和胰等消化脏器常见疾病的病理变化。

（一）实验目的和要求

（1）掌握慢性萎缩性胃炎的病变特点，熟悉慢性浅表性胃炎与慢性肥厚性胃炎的病变特点。

（2）掌握溃疡病的形态特点及并发症。

（3）掌握病毒性肝炎和肝硬化的基本病理变化及临床病理联系。

（4）掌握食管癌、胃癌、肠癌和肝癌的病变特点及转移规律。

（5）熟悉急性阑尾炎和胰腺炎、胰腺癌的病变特点。

（二）实验内容（表 2-8-1）

表 2-8-1　实验内容

大体标本观察	组织切片观察
1. 急性蜂窝织性阑尾炎	1. 慢性浅表性胃炎
2. 急性黄色肝萎缩	2. 慢性萎缩性胃炎
3. 亚急性黄色肝萎缩	3. 慢性胃溃疡病
4. 胃溃疡	4. 急性普通型肝炎
5. 胃溃疡穿孔	5. 中度慢性肝炎
6. 慢性胆囊炎	6. 急性重型肝炎
7. 各型肝硬化	7. 亚急性重型肝炎
8. 食管静脉曲张	8. 急性胰腺炎
9. 食管癌	9. 门脉性肝硬化
10. 胃癌	10. 坏死后性肝硬化
11. 肠癌	11. 肝细胞癌
12. 肝癌	12. 胃腺癌
13. 肠粘连	13. 胃黏液腺癌
	14. 直肠腺癌
临床病理讨论	

（三）大体标本观察

见表 2-8-1。

（四）组织切片观察

1. 慢性浅表性胃炎(chronic superficial gastritis) 103#

（1）切片取自胃次全切手术标本的胃体部，已剥除肌层和浆膜层。低倍镜下，胃体部黏膜结构尚完整,固有膜内腺体无减少(图2-8-1)。

(2)高倍镜下观察:病变主要限于黏膜的上1/3,见淋巴细胞、浆细胞浸润,部分区域胃黏膜覆盖上皮脱落,固有膜充血,水肿(图2-8-2)。

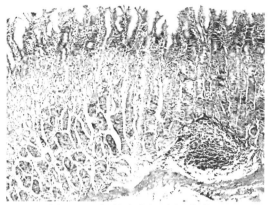

图2-8-1 慢性浅表性胃炎(低倍)

胃黏膜浅层间质中炎症细胞浸润,右下侧见淋巴滤泡

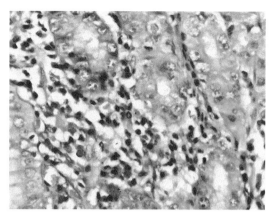

图2-8-2 慢性浅表性胃炎(高倍)

黏膜浅层间质内血管扩张充血,淋巴细胞浸润

(3)部分区域淋巴细胞增生,形成淋巴滤泡,有的延及黏膜下层。

2. 慢性萎缩性胃炎(chronic atrophic gastritis)102[#]

(1)切片取自胃次全切手术标本的胃体部。

(2)低倍镜下观察:胃体部黏膜明显变薄、平坦,固有膜内腺体明显减少且变小,甚至消失(图2-8-3)。

(3)胃黏膜腺体的壁细胞及主细胞数目明显减少。部分区域腺体呈明显的肠上皮化生(图2-8-4),可见较多杯状细胞,近腔面可见纹状缘(红染丝状),胃黏膜表面可见小肠绒毛状突起,近黏膜肌处腺体呈黏液腺化生,少数腺体黏液分泌亢进,腺体扩大呈囊状。

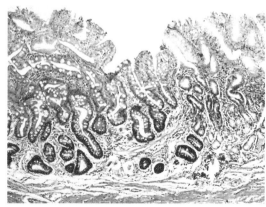

图2-8-3 慢性萎缩性胃炎(低倍)

胃黏膜固有层腺体体积变小、数目减少,黏膜层变薄

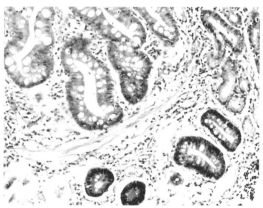

图2-8-4 慢性萎缩性胃炎(高倍)

图上部为胃黏膜肠上皮化生,可见杯状细胞,间质内血管扩张、充血,慢性炎症细胞浸润,图下侧染色较深的腺体为轻度不典型增生

(4)部分腺体呈不典型增生,形状不规则,大小不等,密集,呈"背靠背"及"共壁"现象,高倍镜下观察:腺上皮呈高柱状,单层或复层排列,胞质深染,核呈圆形或椭圆形,排列密集,可见核仁,核位置上移。

（5）黏膜内血管扩张充血,可见大量淋巴细胞浸润。

（6）思考题:胃黏膜哪种类型肠上皮化生更易发生癌变?

3. 慢性胃溃疡病(chronic gastric ulcer disease) **98#**

（1）大体观察:组织中央凹陷部为溃疡,两侧为溃疡之边缘。溃疡断面一侧较陡,为贲门侧;另一侧较倾斜,为幽门侧(图 2-8-5)。

（2）镜下观察,溃疡底部由浅至深分为四层(图 2-8-6):

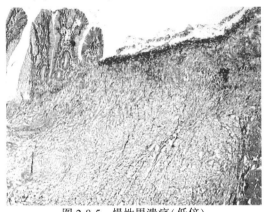

图 2-8-5　慢性胃溃疡(低倍)

左上侧见正常胃黏膜,右侧为溃疡区,从上至下依次为

渗出、坏死、肉芽及瘢痕层

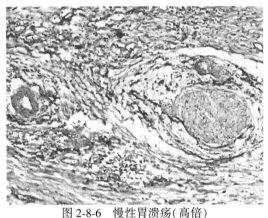

图 2-8-6　慢性胃溃疡(高倍)

图示瘢痕层,右侧为神经纤维断面,左侧可见动脉管壁

增厚管腔变窄,为增殖性动脉内膜炎

第一层是少许由中性粒细胞及纤维素构成的渗出物层;第二层为红染、较致密、无结构的坏死组织层;第三层为新生毛细血管、成纤维细胞及较多炎症细胞构成的肉芽组织层;第四层为致密的胶原纤维瘢痕层,此层最厚,部分区域已深达肌层和浆膜层。

（3）肉芽组织层和瘢痕层内可见神经纤维的断面和管壁明显增厚的小动脉,有的血管腔内可见血栓形成(图 2-8-6)。

（4）根据镜下病变推测其可能出现哪些并发症?

4. 急性普通型病毒性肝炎(acute common vitals hepatitis) **163#**

（1）低倍镜下观察:肝细胞索变宽,肝窦受压变窄,并见胆汁淤积(图 2-8-7)。

（2）高倍镜下观察:肝细胞水肿、气球样变,细胞体积大而圆,胞质疏松、淡染,核位中央。其中可见散在的嗜酸性变,胞体缩小,胞质强嗜酸性。此外,在肝小叶内可见散在的点状坏死灶,其中有中性白细胞,淋巴细胞浸润(图 2-8-8)。

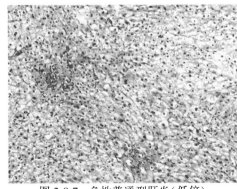

图 2-8-7　急性普通型肝炎(低倍)

肝细胞索排列混乱,染色变淡,可见灶性坏死

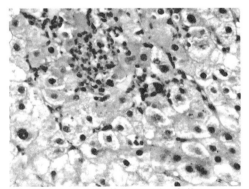

图 2-8-8　急性普通型肝炎(高倍)

肝细胞肿胀、气球样变,灶性坏死区细胞溶解,由炎症细胞替代

（3）汇管区纤维结缔组织增生及炎症细胞浸润。

（4）思考题：根据镜下病变分析临床上病人可出现哪些表现？

5. 中度慢性肝炎（moderate chronic hepatitis）164#

（1）低倍镜下观察：肝细胞变性坏死明显，汇管区周围肝细胞坏死（碎片状坏死），两个中央静脉之间或汇管区与中央静脉之间坏死呈条带状连接（桥接坏死）（图2-8-9）。

（2）高倍镜下观察：坏死区淋巴细胞浸润，纤维结缔组织增生（图2-8-10）。

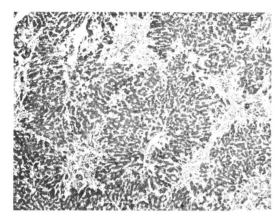

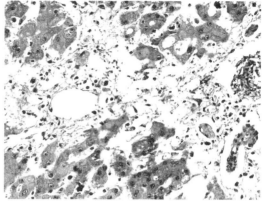

图2-8-9 中度慢性普通型肝炎（低倍）
着色较淡区为桥接坏死和碎片状坏死

图2-8-10 中度慢性普通型肝炎（高倍）
可见中央静脉（左）与汇管区（右）的坏死连接呈条带状，肝细胞溶解，淋巴细胞浸润

（3）思考题：该型肝炎的临床表现及预后如何？

6. 急性重型肝炎（acute severe hepatitis）165#-2

（1）低倍镜下观察：肝细胞弥漫性大片坏死，肝小叶边缘残留少量肝细胞（图2-8-11）。

（2）高倍镜下观察：大片坏死肝细胞区域，肝窦明显扩张充血、出血，见淋巴细胞、单核细胞、中性粒细胞浸润。小叶周边仅见残存少数肝细胞变性、萎缩、淤胆，汇管区小胆管增生。

（3）试问：其大体形态发生哪些改变？临床及预后如何？

7. 亚急性重型肝炎（subacute severe hepatitis）166#

（1）低倍镜下观察：肝脏正常组织结构已破坏，为弥漫增生的纤维组织和不规则的肝细胞再生结节所代替（图2-8-12）。

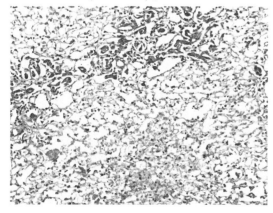

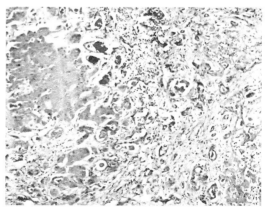

图2-8-11 急性重型肝炎（低倍）
肝细胞弥漫大片坏死，肝小叶边缘残留少量肝细胞

图2-8-12 亚急性重型肝炎（低倍）
图右侧肝细胞大片坏死，左侧为肝细胞结节

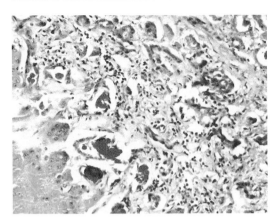

图 2-8-13　亚急性重型肝炎（高倍）

坏死区由纤维结缔组织取代，淋巴细胞、单核细胞浸润，胆管增生、淤胆

（2）高倍镜下观察：肝细胞坏死程度较急性重型肝炎轻，坏死区由增生纤维组织所取代，并可见淋巴细胞、单核细胞及中性粒细胞浸润。胆管增生、淤胆（图 2-8-13）。

（3）残存肝细胞或再生肝细胞呈结节状，变性与淤胆明显。

（4）请思考：其大体形态有无改变？临床及预后有何特点？

8. 急性出血性胰腺炎（acute hemorrhagic pancreatitis）97#

镜下观察：广泛的胰腺坏死、出血为特征。见胰腺组织呈大片凝固性坏死，细胞结构模糊不清；间质充血出血，可见中性粒细胞及单核细胞浸润（图 2-8-14、图 2-8-15）。

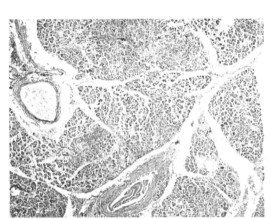

图 2-8-14　急性出血性胰腺炎（低倍）

胰腺小叶结构尚清，部分小叶可见出血坏死灶

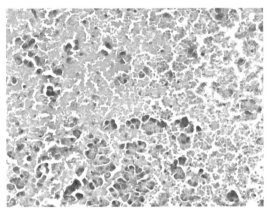

图 2-8-15　急性出血性胰腺炎（高倍）

胰腺组织大片凝固性坏死，出血明显

9. 门静脉高压性肝硬化（门脉性肝硬化，portal cirrhosis）100#

（1）低倍镜观察：正常肝小叶结构消失，纤维结缔组织明显增生并分割包绕肝小叶，形成大小较一致的肝细胞团块，即假小叶（图 2-8-16）。

（2）高倍镜观察：假小叶内肝索排列紊乱，部分肝细胞脂肪变性，假小叶内中央静脉缺如、偏位或两个以上（图 2-8-17）。

（3）假小叶之间的结缔组织薄而均匀，内有淋巴细胞浸润及新生的小胆管。

（4）思考题：根据病变推测可出现哪些临床表现？

10. 坏死后肝硬化（postnecrotic cirrhosis）101#

（1）低倍镜观察：正常肝小叶结构消失，为大小悬殊的肝细胞结节（即假小叶）所取代，假小叶形态各异，小结节内无中央静脉，大结节内可见数个中央静脉甚至汇管区。

（2）高倍镜观察：结节内肝细胞排列紊乱，可见较明显的肝细胞水肿、脂肪变性、淤胆及坏死。

（3）假小叶间纤维间隔宽而不均匀，内有明显的炎症细胞浸润，胆管及假胆管增生，假胆管为索状排列的两排立方形细胞，无管腔。

（4）根据门脉性与坏死后性肝硬化镜下特点,推测二者在临床表现和预后方面有何异同?

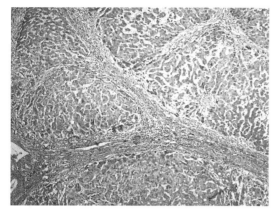

图 2-8-16　门脉性肝硬化(低倍)
纤维组织分割包绕肝细胞团,形成假小叶

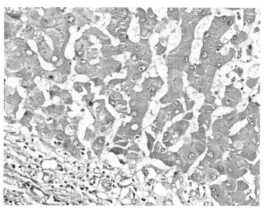

图 2-8-17　门脉性肝硬化(高倍)
假小叶内部分肝细胞水肿、脂肪变性,纤维间隔内慢性
炎症细胞浸润,胆管增生

11. 肝细胞癌(hepatocellular carcinoma)109#

（1）大体观察:切片中红色部分为肝硬化病变,紫蓝色部分为肝癌组织,两种病变界限分明,在镜下可进行对比观察。

（2）低倍镜观察:癌组织形成不规则团块,邻近正常肝细胞索受压紧密平行排列,肝细胞体积变小(图 2-8-18)。

（3）高倍镜观察:癌细胞呈多边形,较正常肝细胞小。胞质红染,核大,圆形或椭圆形,染色深。癌细胞呈小梁状或巢状排列(假肝索),小梁间为血窦(假肝窦)。有的癌细胞排列成腺样结构(图 2-8-19)。

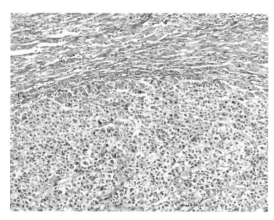

图 2-8-18　肝细胞癌(低倍)
图上部分为受压肝组织,下部分为癌组织

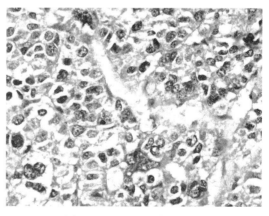

图 2-8-19　肝细胞癌(高倍)
癌组织呈小梁状或巢状排列,癌细胞胞质红染,核圆形
或卵圆形,染色深浅不一,可见核分裂

（4）思考题:哪些肝硬化易发生癌变?

12. 胃腺癌(adenocarcinoma of the stomach)106#

（1）组织取自胃癌手术标本。低倍镜下全面观察切片,找出正常的胃黏膜(在切片的一侧边缘部分)与癌组织所在区,进行对比观察(图 2-8-20、图 2-8-21)。

（2）癌组织大部分呈腺样结构,有哪些特点,请同学自己描述。

（3）癌组织已侵犯肌层。

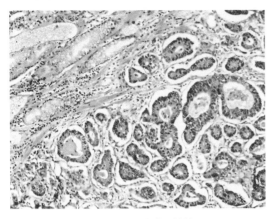

图 2-8-20 胃腺癌（低倍）

图左上角为正常胃黏膜，右下部分为癌组织

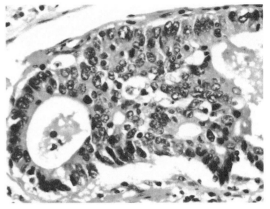

图 2-8-21 胃腺癌（高倍）

癌性腺体形状不规则，有腺腔形成，癌细胞核染色深浅
不一，可见核分裂

13. 胃黏液腺癌（gastric mucinous adenocarcinoma）**107#**

（1）标本取自胃幽门部。大体或接目镜观察：胃壁表面蓝染区为癌组织，癌组织内不规则淡染区为黏液"湖"。

（2）低倍镜下观察：蓝染区胃黏膜正常结构被破坏，部分癌组织呈腺样结构，为单层柱状或立方上皮细胞覆盖，排列紊乱，胞质红染，核圆形、椭圆形或棒状。腺体大小形态不一，可见癌性腺体侵入黏膜下层（图 2-8-22）。

（3）高倍镜下观察：部分区域由于癌细胞产生大量黏液，致腺体破碎，黏液进入间质，形成一片淡染的黏液"湖"，"湖"内可见漂浮的印戒细胞；癌细胞为圆形或椭圆形，胞质丰富透亮，胞核被挤到胞体的一侧，扁平状（图 2-8-23）。

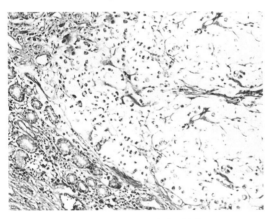

图 2-8-22 胃黏液腺癌（低倍）

左下角残留部分正常胃黏膜，右上为癌组织形成的黏液
湖，其中有大量印戒细胞

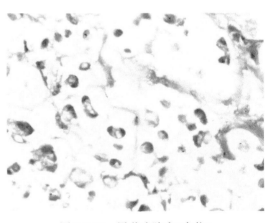

图 2-8-23 胃黏液腺癌（高倍）

淡蓝色的黏液湖中漂浮着圆形或卵圆形的印戒状癌细
胞，胞质淡染，核被挤压至胞体一侧，形似印戒状

14. 直肠腺癌（rectum adenocarcinoma）**35#**

（1）大体观察：肿瘤隆起于黏膜表面。

（2）低倍镜观察：癌组织由分化差的腺体（癌巢）及间质组成。肿块两端可见正常肠黏膜。癌性腺体大小不一，形状不规则，分布紊乱，基底膜不完整，较正常直肠黏膜腺体有明显异型性；

肌层可见癌组织浸润(图2-8-24)。

(3)高倍镜观察:癌细胞多为高柱状,核质比增大,细胞之间界限不清。癌细胞核大小、形状、染色极不一致,可见核分裂;细胞排列紊乱,层次增多(图2-8-25)。

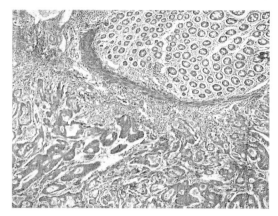

图2-8-24 直肠腺癌(低倍)

癌组织由分化差的腺体(癌巢)及纤维间质组成。肿瘤两端可见正常肠黏膜

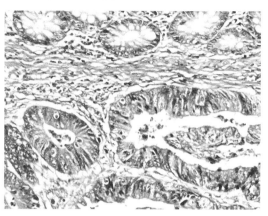

图2-8-25 直肠腺癌(高倍)

癌性腺体大小极不一致,细胞核的大小形状、染色极不一致,可见核分裂象。细胞排列紊乱

(五)临床病理讨论

1. 临床病史简介

患者,男,36岁。

主诉:皮肤及巩膜发黄41天。

现病史:患者2016年3月11日开始畏寒发热,疲乏无力,食欲不振,以为"感冒"。8天后,发现尿黄,如浓茶色,眼、皮肤发黄,入住县人民医院,诊断为病毒性肝炎,病情日益加重,黄疸逐日加深,厌食、恶心呕吐,腹胀,腹泻,大便为柏油样便,出现腹水及下肢浮肿;28天后转院治疗,转院时诊断为"亚急性重型肝炎"。

既往史:三岁时曾因车祸住院,有输血史;2015年曾护理一名重型肝炎病人(已故)。

入院检查:巩膜、皮肤高度黄染,腹腔积液征(+),腹部未扪及包块。肝脾肋下未扪及,双下肢水肿,指压痕(++)。

实验室检查:黄疸指数50单位(正常4~6单位),谷氨酸氨基转移酶(GPT)198单位(正常<40IU),血清蛋白电泳:A∶G=0.9∶1(正常1.5∶1~2.5∶1)。凡登白定性试验直接反应阳性(正常为阴性),尿胆红素阳性(正常为阴性),尿胆原强阳性(正常为弱阳性)。大便潜血试验(+++)。免疫学检查:乙型肝炎表面抗原(HbsAg)阳性,乙型肝炎表面抗体(抗HBs)阴性,乙型肝炎e抗原(HbeAg)阳性,乙型肝炎e抗体(抗Hbe)阴性,乙型肝炎核心抗体(抗Hbc)阳性。超声波检查结果:①淤胆肝内波形;②肝脏缩小;③胆囊平段最大径4cm。

入院后经治疗曾好转,有饥饿感,食欲增进,并生活自理。但后出现二次感染,促使病情反复、恶化。

第一次感染在4月25日,左小腿皮下蜂窝组织炎。

第二次感染在5月12日,患者突然腹部剧痛,大声呻吟,阵发性加剧,急查白细胞$10.4×10^9$/L,中性粒细胞0.58。腹腔积液检查:黄色浑浊,李氏反应(+),脓细胞(+++),尿蛋白(+++);血清尿素氮(BUN)44.26mmol/L(正常<7.2mmol/L)。5月13日病人处于休克初期状态,经抗感染、输血补液纠正休克,预防及纠正肝性脑病等治疗,病情无好转,进行性腹胀,腹痛加剧,呼吸困难。5月17日,患者神志不清,呼吸变慢,经各种抢救无效死亡。

2. 尸解所见（摘要）

尸表检查：全身皮肤及巩膜黄疸，四肢轻度水肿，皮肤散在出血点，腹部轻度膨胀。

脏器检查：

（1）腹腔内大量淡黄色澄清腹水约8000ml，最后取出者较混浊。

（2）胆囊及胆管：胆囊似梨形，高度肿胀，浆膜深绿色，有些呈黑褐色。切开胆囊时闻腐臭味，囊内含约40ml深绿色液体，其内有多个芝麻至绿豆大小绿黑色结石，质松而脆，黏膜呈黑绿色，胆管及胆囊未见结石。

镜下：胆囊壁增厚，胆囊全层广泛性坏死。中性粒细胞弥漫性浸润，部分黏膜下层内可见小血管内血栓形成。

（3）脾脏：肿大，重280g（正常150g），质地较实，表面灰蓝，包膜紧张，平滑，切面见脾小体结构不清，红髓呈暗红色，脾小梁灰白色、略增粗。

镜下：脾窦扩张充血，窦内皮细胞增生肥大，脾小梁纤维结缔组织增生。

（4）食管：黏膜苍白而平滑，中段及下段黏膜下静脉轻度扩张。

镜下：部分食管下段黏膜上皮坏死脱落，黏膜下数个静脉高度扩张充血和出血，食管各层少量中性粒细胞、单核细胞和淋巴细胞浸润。

（5）肠：镜下见黏膜及黏膜下层充血及明显水肿，散在淋巴细胞、中性粒细胞浸润，小肠黏膜内见灶性出血。

（6）肝脏：体积明显缩小，重950g（正常1500g），包膜增厚，表面不平，呈颗粒状，切面正常结构破坏，由暗绿色圆形大小不等结节代替，部分结节中央可见灰黄色坏死区，结节间有灰白色纤维组织包绕。

镜下：肝小叶正常结构消失，被纤维组织间隔分割成大小不等的假小叶，肝细胞大片坏死，坏死波及部分、大部分或全部假小叶，坏死区肝细胞及Kupffer细胞明显淤胆。其余肝细胞呈胞质疏松及轻度脂肪变性；小叶周围胆小管明显增生，有的有胆栓阻塞，间质内淋巴细胞及较多中性粒细胞浸润。

3. 讨论题

（1）根据尸解所见，做出各脏器的病理诊断并解释其临床表现。

（2）结合临床资料分析疾病的发生发展过程。

（3）讨论死者的主要病症和死亡原因。

（刘重元　彭　波　罗招阳）

第九章　淋巴造血系统疾病

造血系统包括造血器官和血液。胚胎时期肝、骨髓、脾、淋巴结等都参与造血过程。出生后主要的造血器官为骨髓。在疾病或骨髓代偿功能不足时，肝、脾、淋巴结可恢复胚胎时期的造血功能称为髓外造血。传统习惯常将造血器官和组织分为髓样组织和淋巴样组织。髓样组织包括骨髓和骨髓中所产生的各种细胞，即红细胞、血小板、粒细胞和单核细胞。淋巴样组织包括胸腺、脾、淋巴结和分散的淋巴组织（如肠道淋巴组织）。实际上这两种组织并不能截然分开。

骨髓造血功能极其重要。淋巴细胞、单核细胞属于免疫系统，有重要的防御作用。机体内外环境中的刺激因素都能引起这些细胞和组织的反应，产生相应的疾病。造血系统的疾病种类繁多，包括淋巴造血系统各种成分的量和质的变化。量的减少如贫血、白细胞减少症和血小板减少症。量的增加如淋巴结反应性增生、白细胞增多症和血小板增多症。质的改变即造血系统的恶性肿瘤。

（一）实验目的和要求

（1）掌握淋巴瘤的概念、熟悉分类及临床病理特点。

（2）掌握白血病的概念、熟悉分类及临床病理特点。

（二）实验内容（表 2-9-1）

表 2-9-1　实验内容

大体标本观察	组织切片观察
1. 小肠淋巴瘤	1. 滤泡性淋巴瘤
2. 肠系膜淋巴瘤	2. 弥漫大 B 细胞淋巴瘤
3. 颈部淋巴瘤	3. 非特指外周 T 细胞淋巴瘤
4. 淋巴瘤	4. 霍奇金淋巴瘤（混合细胞型）
5. 淋巴瘤脑转移	
6. 淋巴瘤肝转移	
临床病例讨论	

（三）大体标本观察

见表 2-9-1。

（四）组织切片观察

1. 滤泡性淋巴瘤（follicular lymphoma）113#

（1）低倍镜观察：淋巴结正常组织结构已破坏，为呈结节状增生的瘤细胞代替；肿瘤性滤泡遍布整个淋巴结（图 2-9-1）。

（2）瘤性滤泡为圆形或椭圆形，紧密排列，有的互相融合呈不规则分叶状，染色较淡，与周围分界较清楚，没有小淋巴细胞外套。仔细观察，滤泡内外细胞成分一样，均为增生的肿瘤细胞。

（3）高倍镜观察：瘤性滤泡主要由中心细胞和中心母细胞混合组成，中心细胞胞质较少，红染，核呈不规则圆形、三角形或菱形，核膜清楚，有裂沟或裂纹，核仁不明显。中心母细胞形状规则，核圆形或分叶状，无裂沟裂纹，染色质呈斑块状近核膜分布，有 1~3 个近核膜的核仁（图 2-9-2）。

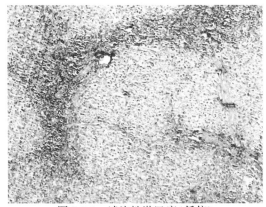

图 2-9-1 滤泡性淋巴瘤(低倍)
淋巴结正常结构破坏,由大小相似的肿瘤性滤泡所取代

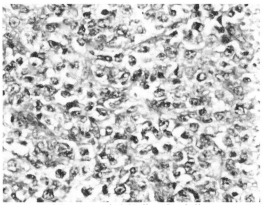

图 2-9-2 滤泡性淋巴瘤(高倍)
由弥漫分布的瘤细胞取代,瘤性滤泡主要由中心细胞和
中心母细胞混合组成,中心细胞不规则、三角形或菱形,
核有裂沟裂纹;中心母细胞圆形或卵圆形,核无裂沟

2. 弥漫大 B 细胞性淋巴瘤(diffuse large B-cell lymphoma)115#

(1)低倍镜观察:淋巴结正常组织结构已完全破坏,淋巴结被膜及其周围组织亦见瘤细胞浸润(图 2-9-3)。

(2)高倍镜观察:大多数瘤细胞体积较大,胞质红染,核较大,呈圆形或卵圆形,核膜光滑,无裂沟或裂纹,可见嗜碱性核仁常贴附在核膜上(图 2-9-4)。

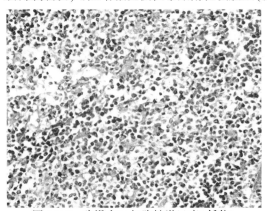

图 2-9-3 弥漫大 B 细胞性淋巴瘤(低倍)
淋巴结正常结构破坏,由弥漫分布的瘤细胞取代

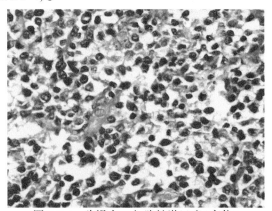

图 2-9-4 弥漫大 B 细胞性淋巴瘤(高倍)
瘤细胞体积较大,核圆形或卵圆形,核膜厚,染色质和核
仁常贴附在核膜上

(3)瘤细胞间可见少量纤维组织或薄壁血管。

(4)思考:弥漫大 B 细胞性淋巴瘤是属于低度、中度还是高度恶性的淋巴瘤?

3. 非特指外周 T 细胞淋巴瘤(peripheral T-cell lymphoma,un-specified) 116#

(1)切片取自颈部淋巴结。低倍镜观察:淋巴结正常组织结构已完全破坏,为弥漫浸润的瘤细胞所取代,淋巴结被膜及周围组织内均见大量瘤细胞浸润。

(2)高倍镜观察:大多数瘤细胞胞质透亮,核居中央,呈圆形,有的核呈脑回样(即曲核细胞),核分裂象易见(图 2-9-5)。

(3)思考:该型预后如何?

4. 霍奇金淋巴瘤(混合细胞型)(Hodgkin lymphoma)117#

(1)低倍镜观察:淋巴结大部分被破坏,由肿瘤组织取代。肿瘤组织由大量单核、双核及多核的 R-S 细胞组成,切片中见反应性小淋巴细胞、嗜酸粒细胞和成纤维细胞。瘤组织内可见核分裂和坏死。

（2）高倍镜观察：R-S细胞体积大,胞质丰富,嗜弱碱性,胞核大,核膜厚,深染,核中央可见一大而圆的嗜酸性核仁,核仁与核膜间可见一空晕。多核R-S细胞有3~5个核,形态相似。双核R-S细胞的两核互相对映似"镜影",故称镜影细胞(图2-9-6)。多核瘤巨细胞体积大,胞质丰富,但细胞及核大小不一,形状不规则,核圆形、椭圆形或扭曲状,深染。

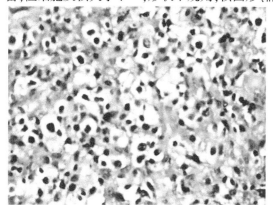

图2-9-5　非特指外周T细胞淋巴瘤

瘤细胞大小不一,核形态多样,染色质呈点彩状,胞质丰富浅染

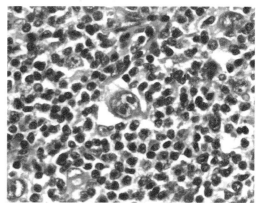

图2-9-6　霍奇金淋巴瘤(混合细胞型)(高倍)

图正中可见一个镜影细胞,镜影细胞体积大,双核,核大,核仁大,嗜酸性

（3）思考题：典型R-S细胞的镜下形态特征有哪些？该型预后是否最差？

（五）临床病例讨论

1. 临床病史简介

患者,男性,28岁,2015年7月17日入院。

主诉：鼻出血及牙龈、皮下出血伴低热5天。

现病史：患者于2014年12月发现肝脾肿大,一个月后全身浅表淋巴结肿大；2015年2月在医院留观诊断为"急性淋巴细胞性白血病",治疗后好转。至3月份淋巴结又复增大,5月份出现皮下出血。

既往史：一向健康。

入院检查：P 120次/分,T 38.8℃,R 40次/分,BP 140/70mmHg,肝右肋剑突下5.5cm,脾肋下3cm,四肢皮肤见皮下出血。

实验室检查：白细胞总数 $46 \times 10^9/L$,白细胞分类：中性粒细胞0.29,其中杆状核粒细胞0.1,晚幼粒细胞0.10,中幼粒细胞0.05,淋巴细胞0.59,幼淋巴细胞0.12,单核细胞0.12,血红蛋白40g/L。血小板计数 $34 \times 10^9/L$,[正常：$(100 \sim 300) \times 10^9/L$]。

骨髓片：符合急性淋巴细胞性白血病。

入院经过：入院后用长春新碱、泼尼松治疗,7月25日出现烦躁,呼吸心率增快,最后呼吸、心跳停止而死亡。

2. 尸解所见（摘要）

体表检查：全身皮肤浅黄色,有轻度水肿及散在出血点,口腔、鼻腔有血流出,牙龈有出血,颈淋巴结、腋窝淋巴结肿大(蚕豆至鸡蛋大)。

各脏器检查：

肝、脾、肾、淋巴结(颈、腋窝、腹股沟、肠系膜、胰旁、肺门等处)明显肿大及幼稚淋巴细胞浸润,骨髓及胰周软组织与神经束有幼稚淋巴细胞浸润,肺、心外膜、胸膜、肾、肠、牙龈及皮肤等处出血。

[思考题]

分析尸检所见各种病变是如何形成的,解释临床主要症状是如何发生的？

（刘　芳　张　杨　谢海龙）

第十章 泌尿系统疾病

泌尿系统疾病以肾小球肾炎、肾盂肾炎、肾和膀胱肿瘤为主要内容。其中重点介绍急性弥漫性增生性肾小球肾炎、快速进行性肾小球肾炎、慢性肾小球肾炎，急、慢性肾盂肾炎，以及肾癌、膀胱癌，要求掌握泌尿系统常见疾病的基本病理变化，能够应用所学病理学知识解释临床出现的症状和体征。

（一）实验目的和要求

（1）掌握急性弥漫性增生性肾小球肾炎、快速进行性肾小球肾炎、慢性肾小球肾炎的病理变化及临床病理联系。

（2）掌握急性肾盂肾炎、慢性肾盂肾炎的病理特点及临床病理联系。

（3）熟悉肾癌和膀胱癌的病变特点及组织学类型。

（二）实验内容（表 2-10-1）

表 2-10-1　实验内容

大体标本观察	组织切片观察
1. 急性弥漫性增生性肾小球肾炎	1. 急性弥漫性增生性肾小球肾炎
2. 慢性肾小球肾炎	2. 快速进行性肾小球肾炎
3. 急性肾盂肾炎	3. 慢性肾小球肾炎
4. 慢性肾盂肾炎	4. 急性肾盂肾炎
5. 肾细胞癌	5. 慢性肾盂肾炎
6. 膀胱移行细胞癌	6. 肾细胞癌
7. 肾母细胞瘤	7. 膀胱移行细胞癌
临床病理讨论	

（三）大体标本观察

见表 2-10-1。

（四）组织切片观察

1. 急性弥漫性增生性肾小球肾炎（acute diffuse proliferative glomerulonephritis）119#

（1）病变弥漫分布，大部分肾小球体积不同程度增大。肾小球内细胞数明显增多：其中主要为血管内皮细胞和系膜细胞（这两种细胞在光镜下很难区分），伴有中性粒细胞、单核巨噬细胞浸润，毛细血管腔受压，呈相对贫血状态，大部分肾球囊腔变窄（图 2-10-1）。

（2）肾小管上皮细胞变性：水变性、玻璃样变性。管腔内见各种管型：蛋白（透明）管型、红细胞管型或颗粒管型（图 2-10-2）。

（3）肾间质血管扩张、充血，淋巴细胞和中性粒细胞局灶性浸润。

（4）如何解释急性肾炎综合征的临床表现？

2. 快速进行性肾小球肾炎（rapidly progressive glomerulonephritis）120-1#

（1）肾小球病变弥漫，其体积增大、充血。肾球囊壁层上皮细胞高度增生，加上渗出的单核

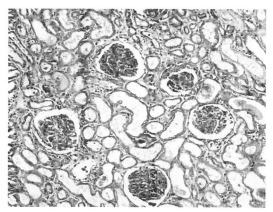

图 2-10-1　急性弥漫性增生性肾小球肾炎(低倍)
肾小球体积增大,肾小管内有蛋白管型

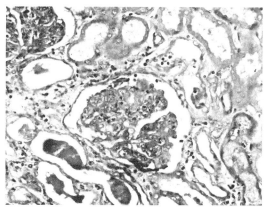

图 2-10-2　急性弥漫性增生性肾小球肾炎(高倍)
肾小球细胞数明显增多,肾小管腔内可见蛋白管型,间
质中炎症细胞浸润

细胞,在肾球囊壁层内侧形成典型的新月体或环状体,其中多数为细胞成分为主的细胞性新月体,少数为纤维细胞性或纤维性新月体(图 2-10-3,图 2-10-4)。部分新月体与肾小球毛细血管丛互相粘连,使肾球囊腔不同程度闭塞,毛细血管丛受压变形。

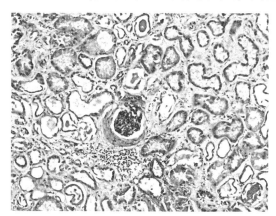

图 2-10-3　快速进行性肾小球肾炎(低倍)
图中央可见一纤维性新月体,肾小管上皮细胞肿胀,间
质中炎症细胞浸润

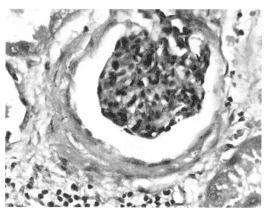

图 2-10-4　快速进行性肾小球肾炎(高倍)
肾小球囊壁纤维组织增生,形成纤维性的新月体

(2) 肾小管上皮细胞肿胀变性,管腔内充满各种管型。

(3) 肾间质血管扩张、充血,灶性淋巴细胞浸润。

(4) 新月体在体内是如何演变的? 怎么解释急进性肾炎综合征的临床表现?

3. 慢性硬化性肾小球肾炎(chronic sclerosing glomerulonephritis)121#

(1) 大部分肾小球毛细血管丛发生不同程度萎缩、纤维化,体积缩小,严重者整个肾小球成为一团红染、无结构的玻璃样物质称为“玻璃球”。周围相应的肾小管也萎缩消失,被纤维组织代替,因纤维组织的收缩致使局部肾组织下陷(相当大体标本上的凹陷处)和玻璃球相对集中、靠拢,其中尚有灶性的淋巴细胞浸润(图 2-10-5,图 2-10-6)。

(2) 结构尚保存的肾小球体积代偿性肥大,相应的肾小管管腔代偿性扩张(相当于大体标本上向外突出的颗粒)。部分肾小管管腔内可有蛋白管型或颗粒管型。

(3) 间质不同程度纤维化及淋巴细胞浸润。小动脉管壁增厚,管腔变小,内膜纤维化。

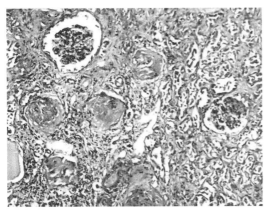

图 2-10-5 慢性肾小球肾炎(低倍)

图中大部分肾小球纤维化、玻璃样变,残存肾小球呈代偿性肥大

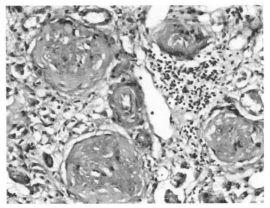

图 2-10-6 慢性肾小球肾炎(高倍)

肾小球毛细血管腔闭塞、玻璃样变。入球小动脉管壁增厚、管腔变窄。肾小管萎缩,间质纤维化,有淋巴细胞浸润

(4)你所学过的哪些疾病可以引起固缩肾?临床怎么鉴别?

4. 急性肾盂肾炎(acute pyelonephritis)122#

(1)肾组织中可见成片分布的炎症病灶,肾小球和肾小管已坏死,其中有坏死组织碎片及大量中性粒细胞浸润,与周围组织分界清晰,部分病灶形成脓肿灶。部分肾小管管腔内积有大量中性粒细胞(白细胞管型),少数肾小管内可见蛋白管型(图 2-10-7,图 2-10-8)。

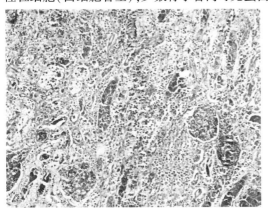

图 2-10-7 急性肾盂肾炎(低倍)

肾组织结构模糊,大量炎症细胞浸润

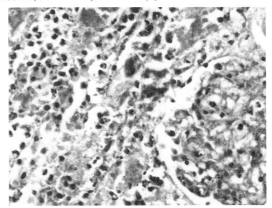

图 2-10-8 急性肾盂肾炎(高倍)

肾小管、肾小球细胞崩解,呈红染颗粒状,大量中性粒细胞浸润

(2)肾间质内血管扩张、充血,并见大量中性粒细胞浸润。

5. 慢性肾盂肾炎(chronic pyelonephritis)123#

(1)肾组织内的炎症病变分布不均,病变区间质内纤维组织增生并有多量淋巴细胞、浆细胞浸润。肾小球纤维化或玻璃样变,肾上管萎缩消失(图 2-10-9)。

(2)残余肾小管多数发生扩张,上皮扁平,管腔内充满均质红染的胶样管型(似甲状腺滤泡结构)(图 2-10-10)。

(3)少数残余完好的肾单位呈代偿性肥大。细、小动脉管壁轻度纤维化。

6. 肾细胞癌(renal cell carcinoma)124#

(1)肿瘤排列呈实体小片状或条索状(图 2-10-11)。

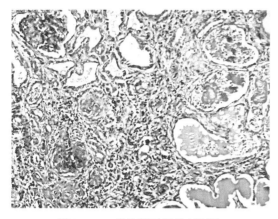

图 2-10-9　慢性肾盂肾炎(低倍)

肾小球纤维化、玻璃样变,肾小管萎缩,部分肾小球代偿
性肥大,肾小管扩张,可见胶样管型

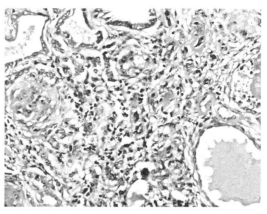

图 2-10-10　慢性肾盂肾炎(高倍)

左侧肾小球纤维化,右下侧可见胶样管型,肾小管萎缩,
间质纤维组织增生,炎细胞浸润

(2) 大多数癌细胞体积大,呈多角形,境界清楚,胞质清亮透明。细胞核小而深染,位于细胞中央或边缘(图 2-10-12)。

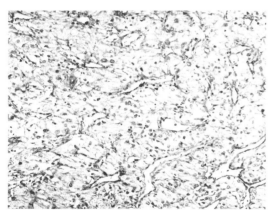

图 2-10-11　肾细胞癌(低倍)

癌细胞排列成片块、条索、腺样结构,间质少,可见大量
薄壁毛细血管

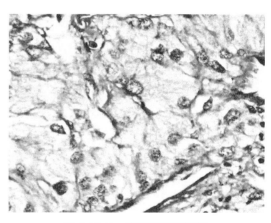

图 2-10-12　肾细胞癌(高倍)

癌细胞体积较大,边界较清,胞质透亮,核圆形或椭圆形,
位于胞体中央

(3) 间质纤维很少,有薄壁毛细血管。

(4) 思考题:肾细胞癌为什么容易发生肺转移和骨转移?

7. 膀胱移行细胞癌(transitional cell carcinoma of bladder)37#

(1) 肿瘤组织呈乳头状增生(图 2-10-13)。

(2) 乳头细长,纤维血管间质构成乳头轴心,表面为癌细胞被覆,细胞层次增多,排列紊乱拥挤,细胞核的异型性明显(图 2-10-14)。

(五) 临床病理讨论

1. 临床病史简介

患者,男,28 岁,2015 年 7 月 25 日入院。主诉:反复浮肿 8 个月,呼吸困难,伴四肢抽搐 1 小时。

现病史:患者 2014 年 12 月开始眼睑及下肢浮肿,食欲差,未加注意,直到 2015 年 2 月就诊。查小便蛋白(++),血压为 185/112mmHg,诊断为慢性肾炎,经治疗好转。近 10 天小便少,2~3 次/日,每天 200ml。一小时前因呼吸困难,四肢抽搐急诊入院。

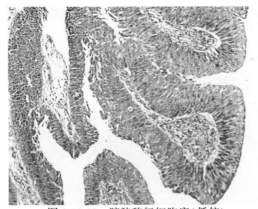

图 2-10-13 膀胱移行细胞癌(低倍)
癌组织排列呈乳头状,乳头表面覆盖癌细胞,轴心为纤维血管间质

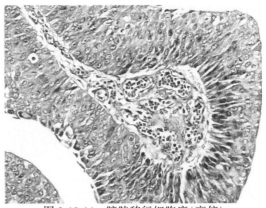

图 2-10-14 膀胱移行细胞癌(高倍)
癌细胞为梭形或柱状,排列拥挤紊乱,极向消失,核染色深浅不一,可见核分裂

既往史:无急性肾炎及咽喉痛病史。

体格检查:T 37.4℃、R 28 次/分、P 120/分、BP 182/106mmHg,神志清合作,呼吸急促而深长,面部高度浮肿,双下肢凹陷性水肿,化验:NPN 51mmol/L(正常值 < 5mmol/L),T-CO$_2$ 8mmol/L。

留医经过:入院后给予纠正酸中毒、降血压、利尿等治疗,病情反反复复,时好时坏,曾出现心力衰竭,经抢救好转。8 月 29 日病情恶化,颜面四肢高度浮肿,每日尿量 200～300ml,NPN 38mmol/L,T-CO$_2$8mmol/L,尿蛋白(++),BP 167/106mmHg,虽经积极治疗,病情仍日趋严重。9 月 14 日起嗜睡,9 月 17 日呼吸急促而深长 40 次/分,端坐呼吸,双肺闻干、湿性啰音,口唇轻度发绀,经用强心药未见好转,大便解出少许黑褐色黏液,查大便潜血(+++),晚上 11 时呈潮式呼吸,心率减慢,随即呼吸心跳停止死亡。

2. 尸解所见(摘要)

体表检查:全身明显浮肿,腹部隆起,腹腔内有淡黄色澄清液体约 500ml,胸腔内两肺与胸壁广泛性纤维粘连。

各脏器病变:

(1)肾:两肾明显缩小,左肾重 47g,右肾重 52g(正常两侧共重 240～280g),表面呈细颗粒状。切面皮质明显变薄(厚约 0.2cm)。

镜下:大部分肾小球纤维化,所属肾小管萎缩,仅少数肾小球呈代偿性肥大,肾小管扩张,小管上皮浊肿,腔内可见蛋白管型,间质纤维增生,其中散在淋巴细胞浸润,叶间动脉内膜纤维组织增生、壁增厚,入球小动脉壁透明变性。

(2)心脏:增大(为死者右拳 1.5 倍),重 325g(正常 250～300g),左心室壁厚 1.4cm,左心腔扩大;右心室壁厚 0.2cm;各瓣膜均菲薄而透明,升主动脉内膜见黄色突起斑块,心冠状动脉前降支管壁呈偏心性增厚。

镜下:心肌纤维分散,间质水肿,冠状动脉前降支一侧管壁明显增厚,管腔狭窄,内膜 纤维组织明显增生及类脂质沉积。主动脉内膜灶性纤维组织增生,透明变性及胆固醇沉着。

(3)肺:两肺明显肿胀,表面附有多数纤维条索,肺膜有多数斑点状出血,尤以左肺下叶为明显,肺切面淡红色挤压时有多量淡红色泡沫状液体流出,气管内有多量泡沫样痰液,喉头轻度水肿。

镜下:肺泡壁毛细血管及肺静脉分支扩张充血,肺泡腔内充满淡红色的水肿液,部分肺泡内充满红细胞。

（4）胃肠道：胃黏膜稍肿胀，见散在斑点状出血，小肠及结肠黏膜皱折加宽，明显肿胀，黏膜面见散在出血点。

镜下：肠壁黏膜下层及肌层水肿，尤以黏膜下层为明显。

（5）脑：脑回增宽，脑沟变浅，小脑扁桃体有轻度压迹。

镜下：脑实质内血管间隙扩张。

【思考题】

（1）写出该病例的病理诊断。

（2）结合临床及尸解所见，分析死者疾病的发生发展经过（说明临床表现及尸解各脏器变化是如何发生的）。

（3）患者的主要病症及死亡原因是什么？

（李艳兰　周秀田）

第十一章　生殖系统和乳腺疾病

生殖系统疾病包括女性生殖系统疾病和男性生殖系统疾病,因乳腺与生殖活动密切相关,故将乳腺疾病与生殖系统疾病归于一章。生殖系统的炎症性疾病比较常见,其病理变化相对比较单一,因此生殖系统和乳腺肿瘤是本章学习重点。

(一) 实验目的和要求

(1) 掌握子宫颈癌、乳腺癌的病变、扩散及临床病理联系。

(2) 掌握葡萄胎、侵袭性葡萄胎及绒毛膜上皮癌的病变及临床病理联系。

(3) 熟悉卵巢常见肿瘤的病理发生和组织类型。

(4) 熟悉前列腺癌的病变与临床病理联系。

(二) 实验内容(表 2-11-1)

表 2-11-1　实验内容

大体标本观察	组织切片观察
1. 子宫颈鳞状细胞癌	1. 子宫颈鳞癌(浸润癌)
2. 葡萄胎	2. 葡萄胎
3. 绒毛膜上皮癌	3. 绒毛膜上皮癌
4. 乳腺癌	4. 卵泡膜细胞-颗粒细胞瘤
5. 卵巢乳头状囊腺瘤	5. 卵巢黏液性囊腺瘤
6. 卵巢黏液性囊腺瘤	6. 宫颈原位癌
7. 卵巢黏液性囊腺瘤	7. 纤维囊性乳腺病
8. 畸胎瘤	8. 乳腺浸润性导管癌
9. 子宫平滑肌瘤	9. 乳腺导管内原位癌
10. 子宫内膜息肉	10.前列腺癌
11. 精原细胞瘤	
12. 输卵管积水	
13. 前列腺癌	
14. 阴茎癌	
15. 尖锐湿疣	
临床病理讨论	

(三) 大体标本观察

见表 2-11-1。

(四) 组织切片观察

1. 子宫颈浸润型鳞状细胞癌(invasive squamous cell carcinoma of the cervix)127[#]

(1) 切片组织取自子宫切除标本。大体见缺口处表面为宫颈黏膜上皮,其下大片深染、质密处为癌组织。

（2）低倍镜观察:宫颈外口鳞状上皮增生、上皮下有不规则的癌巢浸润(图2-11-1)。

（3）癌巢主要由分化较好的鳞状细胞组成,细胞为梭形或多边形,胞质淡染,核圆形或椭圆形,淡染,空泡状,核大小不一,可见核分裂(图2-11-2)。

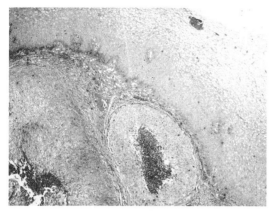

图 2-11-1 子宫颈鳞癌——浸润型(低倍)

右上可见正常宫颈鳞状上皮,左下为癌组织

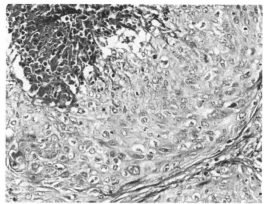

图 2-11-2 子宫颈鳞癌——浸润型(高倍)

癌巢境界清楚,癌细胞大小不一,胞质红染,可见细胞间桥,左上角为坏死角化物质

（4）癌巢大小,形状不一,大部分癌巢中央可见角化物质,间质中有淋巴细胞浸润。

（5）思考题:宫颈鳞癌的癌前病变是什么? 分为几级?

2. 葡萄胎(hydatidiform mole)130#

（1）切片取自刮宫的葡萄胎组织。大体观为散在不规则的组织,淡蓝色的为葡萄胎组织,淡红色的为变性、坏死组织和血凝块。

（2）低倍镜观察:绒毛体积显著增大,间质水肿,血管减少或消失。绒毛表面滋养叶细胞灶性增生,细胞多层,染色较深(图2-11-3、图2-11-4)。

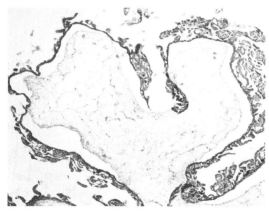

图 2-11-3 葡萄胎(低倍)

绒毛高度肿大、间质水肿、血管消失、滋养层细胞明显增生

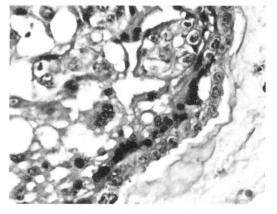

图 2-11-4 葡萄胎(高倍)

右下为绒毛间质,左侧为增生的滋养层细胞,细胞滋养层细胞体积较大,胞质和核淡染;合体滋养层细胞的胞质红染,核染色深

（3）思考题:病理诊断葡萄胎的镜下组织学特点是什么?

3. 绒毛膜癌(choriocarcinoma)132#

（1）切片取自绒毛膜癌患者的子宫切除标本。大体观察淡红色较一致的一侧为子宫肌壁,鲜红与淡蓝色混杂处为癌组织。

（2）低倍镜观察：在血块、坏死组织及肌层中有成堆的癌细胞（即具有异型性的滋养叶细胞），癌细胞呈团、呈片状排列，没有绒毛结构，可见癌细胞侵犯肌层（图2-11-5）。

（3）高倍镜观察：癌细胞有两种：一种为似细胞滋养层细胞，细胞体积大，形状不一，胞质较丰富，核呈空泡状，核膜厚，核仁明显，核内染色质增粗，巨核、怪核和核分裂象易见；另一种为似合体滋养层细胞，细胞融合成片，形态不规则，胞质红，核深染，有的为多核（图2-11-6）。癌组织内出血、坏死明显。

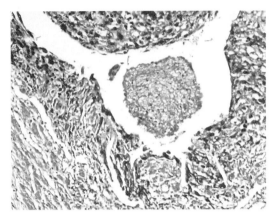

图 2-11-5　绒毛膜癌（低倍）
可见大量肿瘤细胞侵犯子宫肌层伴大片的出血坏死，无绒毛及间质

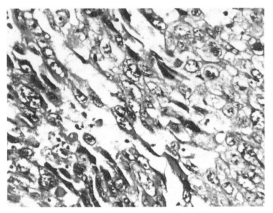

图 2-11-6　绒毛膜癌（高倍）
肿瘤由高度异型性的细胞滋养层细胞及合体滋养层细胞组成，胞质红染，核染色深的为合体滋养层细胞，胞核胞质淡染的为细胞滋养层细胞

（4）思考题：绒癌与葡萄胎、侵袭性葡萄胎有何区别？

4. 卵泡膜细胞-颗粒细胞瘤（thecoma-granulosa cell tumors）134#

（1）切片组织取自卵巢肿瘤切除标本。

（2）低倍镜观察：瘤组织主要由分化好的颗粒细胞及卵泡膜细胞组成，部分区域以颗粒细胞为主，部分区域以卵泡膜细胞为主，瘤细胞被纤维间质分隔成大小不等的巢状或条索状（图2-11-7）。

（3）高倍镜观察：颗粒细胞为多边形，胞质少，红染，核圆形或椭圆形，核染色质细，核膜清楚，有的核内可见纵形的沟纹（核沟），瘤细胞多排列呈小梁状，部分瘤细胞排列成菊形团块，菊形团中央有一小圆腔，其中可见均质红染物质（Call-Exner 小体）。卵泡膜细胞呈梭形，胞界较清楚，核梭形，瘤细胞呈束状排列。部分卵泡膜细胞向间质内移行，形成成纤维细胞（图2-11-8）。

（4）思考题：该肿瘤患者可否出现内分泌功能改变？

5. 卵巢黏液性囊腺瘤（mucinous cystadenoma of ovary）135#

（1）切片组织取自卵巢切除标本。大体观察，肿瘤组织见有多个大小不等的囊腔。

（2）低倍镜观察：囊腔为结缔组织所间隔，囊壁被覆单层高柱状上皮，胞核位于基底部，胞质空虚透明（图2-11-9）。

（3）部分囊腔被覆上皮增生，层次增多，细胞核呈杆状，位置上移，有的瘤细胞呈乳头状增生向囊腔内突出（图2-11-10）。

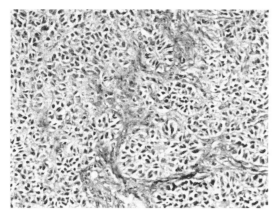

图 2-11-7 卵泡膜细胞-颗粒细胞瘤(低倍)

瘤组织由分化好的颗粒细胞及卵泡膜细胞组成,呈不规则片块状结构

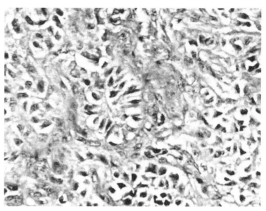

图 2-11-8 卵泡膜细胞-颗粒细胞瘤(高倍)

颗粒细胞不规则形,胞质少,粉红染,核有裂沟,形成 Call-Exner 小体;卵泡膜细胞呈束状排列,核梭形

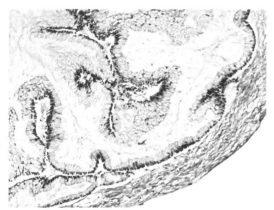

图 2-11-9 卵巢黏液性囊腺瘤(低倍)

肿瘤呈囊状结构,内有乳头,囊壁为纤维结缔组织

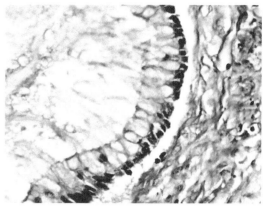

图 2-11-10 卵巢黏液性囊腺瘤(高倍)

囊内壁被覆的细胞呈高柱状,单层排列,核位于基底部,胞质及囊腔内含大量黏液

(4)部分囊腔内含有红染蛋白液体。

(5)思考题:怎样区别黏液性囊腺瘤与浆液性囊腺瘤?

6. 子宫颈原位癌(carcinoma in situ of cervix)**138#**

(1)低倍镜观察:部分区域上皮全层为癌细胞取代,但癌细胞仅限于上皮层内,基底膜完整(图 2-11-11)。

(2)高倍镜观察:细胞生长活跃、密集,排列紊乱,层次不清,失去极性,细胞大小、形态不一,呈圆形、椭圆形、梭形;核大小不一致,染色深浅不一,核分裂象较易见到(图 2-11-12)。注意本切片可看到原位癌累及腺体的现象。

(3)间质血管充血,淋巴细胞、中性粒细胞浸润。

7. 乳腺纤维囊性变(fibrocystic change of the breast)**139#**

(1)低倍镜观察:乳腺小叶腺泡数目增多,偶见腺腔扩大和腔内钙化现象;小导管扩张呈囊状,伴有大汗腺化生;间质可见大量纤维组织增生(图 2-11-13)。

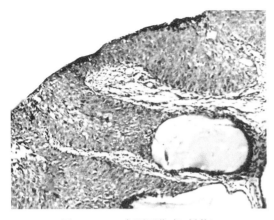

图 2-11-11　宫颈原位癌(低倍)

子宫颈上皮全层皆为癌细胞所取代,并累及腺体,但基底膜完整

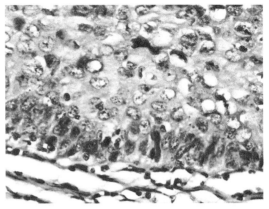

图 2-11-12　宫颈原位癌(高倍)

癌细胞大小不一、染色深浅不一、核分裂常见,基底膜完整

（2）高倍镜观察:导管上皮为立方或柱状,大的囊肿被覆上皮可能扁平或萎缩消失。偶见上皮轻度增生形成小乳头。囊肿上皮常呈大汗腺化生,细胞体积较大,多角形,胞质丰富,嗜酸性,可见顶质分泌(图 2-11-14)。

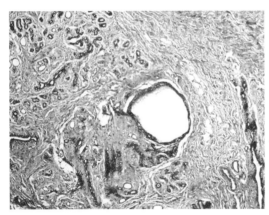

图 2-11-13　乳腺纤维囊性变(低倍)

小叶腺泡数目增多,可见小导管扩张伴大汗腺化生

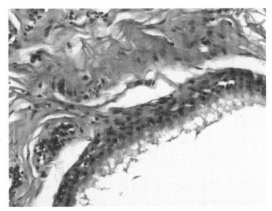

图 2-11-14　乳腺纤维囊性变(高倍)

囊肿上皮呈大汗腺化生,胞质红染,可见顶质分泌现象

8. 乳腺浸润性导管癌(invasive ductal carcinoma of the breast) 140#

（1）切片组织取自乳房切除标本。大体观察隆起一侧为正常皮肤及皮下组织,深染部分为癌组织。

（2）低倍镜观察:正常皮肤下可见大片乳腺癌组织,正常乳腺结构已遭破坏。癌组织与正常组织交界处有少量残存乳腺小叶(图 2-11-15)。

（3）癌细胞为多边形或梭形,核圆形或棒状,深染,癌细胞呈不规则的条索或片状排列。一些癌巢中间细胞坏死液化连接成网状,少数癌组织呈腺管状(导管癌结构),间质为大量纤维组织,并显玻变,间质中有淋巴细胞浸润(图 2-11-16)。

（4）邻近脂肪组织内可见癌细胞浸润。

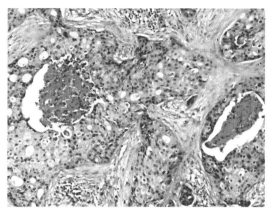

图 2-11-15　乳腺浸润性导管癌(低倍)

低倍镜观察:癌细胞排列成实心团块、筛网状或条索状,
癌巢中央可见大块坏死

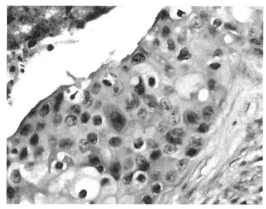

图 2-11-16　乳腺浸润性导管癌(高倍)

癌细胞体积较大,胞质丰富红染,可见核分裂,左上角为
坏死物质

(5)思考题:乳腺癌最常见转移部位在何处?

9. 乳腺导管内原位癌(intraductal carcinoma in stiu of the breast)142#

(1)低倍镜观察:乳腺导管结构破坏,被癌组织占据,但管壁基底膜完整,间质内无癌细胞浸润(图 2-11-17)。

(2)高倍镜观察:癌细胞多层排列,形状不一,呈梭形,圆形或不规则形,异型性明显(图 2-11-18)。

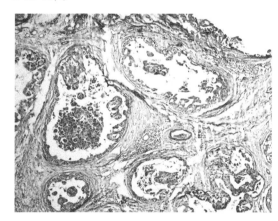

图 2-11-17　乳腺导管内癌(低倍)

癌细胞局限于导管内,管壁基底膜完整,腔内为坏死物质

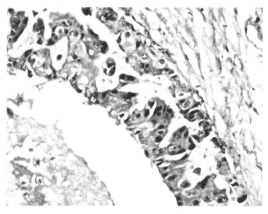

图 2-11-18　乳腺导管内癌(高倍)

癌细胞多层排列,呈圆形、梭形或不规则形核染色深浅不一

10. 前列腺癌(carcinoma of the prostate)148#

(1)低倍镜观察:前列腺正常结构破坏,被癌组织取代。癌细胞排列成腺体状、乳头状、囊状、筛网状。腺体大小不一,形状不规则,细胞层次增多(图 2-11-19)。可见癌细胞侵犯被膜或神经。

(2)高倍镜观察:癌细胞多层排列,细胞异型性明显,体积大,核大,核深染或空泡状,染色质呈粗颗粒状(图 2-11-20)。

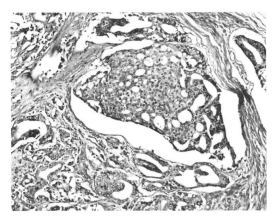

图 2-11-19　前列腺癌(低倍)
癌巢呈腺样、筛网状结构,癌性腺体之间为纤维结缔组织间质

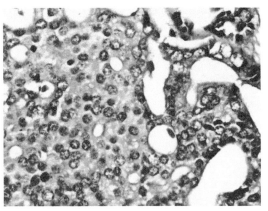

图 2-11-20　前列腺癌(高倍)
癌细胞胞质丰富,核圆形,染色质呈粗颗粒状

(五) 临床病理讨论

1. 临床病史简介

患者,女性,23 岁。

主诉:葡萄胎后一年半,痛性血尿二天。

现病史:2014 年因葡萄胎刮宫二次,血及尿中 HCG 水平测定(−)。2015 年 9 月阴道流血 27 天,HCG 水平测定(+)。10 月 19 日有痛性血尿。10 月 22 日入院行手术切除子宫,病检诊断为绒癌;切开后穹隆流出 300ml 血性液体,后引流出 1300ml。术后第五天出现高热,腹胀,白细胞下降。经抗感染、输血、补液等治疗,病情无好转,抢救无效,术后第八天死亡。

既往史:无特殊。

体检:体温为弛张热,P 140 次/分,R 40 次/分,BP 60/40mmHg,精神恍惚,肺有湿啰音,心脏无异常,腹胀,四肢浮肿。实验室检查:白细胞 $3.6×10^9$/L,红细胞 $1.35×10^{12}$/L。

2. 尸解所见

死者发育正常,营养一般。主要脏器改变如下:

肺:可见散在分布暗红色病灶,结节状,大小不等,切面暗红色,病灶中央有灰白色小区,边缘较清。镜下:病灶中有出血坏死,其中可见到滋养叶上皮细胞样癌细胞,少数血管内亦可见到瘤组织(瘤栓)。

膀胱、输尿管:膀胱三角中央有一龙眼大之肿物,切面暗红色,镜下可见与肺相同的病灶,输尿管距膀胱入口处有一穿孔。

腹腔脏器有粘连,尤以膀胱周围为甚。未见子宫及卵巢(已手术切除)。

【思考题】

(1) 试述本例病变的发生发展及病理形态特点。

(2) 本例可能死亡原因是什么?

(何　洁　谭　晖)

第十二章 内分泌系统疾病

内分泌系统能通过远距离分泌、旁分泌、自分泌和胞内分泌等方式分泌多种激素。内分泌系统的组织或细胞发生增生、肿瘤、炎症、血液循环障碍等及其他病变均可引起激素分泌增多或减少,导致功能亢进或减退,使相应靶组织或器官增生、肥大或萎缩。其中,甲状腺疾病是临床上常见病、多发的内分泌疾病,掌握甲状腺肿的病变特点及临床病理联系是非常重要的。临床上结节性甲状腺肿与甲状腺腺瘤的鉴别是难点,应重点掌握。

(一) 实验目的和要求

掌握结节性甲状腺肿、毒性甲状腺肿、甲状腺乳头状腺癌、糖尿病的病变特点及临床联系。

(二) 实验内容(表 2-12-1)

表 2-12-1 实验内容

大体标本观察	组织切片观察
1. 单纯性甲状腺肿	1. 单纯性甲状腺肿
2. 结节性甲状腺肿	2. 结节性甲状腺肿
3. 甲状腺功能亢进症	3. 毒性甲状腺肿
(毒性甲状腺肿)	4. 甲状腺乳头状腺癌
	5. 甲状腺未分化癌
	6. 糖尿病胰岛改变

(三) 大体标本观察

见表 2-12-1。

(四) 组织切片观察

1. 单纯性甲状腺肿(simple goiter)174#

切片组织取自甲状腺肿手术切除标本。

(1) 镜下见甲状腺滤泡明显扩大,上皮扁平,滤泡腔内充满红染均质的胶质,滤泡数目增多,个别滤泡上皮细胞形成乳头向腔内突起,为增生痕迹(图 2-12-1,图 2-12-2)。

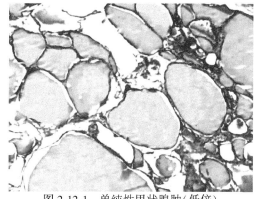

图 2-12-1 单纯性甲状腺肿(低倍)

滤泡明显扩大,滤泡腔内充满红染均质的胶质

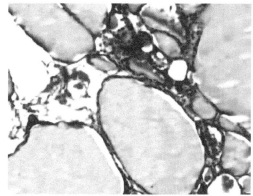

图 2-12-2 单纯性甲状腺肿(中倍)

滤泡腔高度扩张,胶质堆积,滤泡上皮扁平

（2）思考题：该例属单纯性甲状腺肿的哪期？

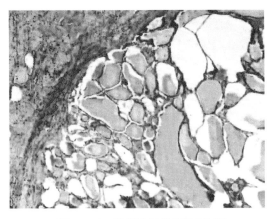

图 2-12-3 结节性甲状腺肿（低倍）
甲状腺组织中纤维组织增生,滤泡大小不一

2. 结节性甲状腺肿（nodular goiter）175[#]

切片组织取自甲状腺肿手术切除标本。

（1）甲状腺组织中纤维组织增生,将甲状腺组织分隔成大小不一、形状不规则的多个结节（见图 2-12-3）。

（2）结节内甲状腺滤泡大小不一,有些滤泡腔扩张,腔内胶质浓厚,上皮呈扁平状（复旧状态）；有的上皮为立方形,滤泡腔内胶质少或无（增生状态）。

（3）有的结节部分区域可见钙盐沉着,有的结节中有变性、坏死及囊性变,间质内有淋巴细胞、浆细胞浸润。

（4）思考题：结节性甲状腺肿与甲状腺腺瘤如何鉴别？

3. 毒性甲状腺肿（toxic goiter） 176[#]

切片组织取自甲状腺肿手术切除标本。

（1）甲状腺滤泡上皮增生,形成小滤泡,上皮细胞为立方形或高柱状,部分上皮细胞呈乳头状增生突向管腔内（图 2-12-4）。

（2）滤泡腔内胶质稀薄,周边部分有大小不一的吸收空泡（圆形或半圆形空染区）（图 2-12-5）。

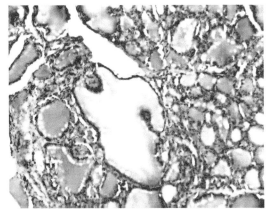

图 2-12-4 毒性甲状腺肿（低倍）
滤泡大小不等,上皮细胞呈乳头状增生突向管腔

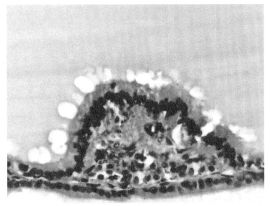

图 2-12-5 毒性甲状腺肿（高倍）
滤泡上皮增生,呈高柱状,周边有大小不一的吸收空泡

（3）间质血管充血,淋巴组织增生。

（4）思考题：根据病变特点,推测临床有哪些表现？与单纯性甲状腺肿的病变有何不同？

4. 甲状腺乳头状腺癌（papillarY carcinoma of thyroid） 178[#]

（1）标本全为癌组织,肉眼见切片组织呈乳头状结构。

（2）低倍镜下见：腺癌组织乳头细长,呈不规则多级分支状,乳头中央为纤维血管间质,表面为单层或多层癌细胞覆盖（图 2-12-6）。

（3）高倍镜下见：癌细胞呈立方形,胞质红染,核圆形或椭圆形,居中,大小较一致,染色质稀少呈细颗粒状,似毛玻璃样,有的呈空泡状(图 2-12-7)。

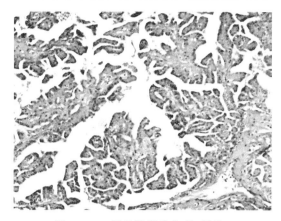

图 2-12-6 甲状腺乳头状癌(低倍)

癌组织乳头细长,呈不规则多级分枝状,乳头中央为纤维血管间质,表面被覆癌细胞

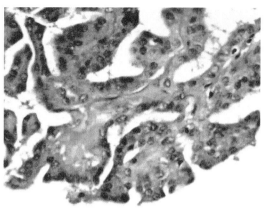

图 2-12-7 甲状腺乳头状癌(高倍)

癌细胞呈立方形,胞质红染,核圆形或椭圆形,大小较一致,染色质稀少呈细颗粒状,似毛玻璃样

(4)有处可见小滤泡形成,滤泡内充满红色的胶质样物质;部分乳头间质水肿,囊壁纤维组织玻变。

(5)思考题:甲状腺乳头状腺癌相比其他癌症,其预后是好、中等,还是比较差?

5. 甲状腺未分化癌(undifferentiated carcinoma of thyroid) 172#

(1)低倍镜下见:癌细胞散在分布,无滤泡结构,为未分化癌混合细胞型(图 2-12-8)。

(2)高倍镜下见:癌细胞大小、形态不一,可见瘤巨细胞,染色深浅不等,核分裂象多见(图 2-12-9)。

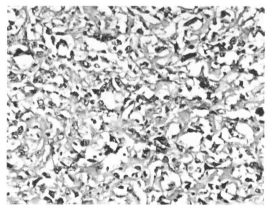

图 2-12-8 甲状腺未分化癌(低倍)

癌细胞弥散分布,实质与间质分界不清

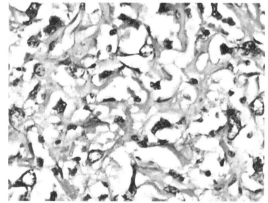

图 2-12-9 甲状腺未分化癌(高倍)

癌细胞体积大小不等,核大,染色深浅不一

6. 糖尿病(diabetes mellitus) 179#

(1)切片为胰腺组织,在胰腺小叶的腺泡之间可见散在分布的胰岛组织(图 2-12-10)。

(2)胰岛体积变小、细胞体积缩小,数目减少(图 2-12-11),部分发生淀粉样变性及空泡变性。

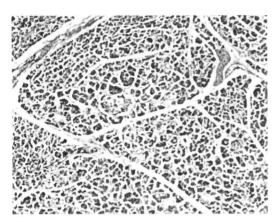

图 2-12-10　糖尿病胰岛改变(低倍)
胰腺小叶结构清晰,腺泡内可见散在胰岛

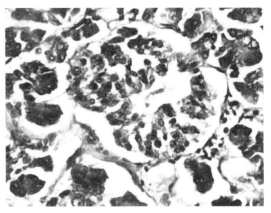

图 2-12-11　糖尿病胰岛改变(高倍)
胰岛体积变小、细胞数目减少,细胞体积变小、空泡变性

(3) 思考题:根据病变特点,推测临床有哪些表现?

(张志伟　罗招阳)

第十三章　神经系统疾病

神经系统疾病在病理学上具有与其他器官不同的特点:①病变定位与功能障碍之间关系密切;②同种病变发生在不同部位,可出现不同的临床表现和后果;③不同性质的病变可导致相同的后果;④除了一些共性的病变(如损伤、血液循环障碍、炎症及肿瘤等)外,常见一些颅外器官所不具有的特殊病变表现,如神经元变性坏死、髓鞘脱失、胶质细胞增生和肥大等;⑤免疫特点在于颅内无固有的淋巴组织和淋巴管,免疫活性细胞来自血液循环;⑥某些解剖生理特征具有双重影响,如颅骨虽起保护作用,却也是引发颅内高压的重要条件。由血-脑屏障和血管周围间隙(Virchow-Robin间隙)构成的天然防线,在一定程度上限制了炎症反应向脑实质扩展,但也影响某些药物进入脑内发挥作用;⑦颅外器官的恶性肿瘤常可发生脑转移,但颅内原发性恶性肿瘤则极少转移至颅外。

(一) 实验目的和要求

(1) 掌握中枢神经系统常见的并发症。

(2) 熟悉神经鞘瘤、星形胶质细胞瘤和脑膜瘤的病变特点及临床表现。

(3) 掌握流行性脑脊髓膜炎及乙型脑炎的病变及临床表现。

(二) 实验内容 (表2-13-1)

表2-13-1　实验内容

大体标本观察	组织切片观察
1. 神经纤维瘤	1. 神经鞘瘤
2. 神经鞘瘤	2. 神经纤维瘤
3. 脑转移性绒癌	3. 星形胶质细胞瘤
4. 脑转移性淋巴瘤	4. 脑膜瘤
5. 乙型脑炎	5. 流行性脑脊髓膜炎
	6. 乙型脑炎

(三) 大体标本观察

见表2-13-1。

(四) 组织切片观察

1. 神经鞘瘤 (neurilemmoma) 62#

(1) 低倍镜观察. 瘤组织由分化好的神经鞘瘤细胞(即施万细胞)及纤维组织构成,呈不规则漩涡状或栅栏状排列(图2-13-1),部分区域呈网状结构。

(2) 瘤细胞为长梭形,胞质淡红,胞界不清,核细长、杆状或圆形,染色较深(图2-13-2)。

(3) 思考题:神经鞘瘤与神经纤维瘤怎样区别?

2. 神经纤维瘤 (neurofibroma) 63#

(1) 低倍镜下,瘤组织由神经纤维束膜样细胞、神经鞘细胞及成纤维细胞组成,瘤细胞排列成漩涡状、束状(图2-13-3)。

(2) 组织中的神经纤维束膜样细胞呈纤细的波浪状排列,核细长呈杆状或椭圆形(图2-13-4)。

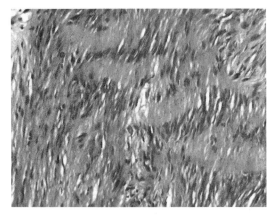

图 2-13-1   神经鞘瘤(低倍)

瘤组织的有核区与无核区相继出现,核呈栅栏状排列

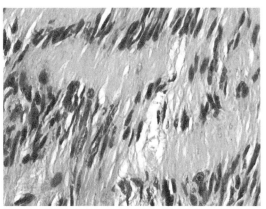

图 2-13-2   神经鞘瘤(高倍)

瘤细胞梭形,胞质红染,核呈杆状

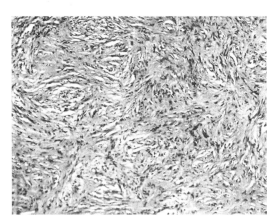

图 2-13-3   神经纤维瘤(低倍)

瘤细胞排列呈漩涡状、束状

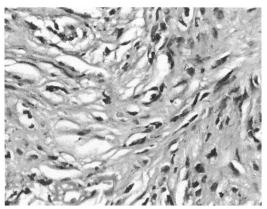

图 2-13-4   神经纤维瘤(高倍)

瘤细胞呈梭形,部分扭曲变形,胞质淡红,核细长

（3）瘤细胞间有少量纤维间质及扩张充血的血管。

3. 星形胶质细胞瘤Ⅱ～Ⅲ级(astrocytoma)**56**[#]

切片组织取自脑肿瘤手术切除标本。

（1）肉眼观察切片:染色较蓝的一侧为肿瘤组织。

（2）镜下观察:灰质侧外缘有瘤组织,其余为正常组织。瘤组织与正常组织分界不清,瘤细胞异型性明显,细胞密集,大小不一,形态各异,核大小不等,染色较深,间质血管丰富,血管内皮细胞增生肿胀,伴有出血和坏死(图 2-13-5、图 2-13-6)。

（3）推测临床可出现什么表现?

4. 脑膜瘤(meningioma)**59**[#]

切片取自脑肿瘤手术切除标本。

（1）镜下见瘤组织主要由脑膜细胞、纤维细胞及少量间质构成。瘤细胞排列成束状或片块状或漩涡状(图 2-13-7)。

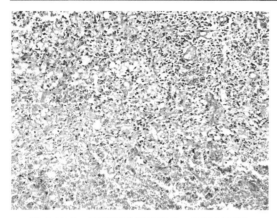

图 2-13-5　星形胶质细胞瘤Ⅱ~Ⅲ级(低倍)
瘤细胞弥散分布,血管内皮细胞增生肿胀,伴有出血和坏死

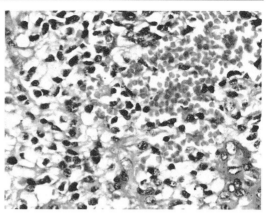

图 2-13-6　星形胶质细胞瘤Ⅱ~Ⅲ级(高倍)
瘤细胞多形性,大小不一,形态各异,核大小不等,染色较深。血管内皮细胞增生肿胀

（2）巢内增生的瘤细胞以脑膜细胞为主,细胞呈胖梭形或不规则形,胞质较丰富,红染,胞界不清,胞核卵圆形,核膜清楚,染色质疏;巢外层增生的细胞呈长梭形,核细长深染,似纤维细胞。此两类细胞排列呈漩涡状结构(图 2-13-8)。

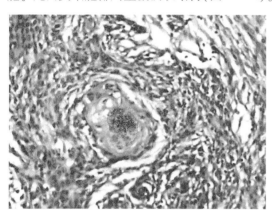

图 2-13-7　脑膜瘤(低倍)
瘤细胞排列成束状、片块状或漩涡状,有砂粒体形成

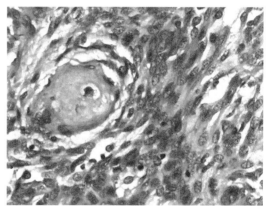

图 2-13-8　脑膜瘤(高倍)
巢内层为脑膜细胞,胖梭形,胞质较丰富。巢外层细胞呈长梭形,核细长深染,似纤维细胞

（3）部分瘤细胞内出现玻璃样变性,且见蓝染的钙盐沉着,形成"砂粒体"。

（4）间质内血管丰富,部分血管壁增厚,出现玻璃样变性或黏液样变,纤维间质亦可见黏液样变。

5. 流行性脑脊髓膜炎(epidemic cerebrospinal meningitis) 160#

（1）切片取自尸体解剖大脑组织。低倍镜观察:蛛网膜下腔增宽,充满以中性粒细胞为主的炎性渗出物,脑膜血管扩张充血(图 2-13-9、图 2-13-10)。

（2）大脑皮质充血,水肿(血管周围间隙增宽),无炎症细胞浸润。

（3）思考题:根据病变判断临床有何表现?

6. 流行性乙型脑炎(epidemic encephalitis B) 161#

（1）切片组织取自尸体解剖大脑组织标本。镜下观察:脑软化灶为圆形或椭圆形,染色较淡,境界清楚呈筛状结构,其中可见坏死的细胞碎片及少量胶质细胞(图 2-13-11),软化灶周围胶质细胞增生。有少量中性粒细胞浸润。

（2）小胶质细胞增生,淋巴细胞围管浸润(图 2-13-12)。

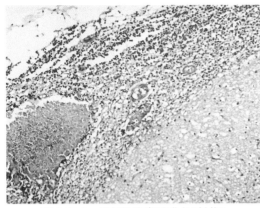

图 2-13-9　流行性脑脊髓膜炎（低倍）

蛛网膜下腔增宽,充满炎性渗出物,脑膜血管扩张充血

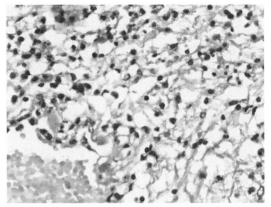

图 2-13-10　流行性脑脊髓膜炎（高倍）

蛛网膜下腔大量中性粒细胞渗出

（3）神经细胞变性、肿胀,圆形或椎体形,胞质浓缩,核固缩或消失,可见噬神经现象（图 2-13-13）和神经卫星现象（图 2-13-14）。脑组织血管扩张充血,水肿。

（4）思考题:试比较流脑与乙脑的病理变化及临床特征有何区别?

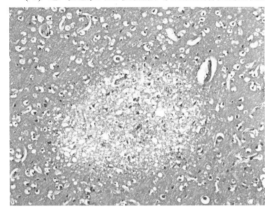

图 2-13-11　乙型脑炎（低倍）

图中央淡染,境界清楚的圆形病灶为筛状软化灶

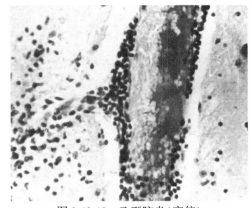

图 2-13-12　乙型脑炎（高倍）

图中淋巴细胞围管浸润,左侧为胶质结节形成

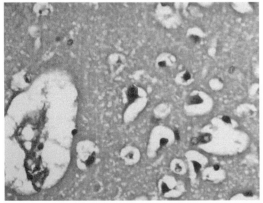

图 2-13-13　乙型脑炎（高倍）

图中央神经细胞坏死,小胶质细胞侵入神经细胞胞体内,称嗜神经细胞现象

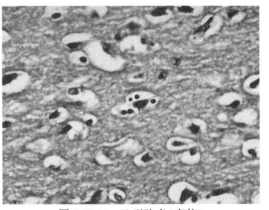

图 2-13-14　乙型脑炎（高倍）

图中央变性的神经细胞周围有小胶质细胞围绕,称神经细胞卫星现象

（李玉波　周秀田）

第十四章　传　染　病

传染病(infectious diseases)是由各种病原体引起的能在人与人、动物与动物或人与动物之间相互传播的一类疾病。传染病在人群中发生或流行是一个复杂过程,必须同时具备传染源、传播途径和易感人群三个基本环节。传染病的病原体入侵人体,常有一定的传染途径和方式,并往往定位于一定的组织或器官。传染病曾在世界各地流行,严重威胁人类的健康。近年来由于基因诊断技术和有效抗生素的应用,传染病的诊断和治疗取得了很大进展。本章重点介绍结核病、伤寒和细菌性痢疾。

(一) 实验目的和要求

(1) 掌握原发性肺结核的病理特征及发生发展的规律。

(2) 掌握继发性肺结核的病理特征及其与原发性肺结核的区别。

(3) 掌握伤寒的病理变化及临床表现。

(4) 掌握细菌性痢疾的病理变化及临床病理联系。

(二) 实验内容(表 2-14-1)

表 2-14-1　实验内容

大体标本观察	组织切片观察
1. 原发性肺结核	1. 肺结核
2. 继发性肺结核结节	2. 干酪性肺炎
3. 空洞型肺结核	3. 肠伤寒
4. 结核球	4. 急性细菌性痢疾
5. 淋巴结结核	
6. 肾结核	
7. 肠结核	
8. 肠伤寒(髓样肿胀期)	
9. 细菌性痢疾	
临床病理讨论	

(三) 大体标本观察

见表 2-14-1。

(四) 组织切片观察

1. 肺结核(pulmonary tuberculosis) **149#**

切片组织取自尸体解剖肺组织。

(1) 低倍镜下观察:在肺组织内见大量结核结节(tubercle),典型的结核结节形态在总论中已详细描述。有的结核结节互相融合并纤维化,个别结核结节中央显示干酪样坏死(图 2-14-1)。

(2) 结核结节邻近肺泡萎陷,肺泡腔变小,肺泡壁不规则增厚,细支气管扩张,形状不规则,部分呼吸上皮显示自溶,管壁纤维组织增生,有少量慢性炎细胞浸润。肺间质血管明显扩张充血,有的肺泡腔内和细支气管腔内见浆液及淋巴细胞、单核细胞和少量中性粒细胞等炎性渗出物(图 2-14-2)。

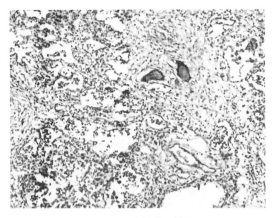

图 2-14-1 肺结核(低倍)

肺组织内见大量结核结节,结节中央有灶性干酪样坏死,
可见多个朗汉斯巨细胞

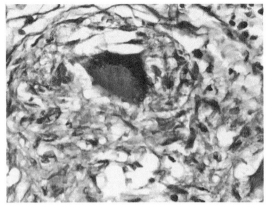

图 2-14-2 肺结核(高倍)

结节中央为朗汉斯巨细胞,核呈马蹄状排列,周围为胖
梭形、胞质淡红染的上皮样细胞,细胞界限不清

(3)思考题:根据该病变,推测这些病变的演变及结局。

2. 干酪性肺炎(caseous pneumonia)150#

切片组织取自尸体解剖肺组织。

(1)低倍镜下观察:肺组织内见散在不规则干酪样坏死灶,由均质红染无结构的颗粒状物质构成,无结核结节形成。周围肺泡腔内充满变性坏死的中性粒细胞及单核细胞(图 2-14-3)。

(2)部分肺泡壁明显增厚,毛细血管高度扩张充血,肺泡腔内充满红染蛋白液体及单核细胞,少部分肺泡呈代偿性肺气肿改变(图 2-14-4)。

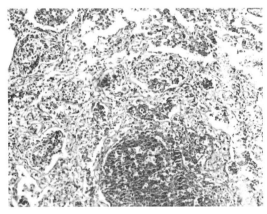

图 2-14-3 干酪性肺炎(低倍)

右下见大片干酪样坏死,周边肺泡腔内有渗出及炎性细
胞浸润

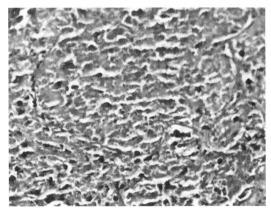

图 2-14-4 干酪性肺炎(高倍)

坏死物由均质红染的细颗粒状物质构成,散在蓝染固缩
的细胞核

(3)小叶间隔血管明显扩张充血。

(4)思考题:根据病变推测 X 线检查有何改变?预后如何?

3. 肠伤寒(bowel typhoid fever)158#

切片组织取自尸体解剖回肠组织。

(1)肉眼观淡蓝色区为黏膜内肿胀的集合淋巴小结,肠黏膜上皮已自溶。

（2）低倍镜观察：见集合淋巴小结明显增大，淋巴小结内大量单核细胞增生，淋巴细胞相对减少，肠壁组织充血水肿，有散在炎细胞浸润（图2-14-5）。

（3）高倍镜观察：肿大的淋巴小结内增生的单核细胞胞质丰富，核圆形、马蹄形或肾形，淡染位于胞体一侧，有的细胞质内含有吞噬的淋巴细胞、红细胞或核碎片，即为"伤寒细胞"（typhoid cell）（图2-14-6）。伤寒细胞聚集即为"伤寒肉芽肿"。

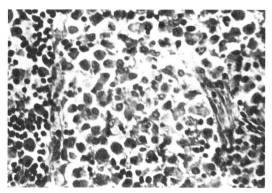

图2-14-5 肠伤寒（低倍）

图示增生的伤寒肉芽肿，为多数伤寒细胞构成

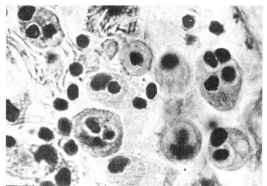

图2-14-6 伤寒细胞（高倍）

示体积大、胞质丰富淡染、核为肾形的伤寒细胞，胞质内可见吞噬的淋巴细胞及细胞碎片

（4）思考题：此病变属肠伤寒哪一期？临床上可出现哪些表现？并发症多的是哪一期？

4. 细菌性痢疾（bacillary dysentery）159#

切片组织取自尸体解剖结肠组织。

（1）镜下观察：有的肠黏膜表层被覆上皮已脱落，有的黏膜层结构已破坏，为一层红染的坏死组织、变性坏死的中性粒细胞和纤维素交织成网的假膜所覆盖。黏膜内有中性白细胞及散在淋巴细胞、单核细胞浸润（图2-14-7）。

（2）黏膜下层显著充血，散在中性粒细胞及淋巴细胞、浆细胞、单核细胞浸润（图2-14-8）。

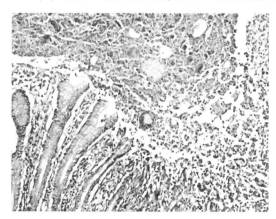

图2-14-7 细菌性痢疾（低倍）

肠黏膜表层被覆上皮脱落，形成浅表溃疡，表面有大量炎性渗出物覆盖（假膜）

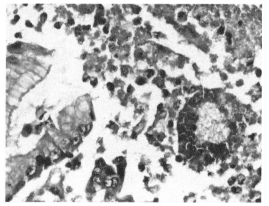

图2-14-8 细菌性痢疾（高倍）

左侧为肠腺，右上为渗出的炎性细胞、纤维素、菌落及坏死脱落的上皮细胞组成的假膜。右下见一蓝染的细菌菌落

（3）思考题：根据病变推测临床上可出现哪些表现？

（五）临床病理讨论

患者，男，2岁，其母诉20小时内呕吐10余次，伴有鼻出血，于2001年元月11日入院。

小儿入院前 4 个月开始出现晚上不规则低热,咳嗽,吵闹不安,食欲减退,精神萎靡,形体日渐消瘦。近一个月来有时有小抽搐发作,呕吐,皮肤巩膜黄染,以上症状逐步加重。入院前 20 小时内呕吐加剧,达 10 余次,同时出现鼻出血。

既往史和家族史:既往健康,预防接种史不详。父母健在,无肝炎、结核病史。

体格检查:慢性重病容,表情淡漠,反应迟钝,烦躁不安。T 38.1℃,P 100 次/分,R 55 次/分,呼吸深快,鼻翼翕动,唇发绀,皮肤巩膜黄染,全身水肿,头、颈、胸和腹部皮肤有散在出血点及紫癜,四肢厥冷。右颈部可扪及淋巴结,扁豆大小,可推动。肺部呼吸音粗,无啰音。心脏无杂音。腹部膨隆,肝肋下 8cm,脾肋下 2 指,叩诊呈移动性浊音。颈项略有抵抗,布鲁津斯基征(Brudzinski)、克尼格征(+)、巴宾斯基征(Babinski)(+)。实验室检查:红细胞 $2.06×10^{12}$/L[正常为 $(6.0~7.0)×10^{12}$/L],血红蛋白 55g/L(正常为 110~150g/L),白细胞 $13.4×10^9$/L[$(4~10)×10^9$/L],分类计数:中性粒细胞 0.16、淋巴细胞 0.82、其他 0.02。尿常规:pH 4.6,蛋白(+),尿胆红素(+),大便可找到蛔虫卵,隐血试验(-),结合胆红素(CB)7.0μmol/L(0~6.8μmol/L),血清碱性磷酸酶(ALP)386U/L(<250 U/L)。脑脊液呈絮状,Pandy 试验(+),细胞 $400×10^6$/L[$(0~15)×10^6$/L]。入院后经积极治疗,但病情未见好转。三天后,患儿逐渐昏迷,第七天反复惊厥不止,经处理,虽抽搐停止,但呼吸不规则,经抢救无效于入院后第八天死亡。

【思考题】

(1) 小儿患了什么病? 根据是什么? 怎样解释其临床表现?

(2) 小儿死亡的原因?

(3) 死后尸解,主要脏器可能有哪些病变?

（凌　晖　左建宏）

第十五章 寄生虫病

寄生虫病(parasitosis)是寄生虫作为病原引起的疾病。寄生虫病可分为急性和慢性,但大多数呈慢性经过。过去我国曾是寄生虫病严重流行的国家之一。新中国成立以来,经过全面防治,寄生虫病的感染率和发病率已有明显下降。人体寄生虫病有许多种,本章重点介绍阿米巴病、血吸虫病。

(一)实验目的和要求

(1)掌握阿米巴痢疾的病理变化及临床病理联系。

(2)掌握日本血吸虫病的基本病理变化及结肠、肝脏的病变及临床病理联系。

(二)实验内容(表2-15-1)

表2-15-1 实验内容

大体标本观察	组织切片观察
1. 阿米巴痢疾	1. 阿米巴痢疾
2. 阿米巴肝脓肿	2. 血吸虫性肝硬化
3. 血吸虫性肝硬化	
临床病理讨论	

(三)大体标本观察

见表2-15-1。

(四)组织切片观察

1. 血吸虫性肝硬化(liver cirrhosis by schistosome)170#

(1)低倍镜观察:汇管区(门管区)及被膜有大量纤维组织增生,在增生的纤维组织及肝组织中有较多虫卵沉着,虫卵为卵圆形,卵壳黄亮,透明折光,其内为毛蚴,部分毛蚴内可见较多的核(图2-15-1)。

(2)部分虫卵死后,继发钙盐沉着而呈蓝色。

(3)切片中可见假结核结节,由坏死钙化虫卵、多核巨细胞、类上皮细胞、少量淋巴细胞组成(图2-15-2)。

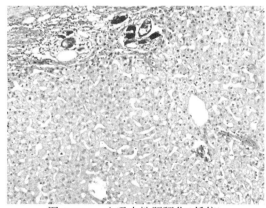

图2-15-1 血吸虫性肝硬化(低倍)
图上侧为沉积的虫卵及增生的纤维组织

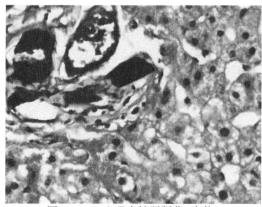

图2-15-2 血吸虫性肝硬化(高倍)
示死亡钙化呈蓝染的椭圆形虫卵,肝细胞水样变性

(4)肝细胞呈水样变性。

(5)思考题:比较血吸虫性与门脉性两种肝硬化的病变及临床表现的异同。

2. 肠阿米巴病（intestinal amoebiasis）**154#**

切片组织取自尸体解剖的大肠组织。

（1）低倍镜观察:结肠黏膜面中部有一巨大的口小底大的烧瓶状溃疡,内为红染无结构的坏死组织和炎性渗出物充填,其中混有多量蓝染的细菌菌落。溃疡间夹杂少许残存的血管纤维组织(图2-15-3)。

（2）肠壁各层血管充血,有淋巴、单核细胞为主的炎细胞浸润。

（3）高倍镜观察:在黏膜下层坏死组织边缘的组织及小血管内可见体积较大的圆形阿米巴大滋养体,大滋养体胞质红染,有的胞质含有糖原空泡,部分见小而圆的核,偶见有吞噬现象(图2-15-4)。

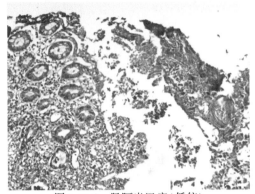

图2-15-3　肠阿米巴病(低倍)

左侧为肠黏膜组织,右侧为溃疡,溃疡区有坏死组织及炎性渗出物

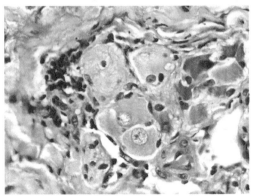

图2-15-4　肠阿米巴病(高倍)

图中央为体积大、胞质空泡状、核圆形的阿米巴滋养体,胞质内有吞噬的红细胞

（4）思考题:根据病变,推测该病人的主要临床表现和并发症。

（五）临床病理讨论

患者,男性,40岁,湘阴县人,务农。

主诉:腹部逐渐胀大三年,症状加重2个月,于××年2月入院治疗。

病史:10年前曾在洞庭湖区工作,下水打湖草后双脚发痒,出现小红点,数天后消失,当时无明显不适。两个月前曾有畏寒发烧,解黏液脓血便,大便解红白冻子,服药后消失,以后常有腹泻,约1~2次/天。

既往史:无饮酒嗜好,无慢性肝炎及黄疸史。

体格检查:慢性贫血病容。T 37.2℃,P 85次/分,R 20次/分,BP 120/90mmHg。腹部膨隆,腹壁浅静脉怒张,有移动性浊音。脾肋下四指,肝未明显触及。

结肠镜检查:发现黏膜内有多个小息肉及瘢痕。

实验室检查:红细胞 $3.06×10^{12}$/L[正常为$(4.0~5.5)×10^{12}$/L],血红蛋白 80g/L[正常为$(120~160)$g/L],白细胞 $4.2×10^9$/L[正常为$(4.0~10.0)×10^9$/L],分类计数:中性粒细胞 0.70,淋巴细胞 0.20、其他 0.10(正常为中性粒细胞 0.50~0.80、淋巴细胞 0.20~0.40、其他 0.03~0.08),血小板 $60×10^9$/L[正常为$(100~300)×10^9$/L]。

大便常规:两次大便常规检查发现大便中有蛔虫卵及个别钩虫卵,未见血吸虫卵。

入院后经护肝治疗,低盐营养饮食,并用利尿剂脱水治疗腹腔积液。抽腹腔积液一次,检查无癌细胞。五天后,病人突感心慌,手足冰冷,并呕吐鲜血700ml左右,经大量输血抢救,病情有好转。

【思考题】

（1）根据病史,患者患的什么病?

（2）如何解释临床所出现的主要症状?

（3）如何进一步明确病因诊断?

（罗祎敏　彭　波）

第三篇　综合性实验的应用

第一章　免疫组织化学技术在临床肿瘤病理诊断中的应用

免疫组化是应用免疫学基本原理:抗原-抗体反应,即抗原与抗体特异性结合的原理,通过化学反应使标记抗体的显色剂(荧光素、酶)显色来确定组织细胞内抗原(多肽和蛋白质),对其进行定位、定性及定量的研究,称为免疫组织化学技术(immunohistochemistry)或免疫细胞化学技术(immunocytochemistry)。

一、临床应用和意义

1. 提高肿瘤病理诊断的准确性

肿瘤病理诊断与鉴别诊断是临床病理医生经常遇到的难题。在常规病理活检中,HE染色切片约有10%的肿瘤诊断是疑难的,原因在于组织发生、良恶性鉴别及分型等缺乏有效方法予以鉴别。有资料表明对这些病例采用免疫组织化学技术检查可获得正确的判断。免疫组织化学技术在临床肿瘤病理诊断的应用有以下三方面:

(1)鉴别病变性质:例如当淋巴结反应性增生和恶性淋巴瘤不易鉴别时,可作T和B淋巴细胞标记,如果是单独一种细胞弥漫分布则考虑淋巴瘤,而反应性增生细胞两者都有,其分布有一定规律。

(2)确定肿瘤起源:一些来源不明的肿瘤,如颗粒性肌母细胞瘤,长时间被认为是肌源性的,但该肿瘤肌源性标记为阴性而神经性标记为阳性,这一结果证明颗粒性肌母细胞为神经来源(可能来自神经鞘细胞,或者是未分化的间充质细胞)。

(3)确定肿瘤转移:有一些转移瘤常常由于缺乏特有的组织形态学特征而无法确定其原发灶,特别是一些癌的早期转移与淋巴结内窦性组织细胞增生不易区别,但依靠免疫组织化学技术不仅可以解决癌的原发与继发问题,而且还可以帮助找到某些转移性肿瘤的原发瘤。如转移性甲状腺癌或转移性前列腺癌,分别用甲状腺球蛋白和前列腺特异性抗原等标记物则可明确原发部位。

2. 对肿瘤细胞分化程度的评价

免疫组织化学研究表明,肿瘤细胞分化程度越差,对细胞内原有的某些成分表达就越差。通过免疫组织化学方法检测肿瘤细胞内某些抗原物质的表达,可显示出其分化程度。现今,已有一些反映细胞增生与肿瘤恶性程度有关的标记物相继问世,如恶性肿瘤相关核仁抗原(Ki-67),增殖细胞核抗原(proliferation cell nuclear antigen, PCNA),据报道这些标记物对恶性肿瘤的阳性诊断率在95%以上,而且阳性细胞越多,其肿瘤恶性程度越高,预后越差,尤其是恶性淋巴瘤、乳腺癌较为明显。

3. 指导肿瘤的治疗

近年研究发现,许多肿瘤对化疗不敏感,是由于肿瘤细胞内多药耐药基因(multidrug resistance gene, MDR)编码的酶活性增加所致。如二氢叶酸还原酶以及P-糖蛋白的增加。用

MDR 免疫组织化学技术可检测出瘤细胞内的这些酶或糖蛋白,以了解肿瘤是否有抗药性。这对探讨如何调控肿瘤细胞抗药性以达到有效治疗很有意义。

二、实验设计和举例

(一)应用免疫组织化学染色识别不同类型的组织

上皮组织表达细胞角蛋白(cytokeratin,CK)和上皮膜抗原(epithelial membrane antigen, EMA),间叶组织表达波形蛋白(vimentin,VIM)。淋巴组织表达白细胞共同抗原(LCA),B 淋巴细胞表达 CD20(L26)和 CD79a,T 淋巴细胞表达 CD3 和 CD45RO。

组织切片实例:

组织切片 1:某患者胃癌组织 HE 染色,光镜下观察为低分化腺癌,癌巢浸润胃壁平滑肌层,试用免疫组化染色识别胃黏膜腺体(图 3-1-1)、腺癌组织(图 3-1-2)与胃壁组织(图 3-1-3)。

组织切片 2:某患者淋巴结肿大 HE 染色,光镜下观察为淋巴结反应性增生,淋巴滤泡增大,试用免疫组化染色识别淋巴滤泡内的 B 淋巴细胞与淋巴滤泡外的 T 淋巴细胞(图 3-1-4)。

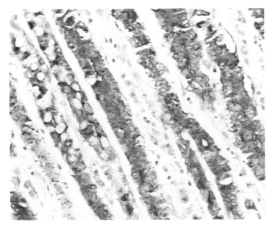

图 3-1-1 胃黏膜腺体

细胞角蛋白(cytokeratin,CK)阳性

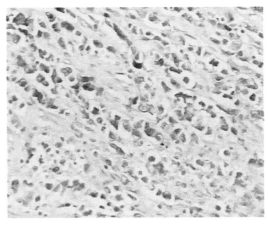

图 3-1-2 胃腺癌组织

腺癌细胞,角蛋白(cytokeratin,CK)阳性

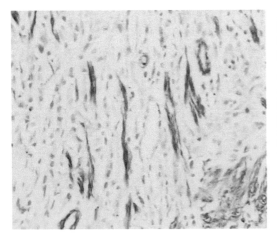

图 3-1-3 胃壁组织

胃壁平滑肌,波形蛋白(vimentin)阳性

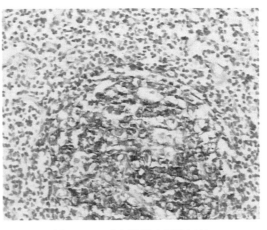

图 3-1-4 反应性增生的淋巴结

淋巴滤泡内的 B 淋巴细胞 CD20(L26)阳性

本实验设计选用 CK，EMA 和 vimentin；LCA 和 CD20(L26)，CD45RO 六种标记物，来区别四大类不同组织的细胞。上皮组织及上皮性恶性肿瘤(癌)表达角蛋白(CK)和上皮膜抗原(EMA)，非上皮性组织(间叶组织)几乎全部表达波形蛋白。淋巴组织表达白细胞共同抗原(LCA)，淋巴滤泡内的 B 淋巴细胞染 CD20(L26)阳性，淋巴滤泡外的 T 淋巴细胞染 CD3 和 CD45RO 阳性。

(二) 应用免疫组织化学技术鉴别分化差的恶性肿瘤

分化差的恶性肿瘤通常是指不分化或分化较低的、高度恶性的间变性肿瘤。因肿瘤细胞没有明显的分化方向，形态学上难以确定肿瘤的组织来源，对病人的治疗和预后估计均带来了很大的困难。在免疫组化问世以前，未分化恶性肿瘤的分类主要依据电镜检查，然而电镜设备昂贵，时间长，难以普及和广泛应用，因此大多数未分化恶性肿瘤都没有能够及时分类。随着免疫组化技术的发展，特别是抗原修复技术和抗体种类的增加，大约 90% 形态学诊断困难的未分化恶性肿瘤都可以做出准确分类。

细胞角蛋白(cytokeratin, CK)由 30 种不同的基因编码，目前可分为 I 型细胞角蛋白(CK9-20)和 II 型细胞角蛋白(CK1-8)。腺上皮等主要表达 I 型细胞角蛋白(CK7，CK8，CK18，CK19，CK20)，鳞状上皮主要表达 II 型细胞角蛋白(CK1，CK5/6，CK14)，移行上皮可表达 I 型或 II 型细胞角蛋白(CK5/6，CK7，CK14，CK20)。AE1/AE3 是广谱的细胞角蛋白，对低分化上皮性恶性肿瘤的诊断非常有价值。

波形蛋白(vimentin)是一种存在于间叶细胞中的中间丝，表达于几乎所有的间叶性肿瘤，黑色素瘤和部分淋巴瘤也可表达。白细胞共同抗原(leukocyte common antigen, LCA)，对淋巴瘤的诊断具有高度的特异性(97%)和敏感性(100%)。S-100 蛋白在正常情况下表达于黑色素细胞、Langerhans 组织细胞、软骨细胞、脂肪细胞、施万细胞、星形细胞、少突胶质细胞、室管膜细胞、外分泌汗腺、网状细胞、涎腺和肌上皮细胞，对原发性和转移性恶性黑色素瘤诊断的敏感性达到 95% 以上，只有胞质和胞核或胞核阳性才能判定为真正的阳性。

临床病理诊断中，时常遇到分化差的恶性肿瘤的鉴别诊断问题，即：分化差的癌和肉瘤的鉴别，此时可以利用角蛋白(CK)、波形蛋白(vimentin)、白细胞共同抗原(LCA)和 S-100 蛋白等标记来区别未分化癌、恶性淋巴瘤、恶性黑色素瘤和小细胞肉瘤。

组织切片实例：某患者肿瘤组织 HE 染色，光镜下观察为小圆形肿瘤细胞，病理形态分化差，难以确定是癌还是肉瘤。试用免疫组化方法诊断与鉴别分化差的恶性肿瘤。

本实验设计选用 CK、vimentin、LCA 和 S-100 四种标记物，来区别四大类不同组织起源的恶性肿瘤。上皮性恶性肿瘤(癌)均表达细胞角蛋白(CK)，非上皮性肿瘤(肉瘤)几乎全部表达波形蛋白，恶性淋巴瘤表达白细胞共同抗原(LCA)，即非淋巴造血组织肿瘤都不表达 LCA，恶性黑色素瘤均表达 S-100 或 HMB45(表 3-1-1)。

表 3-1-1　分化差恶性肿瘤的主要鉴别诊断

	CK	vimentin	LCA	S-100
癌	+	-/+	-	-/+
肉瘤	-/+	+	-	-/+
恶性淋巴瘤	-	+	+	-
黑色素瘤	-	+	-	+

注：-/+：指少数肿瘤可呈阳性反应，一般为阴性。

三、免疫组织化学染色步骤

SP(streptavidin-perosidase)法，即链霉菌抗生物素蛋白-过氧化物酶连结法(图 3-1-5)。

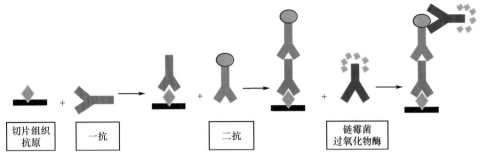

图 3-1-5 SP 法步骤

实验步骤:

(1) 切片常规脱蜡至水。

(2) 用 0.01mol/L PBS(pH 7.4)冲洗 3 次,每次 3min(3×3min),用吸水纸轻轻吸取组织周围的水分。

(3) 据每一种抗体的要求,进行组织抗原修复(此次实验不作该步骤)。

(4) 每张切片加 1 滴过氧化酶阻断溶液(试剂 A)(以阻断内源性过氧化物酶的活性),室温下孵育 10min。

(5) PBS(pH 7.4)冲洗 3 次,每次 3min,用吸水纸轻轻吸取组织周围的水分。

(6) 每张切片加 1 滴正常非免疫性动物血清(试剂 B),室温下孵育 10min。

(7) 甩去血清,每张切片加 1 滴第一抗体,室温 1 小时(室温约 25℃)。此步骤在湿盒中进行,防止切片干燥。

(8) 用 PBS(pH 7.4)冲洗 3 次,每次 3min(3×3min);用吸水纸轻轻吸取组织周围的水分。

(9) 每张切片加 1 滴生物素标记的第二抗体(试剂 C),室温下孵育 10min。

(10) 用 PBS(pH 7.4)冲洗 3 次,每次 3min(3×3min),用吸水纸轻轻吸取组织周围的水分。

(11) 每张切片加 1 滴链霉菌抗生物素蛋白-过氧化物酶溶液(试剂 D),室温下孵育 10min(配制 DAB 显色剂)。

(12) 用 PBS(pH 7.4)冲洗 3 次,每次 3min(3×3min);用吸水纸轻轻吸取组织周围的水分。

(13) 每张切片加 2 滴新鲜配制的 DAB 溶液显色(显微镜下观察 1~5min,发现呈棕色改变,立即用自来水冲洗)。

(14) 苏木素复染 30s,自来水轻洗。

(15) 1%盐酸水溶液分化 2~5s。

(16) 自来水冲洗返蓝 5~10min。

(17) 95%乙醇溶液脱水。

(18) 吹干、中性树胶封固。显微镜下观察。

四、免疫组织化学染色结果的判断

免疫组织化学技术的最终目的是以"显色"来判断成功与否或者阳性与阴性。这就提醒我们对染色结果的"阳性"与"阴性"的结论性诊断应取慎重态度。因为影响判断的因素很多,如不同厂家生产的同一种抗体特异性和敏感性是有差异的。在酶标法中,假阳性结果可能来自红细胞弥散的内源性过氧化物酶呈现的阳性反应。假阴性结果也可能来自组织固定不及时、浸蜡包埋温度过高而导致抗原丢失,以及抗体效价不高或第一抗体的稀释程度不当。甚至切片边缘、刀痕处或坏死组织也常出现假阳性显色。正确的结果判断,必须注意下列几个问题:

1. 定位判断

应该学会判断特异性染色和非特异性染色,主要鉴别点在于特异性反应产物常分布于特定的区域,多数分布于细胞质内,也可以是分布在细胞核或细胞膜表面。如角蛋白(keratin)着色部位在细胞质内,上皮膜抗原(EMA)着色部位在细胞质及细胞膜,增殖细胞核抗原(PCNA)则为核着色,胞质不显色。

2. 定性判断

可分为三级,即阳性、阴性和可疑。组织切片背景清晰,棕黄色颗粒明显,定位准确,阳性细胞在5%以上可定为阳性。组织切片特定位置无棕黄色颗粒为阴性。棕黄色颗粒稀少加之背景着色,似有似无可定为可疑。

3. 设置对照组

免疫组织化学染色必须设定对照组,每一批免疫组织化学染色都应该既要有阴性对照,也要有阳性对照。阴性对照可以使用 PBS 或者正常非免疫动物血清;阳性对照可以使用已知的阳性切片,也可以使用购买的阳性切片。没有对照的免疫组织化学染色,其结果的判断是不可信的,也可能是误断。

五、免疫组化技术的优点

1. 特异性强

免疫学的基本原理决定了抗原与抗体之间的结合具有高度特异性,因此,免疫组化从理论上讲也是组织细胞中抗原的特定显示,如角蛋白(keratin)显示上皮成分,LCA 显示淋巴细胞成分。

2. 敏感性高

在应用免疫组化的起始阶段,由于技术上的限制,只有直接法、间接法等敏感性不高的技术,那时的抗体只能稀释几倍、几十倍;现在由于 ABC 法或 SP 法的出现,使抗体稀释上千倍、上万倍甚至上亿倍仍可在组织细胞中与抗原结合,这样高敏感性的抗体抗原反应,使免疫组化方法越来越方便地应用于常规病理诊断工作。

3. 定位准确、形态与功能相结合

该技术通过抗原抗体反应及呈色反应,可在组织和细胞中进行抗原的准确定位,因而可同时对不同抗原在同一组织或细胞中进行定位观察,这样就可以进行形态与功能相结合的研究,对病理学研究的深入是十分有意义的。

（甘润良　谢海龙　罗招阳）

第二章　PBL 和 CPC 教学法在病理学实验课中的运用与实践

　　病理学是一门联系基础医学和临床医学的桥梁课程,其学科特点是以形态学为基础,具有较强的理论性与实践性。这不仅要求学生很好地掌握解剖学、组织学、生理学等基础知识,还要理解记忆大量抽象的概念及形态学的描述。实验课则是病理学课程教学中的一个重要环节,它的教学效果关系到学生能否学好后续的临床课程。病理学实验课在为学生提供形象化病理改变的同时,也让学生有理论联系实际、基础联系临床的机会。传统的教学模式一直采用以教师讲授为主的"灌输式"教学,教师在教学活动中占据了主导地位,学生处于被动接受的位置,这种模式难以调动学生主动学习的积极性,其教学效果不尽如人意。所以在病理学实验课中采取灵活多样的教学法,注重学生自主学习的爱好及能力的培养显得尤为重要。针对这些情况,我们在病理学实验课教学中尝试 PBL 和 CPC 教学法,希望既"授人以鱼",也"授人以渔",提高教学效果。

一、PBL 教学

1. PBL 教学方法

　　PBL 的全称是 Problem-Based Learning, 即"以问题为基础"的教学模式,是以病例为先导,以问题为基础,以学生为主体,以教师为导向,涉及小组讨论、文献资料查询、多媒体幻灯制作、读书报告书写等多环节的教学方式,最初是美国神经病学教授 Barrows 于 20 世纪 60 年代提出的一种新的教学方法,目前在世界各地得到广泛应用。它强调以学生主动学习为主,提倡以问题为基础的讨论式教学和启发式教学。PBL 教学法以问题为主线贯穿基础与临床,扩展横向知识联系,通过解决临床问题来学习基础理论,在解释各种临床现象时学习与运用基础知识。应用这种教学方法可以弥补传统教学中偏重知识传授,轻视能力培养的弊端,对于发挥学生的主观能动性、培养临床思维能力和解决医疗问题的能力都很有帮助。

2. PBL 教学过程

　　PBL 教学法的实施过程是教师提出问题,学生以小组为单位,探讨解决问题。

　　(1) 小组中的各个成员首先要梳理好自己现已掌握的关于这个问题的相关基础知识,并且与同伴分享。

　　(2) 定义问题,也就是明确需要学习的内容,这个过程需要大量的讨论来完成,然后学生将有关问题的描述给教师看是否切题。

　　(3) 寻找解决问题的方式与途径,小组中的成员分头查找资料获取知识。

　　(4) 研究分析所获得的信息,成员之间相互交流所获得的知识。

　　以上四个步骤是一个循环过程,因为小组成员之间在交流的过程中会发现一些新的问题,再重新查资料、讨论,直到问题得到解决。

　　(5) 记录下结果,在这个过程中小组成员需要清楚地陈述出证据及支持点。

　　(6) 总结评价,问题得到解决后,学生需要对自己以及他人的思维过程和结果进行总结和评价。在这个环节中学生将新知识与原有的理解联系起来,有意识地提炼出概括性的知识。通过反思概括,将相关概念、具体技能、策略与当前的问题类别联系起来,学生可以对这一问题形成更协调一致的理解,这对知识的深入理解来说是至关重要的。获得解决问题的经验,有利于学生以后解决与此类似的问题。这是学生融会贯通地理解和运用知识,也是 PBL 提高学生解决问题能力的基本途径。

3. 教学实例

在学习消化系统疾病一章后,教师让学生先观看患者腹痛、解黑色柏油样大便、体重明显减轻等临床表现的影像资料及胃手术切除标本的肉眼及镜下病理改变,然后提出问题:为什么患者会出现这些症状和体征。之后学生分组学习,查阅相关临床、病理资料,并联系相关学科知识、作出诊断。在这个过程中,学生需将疾病的发病机制导致病理改变及临床表现联系起来,这样不仅可以加深对所学知识的理解,更可激发学生的学习兴趣。

【病例一】

张××,女,58岁。剑突下疼痛三年余,疼痛无规律,近二个月疼痛加剧,经常呕吐并解黑色柏油样大便,患者纳差、全身乏力,体重明显减轻。体查:慢性病容、面色苍白,消瘦。实验室检查:胃镜发现胃窦部有一个3cm×2.5cm大小溃疡。

血常规:红细胞 $2.5×10^{12}/L$, Hb 65g/L,白细胞 $12.6×10^{9}/L$(正常参考值:红细胞 $3.5～5.0×10^{12}/L$,血红蛋白 $110～150g/L$,白细胞 $4×10^{9}/L～10×10^{9}/L$)

手术所见:胃窦部有一个3cm×2.5cm大小溃疡,边缘隆起,质硬(图3-2-1)。术中将切除的胃组织送病理科,做冷冻快速病理诊断,溃疡边缘组织冷冻快速切片,然后光镜观察(图3-2-2)。

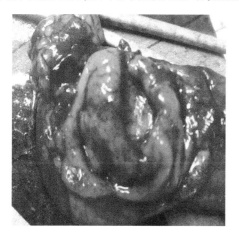
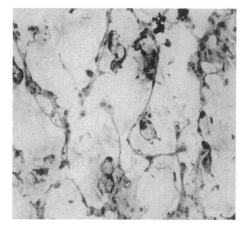

图 3-2-1　胃窦部溃疡
胃窦部溃疡,边缘隆起,质硬

图 3-2-2　胃窦部溃疡镜下改变
淡蓝色黏液湖中漂浮着圆形或卵圆形的印戒细胞,胞质淡染,核被挤压至胞体一侧,形似印戒状

【思考题】

(1)请同学们做出病理诊断?

(2)胃镜发现胃窦部有一个溃疡性病灶,根据所学的知识考虑有哪些疾病的可能?如何鉴别和确诊?

(3)患者为何出现黑色柏油样大便?

4. PBL 教学法的意义

激发学生的学习兴趣,PBL教学法以解决实际问题为出发点,可以使学生将实际问题与病理学基础理论知识紧密联系起来。在PBL教学过程中,培养学生交流的能力,每位学生都要参与问题的分析和讨论,要学会聆听别人的意见、发表自己的见解,当观点不一致时要学会交流与互动。培养学生收集和评价信息及解决问题的能力,PBL教学法改变了传统教学法中学生对教师的依靠,培养学生独立观察、发现、分析和解决问题的能力。培养学生的团队合作精神,无论学生以后从事何种工作,均需要他们具备较强的团队合作能力,PBL教学法正是以小组同学为单位实施教学。小组中的每位成员既能陈述自己的观点,又能通过互相讨论交流来达成一致,真正体现学生间的团队合作精神。

二、临床病理讨论(CPC)

CPC(clinic-pathological conference, CPC)是临床医生和病理医生共同对临床死亡病例的尸体解剖检查结果与生前诊断及其治疗过程进行对比分析,以吸取经验教训的专题学术会议。

1. CPC 教学过程

(1) 选取病例:我们在实验课教学过程中,根据相关章节的内容适当选取临床尸体解剖的典型病例。在选取病例时,注重病理学知识的分析,对于比较难理解的临床知识要做出解释,避免学生将注意力转移到临床症状资料的探讨。

(2) 采用"临床病理讨论会"的方式:将学生分成几组,授课前几天给每组学生发放病例资料。

(3) 学生运用所学的知识围绕病例进行思考、分析、归纳和推理,充分预备,并制作多媒体课件。

(4) 在授课中先要求学生以小组为单位发言,提出各自的主要观点及其依据。通常每组派一名同学主要发言,其他同学补充。在此过程中,其他组的同学如有不同意见可随时提出,同学之间展开讨论。

(5) 在同学们讨论的过程中,教师不急于做出判定,必要时可对讨论加以引导。待同学们完成发言后,老师再对其进行归纳,总结并对病例具体分析,在此过程中完成课堂内容的讲述或复习。

2. 教学实例

在学习了心血管系统疾病后,教师首先请同学们仔细阅读一份死亡病例的临床资料及病理解剖所见,然后提出问题:患者为什么会出现心慌、气促、吐血色泡沫状痰、颈静脉怒张、黄疸及心尖区和主动脉瓣区杂音等这些症状和体征,然后学生分小组学习,查阅相关临床、病理资料,并联系相关学科知识,写出各脏器病理诊断及分析死亡原因,并用器官的病理变化解释各临床表现。

【病例二】

患者:吴××,男,26岁,湖北黄陂人,务农,未婚。

现病史:患者于9岁时即发现有"心脏病",但一直能从事劳动,至2008年后,因心慌、气促而不能劳动。2009年元月中旬开始,在轻活动后也心慌、气喘伴咳嗽,曾在乡镇卫生院治疗三天,症状无改善。三月初哮喘、心慌更甚,不能平卧,曾咳血色泡沫状痰。入院前一周,食欲差,皮肤发黄,尿少、黄褐色,遂于2009年3月15日入院。

体格检查:T 36℃,P 82次/分,BP 110~90/70mmHg,消瘦,巩膜、皮肤黄染,端坐位,极度呼吸困难,颈静脉怒张,肝颈反流征阳性,两肺广泛湿啰音,以左肺较甚,心尖搏动弥散,心界向左下扩大至第5肋间腋前线,心尖区有舒张期震颤,可闻Ⅲ~Ⅳ级收缩期杂音及低调雷鸣样舒张期杂音,主动脉瓣区有Ⅱ~Ⅲ级舒张期杂音,肝于剑突下四横指,质中等硬度,轻压痛。

实验室检查:血红蛋白92g/L,红细胞3.08×10^{12}/L,白细胞10.3×10^9/L,中性粒细胞0.79,淋巴细胞0.21,血清谷丙转氨酶GPT 220U(正常参考值:血红蛋白120~160g/L,红细胞(4.0~5.0)$\times10^{12}$/L,白细胞(4~10)$\times10^9$/L,中性粒细胞0.50~0.70,淋巴细胞0.20~0.40,GPT<40U)。入院后,经强心、利尿、控制感染等治疗无效,患者于2009年3月19日死亡。

临床诊断:

(1) 风湿性心脏病,联合瓣膜缺损、心脏扩大、心衰Ⅲ级。

(2) 心源性黄疸(黄疸型肝炎待排)。

（3）肺栓塞待排。

病理解剖所见：

心脏：重800g,左心明显肥大,左心室肌壁厚2cm,心腔高度扩张。二尖瓣增厚,腱索增粗、缩短(图3-2-3)。主动脉瓣增粗,有粗大、不规则的疣赘物,易于脱落。左心耳内有白色固体质块附着。

镜下：左心室肌壁内及左室乳头肌间的血管周围见少数陈旧性风湿小体的瘢痕。

心内膜纤维性增厚,内膜及外膜中有少许风湿细胞及淋巴细胞散在(图3-2-4)。

自行观察左心耳切片。

肺：高度淤血水肿,镜下：肺泡腔大量心衰细胞,肺泡壁血管扩张、淤血明显。

肝：1360g,24cm×16cm×17cm,质地较硬,切面呈红黄相间的网状。

脾：260g,15cm×3cm×11cm,切面淤血,见一处出血性梗死灶。

肾：左：240g,12cm×4.5cm×5.5cm,右：210g,12.5cm×3.5cm×6cm。表面可见不规则凹陷,切面见病灶呈楔形,尖端指向肾门,灰白色。

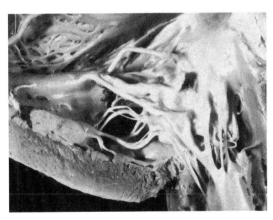 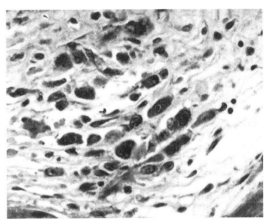

图 3-2-3　心瓣膜病　　　　　　　　　　图 3-2-4　风湿小体

二尖瓣增厚、有瘢痕,腱索增粗、缩短　　　心肌间质中可见风湿细胞及淋巴细胞

【思考题】

（1）试作出各脏器的病理诊断,并请根据大体所见考虑肝、肾器官显微镜下可能见到的病理改变。

（2）本病心力衰竭是怎样发生的？

（3）各种临床症状是如何发生的？其病变基础是什么？

（4）试分析此病人的死因。

在学习了消化系统疾病后,教师给出一个亚急性重型肝炎过渡为坏死后性肝硬化,最后患者发生肝功能衰竭致死的尸解病例,让学生先仔细阅读临床资料及病理解剖所见,然后提出问题：患者为什么会先出现黄疸、纳差、厌油、恶心、乏力等这些症状和体征,之后又出现神志恍惚、精神失常,最后患者出现昏迷死亡？接着学生分小组学习,查阅相关临床、病理资料,并联系相关学科知识,写出病理诊断和分析死亡原因,并用器官的病理变化解释各临床表现。学生们通过自学及相互讨论,进一步理解亚急性重型肝炎肝细胞大片坏死过渡为坏死后性肝硬化,最终导致肝功能衰竭的发生机制及产生的一系列临床表现。

【病例三】

患者:李××,男性,38 岁,湖南人,工人。

主诉:尿黄、纳差、乏力 3 个月。眼黄、乏力、纳差已 21 天,腹胀,烦躁已 10 天。

现病史:患者于 2003 年元月上旬发现尿黄如茶色,并有上腹饱胀,食欲减退,全身无力,厌油食、恶心、体力减退,但尚能勉强工作。近 21 天来发现巩膜、皮肤发黄,小便深黄色,大便呈陶土色。入院前 10 天腹胀加剧,三天来神志恍惚,精神失常,遂由县人民医院于 2003 年 5 月 14 日急诊转入 XX 医学院附二医院。

体格检查:重病容,神志不清,T 36.4℃,P 96 次/分,BP 106/60mmHg,巩膜、皮肤明显黄染。心、肺无特殊发现。

心电图示心肌受损。

住院经过:患者入院后一直处于昏迷状态,于 5 月 14 日查血,血氨 152 μmol/L,CO_2 结合力 24.7mmol/L。K^+ 3.1mmol/L,Na^+ 114mmol/L,Cl^- 90mmol/L。查肝功能:血清谷丙转氨酶 GPT 596U,血清总胆红素 265 μmol/L (正常参考值:血氨 18～72 μmol/L,GPT<40U,血清总胆红素 1.7～17.1μmol/L)。5 月 16 日早晨突然呼吸表浅,呼吸道及口腔出现大量咖啡样液,血压 30/0mmHg,瞳孔散大,对光反射消失,经抢救无效,于 2003 年 5 月 16 日上午 4 点 20 分死亡(住院三天)。

病理解剖检查:

死者身长 179 cm,营养情况尚好,发育正常,皮肤无出血点,皮肤及巩膜深度黄染,下肢凹陷浮肿。

腹腔内深黄色透明清液 4500ml。

肝脏:肉眼观肝体积缩小,被膜皱缩,黄绿色。表面及切面可见弥漫、大小不等的结节(图 3-2-5)。低倍镜下观察:正常肝小叶结构消失,为大小悬殊的肝细胞结节(即假小叶)所取代,假小叶形态各异,小结节内无中央静脉,大结节内可见数个中央静脉甚至汇管区。高倍镜下观察:结节内肝细胞排列紊乱,可见较明显的肝细胞空泡变性、脂肪变性、淤胆及坏死。假小叶间纤维间隔宽而不均匀,内有明显的炎症细胞浸润,胆管及假胆管增生,假胆管为索状排列的两排立方形细胞,无管腔(图 3-2-6)。

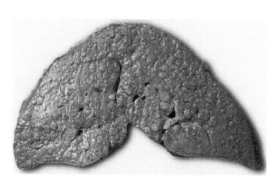

图 3-2-5 坏死后性肝硬化

肝体积缩小,被膜皱缩,黄绿色。表面及切面可见弥漫、大小不等的结节

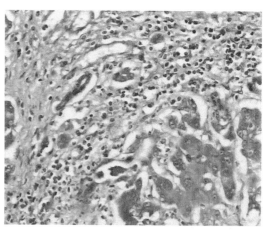

图 3-2-6 坏死后性肝硬化(高倍)

肝细胞排列紊乱,可见肝细胞脂肪变性、淤胆及坏死。纤维间隔宽而不均匀,内有明显的炎症细胞浸润,胆管及假胆管增生

食管:食管下段静脉轻度曲张,黏膜面有出血斑。

脾脏:155g,淤血。

脑:重 1265g,呈脑水肿改变,有小脑扁桃体疝形成。

肾脏:两侧共重 360g,切面暗红,带黄绿色。镜下见肾曲小管内明显胆汁淤积,上皮细胞变性、坏死。

肺脏:肺尖部有局灶性肺结核病灶,其余肺组织切片上可见部分支气管管腔及周围肺泡内有大量中性粒细胞渗出。

【思考题】

(1) 根据临床病史及病理检查,确定诊断,并提出诊断依据。

(2) 病人有无肝硬化? 如果有,它是怎样发生发展的?

(3) 根据病变解释患者临床症状发生机制。

3. CPC 教学的意义

这种以讨论为主的教学模式,通过实际案例分析调动学生综合运用已掌握的知识,有针对性地解决临床实际问题,既可激发学生对疾病发生发展规律的探求欲,培养学生发现问题、分析问题、解决问题的能力,又可将所学的知识有机地联系起来。这种能力的培养,是病理学实验课程中的重要环节,也是医学本科阶段教学的重要目标之一。此外,由于学生在预备临床病理讨论时,要查阅大量资料加以分析判定,这对强化已有知识、扩大知识面起到了积极作用。

三、展　　望

病理学教学不仅要给学生建立起病理学的基本概念、基本理论、基本技能,还应培养学生初步的临床思维能力。所以在病理学实验课中积极尝试 PBL 教学法和 CPC 教学法,并通过临床病例阐释病理诊断的地位与作用,并通过病理学实验课教学方法的改革与探索,使医学生不仅能把握系统的病理学理论知识和实践技能,还能获得独立的学习和更新知识的能力,为培养整体素质高、综合能力强的临床医生,发挥病理学理论与实践教学的优势与作用。这些改革同时也给教师提出了更高的要求,例如备课时注重临床典型病例的收集以及如何组织好一堂临床病理讨论。在 PBL 和 CPC 教学中,学生会不断地向教师提问,有时提出的问题有一定难度,这就促使教师在课前要认真预备,查阅有关资料。由此促使教师不断从深度和广度上更新知识,并且除了要把握病理学的知识,还要把握临床及相关学科知识,这样才能在讨论中对学生的不同观点给予适当评价。同时要求教师善于倾听学生的各种看法,愿意与持有不同观点的学生讨论问题,鼓励学生要有独立见解,培养学生严谨科学的治学态度。

(程爱兰　甘润良)

第四篇　研究性实验的设计

第一章　人类疾病的动物模型

人类疾病的动物模型（animal model of human diseases）是指各种医学科学研究中建立的具有人类疾病模拟表现的动物。动物疾病模型主要用于实验病理学和实验治疗学（包括新药筛选）研究。人类疾病的发生发展十分复杂，以人本身作为实验对象来探讨疾病发生机制，推动医学的发展缓慢，临床积累的经验不仅在时间和空间上都存在局限性，而且许多实验在道义上和方法上也受到限制。而借助于动物模型的间接研究，可以有意识地改变那些在自然条件下不可能或不易排除的因素，以便更准确地观察模型的实验结果；并与人类疾病进行比较研究，有助于更方便、更有效地认识人类疾病的发生发展规律，可以对疾病的防治措施进行研究试验。

一、人类疾病动物模型的分类

（一）按产生原因分类

1. 实验性或诱发性动物模型（experimental or induced animal models）

诱发性动物模型是通过物理、生物、化学等致病因素的作用，人为地诱发出具有类似人类疾病特征的动物模型。如阻断犬的冠状动脉分支复制出心肌梗死模型；用化学致癌物亚硝胺类物质诱发肿瘤；以柯萨奇 B 病毒复制小鼠、大鼠、猪的心肌炎模型等。

诱发性动物模型制作方法简便，实验条件容易控制，重复性好，在短时间内可诱导出大量疾病模型，广泛用于药物筛选、毒理、传染病、肿瘤、病理机制的研究。但诱发性动物模型是通过人为限定方式而产生的，多数情况下与临床所见自然发生的疾病有一定差异，况且许多人类疾病目前还不能用人工诱发的方法复制，因而又有一定的局限性。

2. 自发性动物模型（naturally occuring or spontaneous animal models）

自发性动物模型是取自动物自然发生的疾病，或由于基因突变的异常表现通过定向培育而保留下来的疾病模型。如大鼠的结肠腺癌、肝细胞癌模型，家犬的基底细胞癌、间质细胞癌模型等十余种。突变系的遗传性疾病很多，可分为代谢性疾病、分子性疾病、特种蛋白合成异常性疾病等。这类疾病的发生在一定程度上减少了人为因素，更接近于人类疾病，因此近年来十分重视对自发性动物疾病模型的研发。

3. 抗疾病型动物模型（negative animal models）

抗疾病型动物模型是指特定的疾病不会在某种动物身上发生，因而可以用来探讨为何这种动物对疾病有天然的抵抗力。如：哺乳类动物均易感染血吸虫，而居住洞庭湖流域的东方田鼠（orient hamster）却不易感染血吸虫。因此，可用于血吸虫感染和抗病机制的研究。

4. 生物医学动物模型（biomedical animal models）

生物医学动物模型是指利用健康动物固有的生物学特征来提供人类疾病相似表现的动物模型。例如：兔甲状旁腺分布比较分散、位置不固定，摘除甲状腺不影响甲状旁腺功能，是摘除甲状腺实验较理想模型；鹿的正常红细胞是镰刀形的，多年来用于镰刀形红细胞贫血的研究。但这类动物模型与人类疾病存在一定的差异，研究人员在使用这类动物模型时应加以分析比较。

（二）按系统范围分类

1. 疾病的基本病理过程动物模型

这类动物疾病模型是指各种疾病共同性的一些病理变化过程的模型。致病因素在一定条件下作用于动物，使动物组织、器官或全身造成一定病理损伤，出现各种功能、代谢和形态结构的变化，其中有些变化不是各种疾病所特有的一些变化，而是各种疾病都可能发生的，如发热、缺氧、水肿、炎症、休克、弥散性血管内凝血、电解质紊乱、酸碱平衡障碍等，我们称之为疾病的基本病理过程。

2. 各系统疾病动物模型

是指与人类各系统疾病相应的动物模型。如心血管、呼吸、消化、血液、泌尿、生殖、内分泌、神经、运动等系统疾病模型，还包括各种传染病、寄生虫病、地方病、维生素缺乏病、物理损伤性疾病、职业病和化学中毒性疾病的动物模型。

（三）按模型种类分类

疾病模型的种类包括整体动物、离体器官和组织、细胞株模型。整体动物模型是常用的疾病模型，也是研究人类疾病常用的手段。

二、动物模型的设计原则

医学科研设计中常要考虑如何建立动物模型的问题，因为很多阐明疾病发生及疗效机制的实验不可能或不应该在病人身上进行。需要依赖于动物模型，但一定要进行周密设计，设计时应遵循下列原则。

（一）相似性

在动物身上复制人类疾病模型，目的在于从中找出可以推广（外推）应用于病人的有关规律。外推法（extrapolation）要冒风险，因为动物与人毕竟不是一种生物。例如在动物身上无效的药物不等于临床无效，反之亦然。因此，设计动物疾病模型的一个重要原则是，所复制的模型应尽可能近似于人类疾病的情况。

复制模型时必须强调从研究目的出发，熟悉诱发条件、宿主特征、疾病表现和发病机理，即充分了解所需动物模型的全部信息，分析是否能得到预期的结果。例如诱发动脉粥样硬化时，草食类动物兔需要的胆固醇剂量比人高得多，而且病变部位并不出现在主动脉弓；病理表现为纤维组织和平滑肌增生为主，可有大量泡沫样细胞形成斑块，这与人类的情况差距较大。因此要求研究者懂得，各种动物所需的诱发剂量、宿主年龄、性别和遗传性状等对实验的影响，以及动物疾病在组织学、生化学、病理学等方面与人类疾病之间的差异。为了增加所复制动物疾病模型与人类疾病的相似性，应尽量选用对人类疾病敏感的动物模型，避免选用与人类对应器官相似性很小的动物疾病作为模型材料。

能够找到与人类疾病相同的动物自发性疾病当然最好。例如日本人找到的大白鼠原发性高血压就是研究人类原发性高血压的理想模型，老母猪自发性冠状动脉粥样硬化是研究人类冠心病的理想模型；狗类自发性风湿性关节炎与人类幼年型类风湿性关节炎十分相似，也是一种理想模型，等等。

与人类完全相同的动物自发性疾病模型毕竟不可多得，往往需要人工加以复制。为了尽量做到与人类疾病相似，首先要注意动物的选择。例如，小鸡最适宜做高脂血症的模型，因为它的血浆三酰甘油、胆固醇以及游离脂肪酸水平与人十分相似，低密度和极低密度脂蛋白的脂质构成也与人相似。其次，为了尽可能做到模型与人类相似，还要在实践中对方法不断加以改进。例如结扎兔阑尾血管，固然可能使阑尾坏死穿孔并导致腹膜炎，但这与人类急性梗阻性阑尾炎合并穿孔和腹膜炎不一样,如果给兔结扎阑尾基部而保留原来的血液供应,由此引起的阑尾穿孔及腹膜炎与人的情况相似,因而是一种比较理想的方法。

如果动物模型与临床情况不相似,在动物身上有效的治疗方案就不一定能用于临床,反之亦然。例如,动物内毒素性休克(endotoxin shock,单纯给动物静脉输入细菌及其毒素所致的休克)与临床感染性(脓毒性)休克(septic shock)不完全一样,因此对动物内毒素性休克有效的疗法长期以来不能被临床医生所采用。现在有人改向结扎胆囊动脉和胆管的动物胆囊中注入细菌,复制人类感染性休克的模型,认为这样动物既有感染又有内毒素中毒,就与临床感染性休克相似。

为了判定所复制的模型是否与人相似,需要进行一系列的检查。例如有人检查了动脉压、脉率、静脉压、呼吸频率、动脉血 pH、动脉氧分压和二氧化碳分压、静脉血乳酸盐浓度以及血容量等指标,发现一次定量放血法造成的休克模型与临床出血性休克十分相似,因此认为此法复制的模型是一种较理想的模型。

(二) 重复性

理想的动物模型应该是可重复的,甚至是可以标准化的。例如用一次定量放血法可百分之百造成出血性休克,百分之百死亡,这就符合可重复性和达到了标准化要求。又如用狗做心肌梗死模型照理很合适,因为它的冠状动脉循环与人相似,而且在实验动物中它最适宜做暴露心脏的剖胸手术,但狗结扎冠状动脉的后果差异太大,不同狗同一动脉同一部位的结扎,其后果很不一致,无法预测,无法标准化。相反,大小白鼠、地鼠和豚鼠结扎冠状动脉的后果就比较稳定一致,可以预测,因而可以标准化。

为了增强动物模型复制时的重复性,必须在动物品种、品系、年龄、性别、体重、健康情况、饲养管理;实验及环境条件,季节、昼夜节律、应激、室温、湿度、气压、消毒灭菌;实验方法步骤;药品生产厂家、批号、纯度规格、给药剂型、剂量、途径、方法;麻醉、镇静、镇痛等用药情况;仪器型号、灵敏度、精确度;实验者操作技术熟练程度等方面保持一致,因为一致性是重现性的可靠保证。

(三) 可靠性

复制的动物模型应该力求可靠地反映人类疾病特征,即可特异地、可靠地反映某种疾病或某种机能、代谢、结构变化,应具备该种疾病的主要症状和体征,经化验或 X 线照片、心电图、病理切片等证实。若易自发地出现某些相应病变的动物,就不应加以选用,易产生与复制疾病相混淆的疾病者也不宜选用。例如铅中毒可用大白鼠做模型,但有缺点,因为它本身容易患动物地方性肺炎及进行性肾病,后者容易与铅中毒所致的肾病相混淆,不易确定该肾病是铅中毒所致还是它本身的疾病所致。用蒙古沙土鼠就比较容易确定,因为一般只有铅中毒才会使它出现相应的肾病变。

(四) 适用性和可控性

供医学实验研究用的动物模型,在复制时,应尽量考虑到今后临床应用和便于控制其疾病的发展,以利于研究的开展。如雌激素能终止大鼠和小鼠的早期妊娠,但不能终止人的妊娠。因此,选用雌激素复制大鼠和小鼠终止早期妊娠的模型是不适用的,因为在大鼠和小鼠筛选带有雌激素活性的药物时,常常会发现这些药物能终止妊娠,似乎是有效的避孕药,但一旦用于人并不成功。所以,如果知道一个化合物具有雌激素活性,用这个化合物在大鼠或小鼠观察终止妊娠的作用是没有意义的。又如选用大小鼠作实验性腹膜炎也不适用,因为它们对革兰阴性细菌具有较高的抵抗力,不容易造成腹膜炎。有的动物对某致病因子特别敏感,极易死亡,也不适用。如狗腹腔注射粪便滤液引起腹膜炎很快死亡(80%在 24h 内死亡),来不及做实验治疗观察,而且粪便剂量及细菌菌株不好控制,因此不能准确重复实验结果。

（五）易行性和经济性

在复制动物模型时,所采用的方法应尽量做到容易执行和合乎经济原则。灵长类动物与人最近似,复制的疾病模型相似性好,但稀少昂贵,即使猕猴也不可多得,更不用说猩猩和长臂猿。幸好很多小动物如大小鼠、地鼠、豚鼠等也可以复制出十分近似的人类疾病模型。它们容易做到遗传背景明确,体内微生物可加控制、模型性显著且稳定,年龄、性别、体重等可任意选择,而且价廉易得、便于饲养管理,因此可尽量采用。除非不得已或一些特殊疾病(如痢疾、脊髓灰质炎等)研究需要外,尽量不用灵长类动物。除了在动物选择上要考虑易行性和经济性原则外,而且在模型复制的方法上、指标的观察上也都要注意这一原则。

（六）正确地评估动物疾病模型

一个理想的疾病动物模型应具有以下特点:①能再现所要研究的疾病,即动物疾病表现与人类疾病相似。②动物可重复产生该疾病。③动物背景资料完整,等级合格,生命周期能满足实验需要。④动物要廉价、来源充足、便于运送。⑤尽可能选用小动物。如果复制重现率不高或一种方法可复制出多种模型,无专一性,也会降低该模型的价值。

但是,没有一种动物模型能完全复制人类疾病真实情况,动物毕竟不是人体的缩影。模型实验只是一种间接性研究,只可能在一个局部或几个方面与人类疾病相似。因此,模型实验结论的正确性只是相对的,最终必须在人体身上得到验证。复制过程中一旦出现与人类疾病不同的情况,必须分析其分歧范围和程度,找到相平行的共同点,正确评估哪些是有价值的。

三、常用动物模型的举例和复制方法

（一）空气栓塞动物模型

1. 实验原理

兔静脉空气栓塞模型是医学研究中常用的一种动物模型。注射的空气进入耳缘静脉以后,迅速到达右心,由于心脏的收缩和舒张,从而将空气和血液搅拌成大量的泡沫血,当心肌收缩时可阻塞肺动脉出口导致猝死[使血液不能到达肺部进行气体交换,从而使机体缺氧→活动增多(烦躁),呼吸加深加快予以代偿→由于是泡沫血→缺氧继续存在→活动减弱,嘴唇发绀,最终致死]。

2. 实验动物

选用日本大耳白兔(本校实验动物中心提供)3只,体重1.5~2.5kg,雌雄不限,其中1只作阴性对照。

3. 操作步骤

首先观察大耳白兔正常情况下的呼吸、活动、口唇黏膜颜色等;实验组从兔耳缘静脉注射空气10ml,10~15秒内注射完成;阴性对照组从兔耳缘静脉注射生理盐水10ml,采取缢死的方法。观察并记录家兔在此期间的呼吸、口唇、瞳孔、精神状态以及四肢肌张力等指标的变化。待家兔呼吸停止后立即对其进行解剖,观察其心、肺等脏器的变化。并剪开心包,观察左、右心有无泡沫状血液,在胸腔内注入水使之淹没心脏,先后剪开左、右心房,观察有无气泡逸出。

4. 结果

(1)注射空气后家兔的表现(表4-1-1):在开始注射气体2~6s后,可听到明显"水泡音",持续3~6s。注射完后5~10s兔瘫倒于实验台上,呼吸急促,心跳加快,并开始挣扎,持续约10~30s。继而活动减弱,嘴唇发绀→全身抽搐→死亡。

(2)剖胸后心腔内的改变(表4-1-2):右心房内有泡沫状血液,剪开右心房后有气泡逸出。

表 4-1-1　家兔经静脉注射空气后的表现		
	注射空气前	注射空气后
活动状态		
呼吸频率		
嘴唇颜色		
瞳孔大小		
抽搐		
大小便失禁		

表 4-1-2　家兔死亡后心腔的改变		
	左心	右心
心房内泡沫状血液		
心室内泡沫状血液		

（二）腹腔注射大肠埃希菌复制腹膜炎动物模型

1. 实验原理

炎症是具有血管系统的生活机体对损伤因子所发生的、以防御为主的反应。病原微生物感染（如细菌、病毒）是引起炎症最常见的原因。炎症发生时,常有血管扩张充血、通透性增加等血管反应,因而造成液体和炎症细胞的渗出。炎症的基本病理变化包括变质、渗出、增生。

2. 实验动物

选用健康家兔(本校实验动物中心提供)1 只,体重 1.5~2.5kg,雌雄不限。

3. 操作步骤

（1）家兔仰卧固定,常规备皮及皮肤消毒。

（2）采用戊巴比妥钠(30mg/kg)或硫喷妥钠(10~12mg/kg)耳缘静脉注射麻醉。

（3）切开腹壁,暴露腹腔,注意止血。

（4）腹膜注射 0.5~1.0ml 超广谱 β-内酰胺酶大肠埃希菌(浓度为 $4×10^9$cfu/ml),关闭腹腔。

（5）术后三天处死家兔,观察腹腔病变并记录结果

1）腹腔内是否有液体渗出,并描述其性状。

2）腹腔血管扩张状态。

3）将病变处腹膜取材,制成石蜡切片、常规 HE 染色。镜下观察腹膜病理改变(包括小血管扩张和炎症渗出、炎症细胞类型)。

（三）化学诱变剂(MNNG)诱发胃癌动物模型

1. 实验原理

N-硝基-N´-甲基-N-亚硝基胍(MNNG)是一种化学诱变剂,其同类物在自然界广泛存在,可以替代自然界中的亚硝酸胺类化合物来研究其在肿瘤发生中的作用。我们病理学教研室/肿瘤研究所采用 MNNG(Sigma 公司产品 M-7629),成功诱发了 Wistar 大白鼠胃癌发生模型。

2. 实验动物

Wistar 大白鼠 80 只,体重 120~200g,雄性。实验动物随机编号,全部分笼喂养,每笼 1 只,颗粒饲料喂养,饮用自来水。

3. 操作步骤

（1）实验动物分组:实验组 60 只,连续编号 1~60;阴性对照组 20 只,编号 61~80。

（2）给药:以下两种方法均可诱发胃癌

1）"连续定量限期"给药法:MNNG 加 0.4% 吐温-80 和蒸馏水配制成 500μg/ml 溶液,实验组采用"连续定量限期"给药法,每日 5ml,动物自饮,持续饮用 55 周。阴性对照组不给 MNNG。

2）灌胃法:每日灌胃前先将 MNNG 溶液配成 80mg/ml 的 DMSO(AR)溶液,再用生理盐水稀释 100 倍后使用。灌胃前将动物空腹 2hr,用 1ml 注射器给实验组动物 MNNG 溶液灌胃,每次每只大鼠 1ml,每日 1 次,连续 10 天。

（3）病变观察：实验动物55周后全部处死，4%甲醛溶液预固定后沿胃大弯剪开，平铺于标本台上，肉眼和放大镜观察其大体改变，然后绘图或照相，取材一般按0.2~0.4cm宽度，沿胃长轴平行剪取胃壁组织（包括前胃和腺胃）8~12条，按顺序编号，4%甲醛溶液固定，制成石蜡切片、常规HE染色。其他脏器常规检查。

（4）胃黏膜主要病变的诊断标准

1）腺瘤性增生：腺体过度增生伴轻度细胞异型性，向表面外生性生长呈息肉状或向黏膜下内生性生长形成孤立的腺瘤病灶。

2）不典型增生：增生的腺体大小形状不一，圆形、椭圆形或不规则形，排列紧密而杂乱（图4-1-1）。腺上皮为立方形或柱状，胞质嗜碱性，核大，圆形、椭圆形或棒状，深染或空泡状，位于胞体中央或上部，可见嗜酸性核仁，核分裂较多，按异型性程度又分轻、中、重度（图4-1-2）。

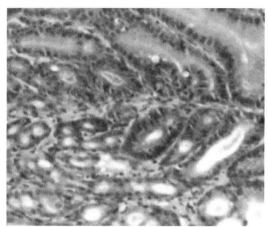

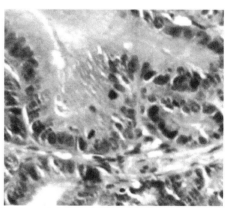

图4-1-1 大鼠胃黏膜不典型增生（低倍）
增生的腺体大小形状不一，圆形、椭圆形或不规则形，排列紧密而杂乱

图4-1-2 大鼠胃黏膜轻-中度不典型增生（高倍）
腺上皮为立方形或柱状，核大深染，圆形、椭圆形或棒状，位于胞体中央或上部，核分裂较多

3）腺癌：包括早期癌（黏膜内癌与早期浸润癌），伴有明显细胞异型性的腺体过度增生，占据黏膜全层或破坏黏膜肌者为黏膜内癌，若穿过黏膜肌层侵入黏膜下则为早期浸润癌（图4-1-3，图4-1-4），而癌性腺体侵犯肌层或浆膜层为浸润癌。

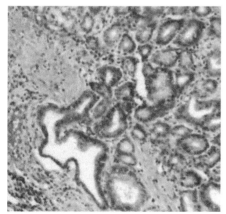

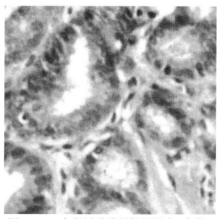

图4-1-3 大鼠胃黏膜早期浸润癌（低倍）
异型增生的腺体穿过黏膜肌层侵入黏膜下层

图4-1-4 大鼠胃黏膜早期浸润癌（高倍）
腺癌细胞明显异型性，核大深染，圆形、椭圆形或棒状，位于胞体中央或上部，核发裂较多

（5）统计学分析：采用 t 检验。

4. 结果

MNNG 诱发大鼠胃腺癌,胃黏膜异型增生和慢性萎缩性胃炎可从局灶性到广泛性大片存在(表 4-1-3)。

表 4-1-3　MNNG 诱发 Wistar 大鼠胃腺癌等病变的发生率

有效动物数	腺癌(%)		腺瘤性增生(%)	不典型增生(%)		
	早期癌	浸润癌		轻度	中度	重度
实验组自然死亡						
阴性对照组自然死亡						
实验组 55 周处死						
阴性对照 55 周处死						

5. 造模评价

用化学致癌物 N-硝基-N'-甲基-N-亚硝基胍(MNNG)诱发 Wistar 大鼠胃癌,可观察到大鼠腺胃黏膜上皮癌变过程的各阶段病理改变。采用"连续定量限期"给药法,具有操作简单、诱癌率高等优点,但不易定量,给药期较长。采用灌胃法具有致癌物用量小、易定量、给药期短和不易污染环境等优点。

(四) 人胃癌裸鼠移植瘤动物模型

1. 实验原理

裸小鼠先天无胸腺,属免疫缺陷动物,由于其细胞免疫功能丧失,这种动物能接受同种或异种组织移植。胃癌细胞株具有成瘤性,因此采用人胃癌细胞株移植在裸小鼠体内可以形成肿瘤。

2. 动物饲养

6~8 周龄,体重 20g 左右的 BALB/c 裸小鼠饲养在空气洁净层流架内(SPF 级),雌雄兼用。室内恒温、恒湿、定期消毒,在无菌操作下定期更换笼具、垫料、饮用水和标准饲料。层流架内环境满足 SPF 要求。

3. 操作步骤

(1) 细胞培养:人胃癌细胞株为 MGC 803 和 SGC 7901,细胞用含 10% 小牛血清、10^5 U/L 青霉素和 0.1 g/L 链霉素的 RPMI 1640 培养液,在 37℃、5% CO_2 的培养箱中培养。

(2) 胃癌细胞裸鼠皮下接种和移植瘤的形成观察:待体外培养的人胃癌细胞生长至对数生长期,倾去培养液,用 PBS 洗 2 遍后,加入少量 0.25% 胰酶 EDTA 消化液,细胞脱壁成单细胞后,收集细胞,并用 PBS 再洗 2 遍,最后用无血清的 RPMI 1640 制成 10^9/L 的单细胞悬液。裸小鼠后背部用 75% 乙醇溶液消毒 2 次,将 0.3ml 细胞悬液注于其右侧皮下(4.5 号针头),压迫 3min。左侧注射 0.3ml 无血清的 RPMI 1640 作为阴性对照。每株癌细胞分别接种 4 只裸小鼠。接种术后观察肿瘤形成情况,并记录局部肿瘤生长时间,肿瘤体积,待肿瘤过大或动物过于消瘦、濒临死亡时处死解剖。第 2 周起每周测量肿瘤直径,按下列方法计算肿瘤倍增时间(DT)。DT $= (\ln 2\Delta t)/\ln(V_2/V_1)$,$V_1$、$V_2$ 分别是前后两次测量的体积,Δt 是两次测量的时间间隔。第 4 周以颈椎脱臼法处死全部裸小鼠,解剖瘤体,称重,同时取原发瘤周围组织及裸鼠心、肝、肺、脾、肾、胃、淋巴结等,福尔马林溶液固定,石蜡包埋切片,HE 染色后光镜检查。观察肿瘤在局部的生长特性和侵袭程度,同时检查是否有淋巴结转移。

(3) 统计方法:处理组与对照组比较用 t 检验,细胞株之间比较用方差分析。

4. 结果

（1）移植瘤生长特征：2株胃癌细胞裸小鼠皮下移植成瘤率均较高（图4-1-5），但移植瘤形成的潜伏期及肿瘤倍增时间有所不同（表4-1-4）。

表 4-1-4　胃癌细胞裸小鼠移植瘤的生长特征

组别	动物数	成瘤率（%）	潜伏期 d	倍增时间 d	瘤重/瘤体积
MGC803 细胞接种组	4				
SGC7901 细胞接种组	4				

（2）移植瘤解剖结果：移植瘤表面高低不平（图4-1-6），呈结节状，切面灰白色，质地中等，中央可见坏死。大部分移植瘤边界较清楚，少数移植瘤与皮下肌肉组织和皮肤有粘连。

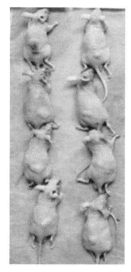

图 4-1-5　裸小鼠皮下移植瘤

2株胃癌细胞裸小鼠皮下移植成瘤率均为100%

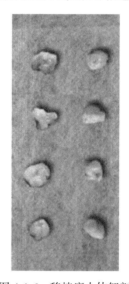

图 4-1-6　移植瘤大体解剖

移植瘤表面高低不平，呈结节状切面灰白色，质地较硬

（五）肝纤维化与肝硬化动物模型

1. 实验原理

四氯化碳（CCl_4）是使用最早、应用最广泛的肝纤维化诱导剂，其诱导肝脏损害的机制主要是共价结合脂质过氧化和细胞内钙稳态失调。乙醇是酶的诱导剂，可以增强四氯化碳的毒性作用。当乙醇进入肝细胞后，在乙醇脱氢酶及微粒体氧化系统共同作用下，氧化为乙醛，再进一步氧化为乙酸，在此过程中，辅酶I转变为还原型辅酶I，抑制了线粒体内正常的三羧酸循环过程，且乙醇可以直接损伤线粒体，增加细胞的氧耗量，上述改变使脂肪酸氧化减少、合成增加超过了肝脏的处理能力，三酰甘油在肝内堆积导致肝细胞脂肪变。因此，四氯化碳与乙醇联合应用可以促进肝硬化的形成。

2. 实验动物

纯系SD雄性大鼠90只，体重180~210g，按清洁级标准饲养，普通颗粒饲料及葵花籽喂养。将实验动物分成3组，每组30只。1组大鼠为对照组：橄榄油溶液组；2组大鼠：四氯化碳橄榄油溶液诱导肝硬化组；3组大鼠：四氯化碳橄榄油溶液+乙醇溶液诱导肝硬化组。

3. 材料和试剂

四氯化碳购自广东汕头西陇化工厂，1%硫喷妥钠为上海新亚制药厂产品，市售品牌白酒，市售橄榄油。

4. 操作步骤

（1）肝硬化动物模型的制作：1组按0.3ml/100g体重给予橄榄油溶液皮下注射，每周2次，连续12周，普通饲料及葵花籽加清水喂养。2组大鼠按0.3ml/100g体重给予40%四氯化碳橄榄油溶液，双下肢轮流皮下注射，每周2次，连续12周，给予普通颗粒饲料及葵花籽和清水喂养。3组大鼠按0.3ml/100g体重给予40%四氯化碳橄榄油溶液2周，2周后改为50%四氯化碳橄榄油溶液，应用2周，从第5周改为60%四氯化碳橄榄油溶液，应用4周，双下肢轮流皮下注射，每周2次。第1、2周给予5%乙醇溶液作为饮用水，第3、4周给予10%乙醇溶液作为饮用水，第5~8周给予20%乙醇溶液作为饮用水（乙醇溶液由上述白酒加蒸馏水配制）。共诱导8周，给予普通颗粒饲料混合猪油及葵花籽喂养，同时每周监测大鼠体重变化。

（2）门静脉压力的测定及病理组织学检查：第3组大鼠8周后、1组大鼠和2组大鼠12周后，用1%硫喷妥钠50mg/kg腹腔内注射麻醉，开腹经胃网膜右静脉用4号穿刺针穿刺测量门静脉压力，切取部分肝右叶做病理组织学检查。观察腹腔积液，心、肝、脾、肺、肾等器官形态，用4%甲醛溶液固定，石蜡包埋切片，进行HE、网状纤维（Gordon与Sweet法）、胶原纤维（Van Gieson法）及弹力纤维（Weiger法）染色。

（3）统计学处理：用t检验。

5. 结果

（1）大体观察：1组大鼠毛发有光泽，活动多，精神状态好，食欲佳，而2组和3组大鼠毛发凌乱无光泽，食欲差，精神萎靡活动少，对外界刺激反应慢。

（2）体重的变化：1组大鼠体重逐渐增加，实验组大鼠体重前期下降，后期增加缓慢，第8周时，2组大鼠体重与1组大鼠体重相差明显。3组大鼠体重与1组大鼠体重相差明显。2组大鼠体重与3组大鼠体重无明显差异。

（3）病死率和肝硬化形成率：1组大鼠无死亡，也无肝硬化结节形成。2、3组大鼠有死亡。2组20只大鼠观察到肝硬化结节及假小叶形成，假小叶形成率66.7%，3观察到26只大鼠肝硬化结节及假小叶形成，假小叶形成率86.6%，$P<0.05$。

（4）门静脉压力的改变：1组大鼠门静脉压力为10.8 ± 0.5 cmH$_2$O，2组大鼠门静脉的压力为19.5 ± 0.4 cmH$_2$O，3组门静脉压力为19.6 ± 0.3 cmH$_2$O，2组和3组与1组相比差异有显著性意义（$P<0.01$），2、3组之间差异无显著性意义（$P>0.05$）。

（5）肝脏组织学改变：1组肝脏红润，表面光滑无结节，2组和3组肝脏表面可见小结节形成，结节大小不一，结节间可见弥漫分布的纤维间隔，间隔一般较细小，其凹凸程度随病变加重而加深。部分腹腔内可见腹水。镜下可见纤维组织增生，肝细胞结节状再生和假小叶形成（图4-1-7）。一般肝细胞变性坏死少见，大多呈增生表现。Gordon与Sweet法染色显示肝细胞团中网状纤维少见而周围组织中存在着大量疏松的网状纤维。胶原纤维及弹性纤维均未见增多。除肝外，其余实质器官切片无异常发现。

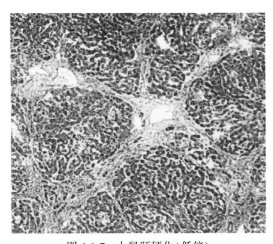

图4-1-7 大鼠肝硬化（低倍）

镜下可见纤维组织增生，肝细胞结节状再生和假小叶形成，假小叶之间的纤维间隔增宽

6. 评价

采用逐渐增加四氯化碳及乙醇浓度的方法，可以缩短成模时间，肝硬化形成率高，死

亡率低,通过监测体重初步估计肝功能衰竭的可能。

(六) 大鼠抗肾小球基底膜肾炎动物模型

1. 实验原理

大鼠抗肾小球基底膜肾炎(anti-GBM nephritis in rat)造模基本原理以大鼠肾皮质匀浆(含肾小球基底膜,GBM)为抗原,免疫家兔,制备兔抗大鼠 GBM 抗体。然后将这种抗血清给另一健康大鼠注射,抗体与大鼠 GBM 成分反应,使其产生肾炎。造模基本原理为:大鼠 GBM(抗原)→免疫家兔→兔抗鼠 GBM 抗血清→给大鼠注射→大鼠 Masugi 肾炎。

2. 实验动物

成年 Wistar 大鼠,雌雄不限(制备抗原用);体重 130~150g 雄性 Wistar 大鼠;体重 1.5~2kg 雄性成年新西兰兔。

3. 操作步骤

(1) 大鼠 GBM 抗原的制备

1) 取成年 Wistar 大鼠若干只,麻醉后暴露肾脏,经腹主动脉插管,用冷 PBS 对双肾进行充分灌洗后取肾脏。

2) 将皮质剪碎后分别通过 50、100 及 200 目筛网,最后留在 200 目网筛上的即为肾小球。

3) 将收集的肾小球充分超声粉碎后,14 000r/min 离心 10min,弃上清,沉淀用生理盐水溶解,制成大鼠 GBM 溶液。调蛋白质含量为 3g/L,-20℃冰箱保存备用。

(2) 兔抗鼠 GBM 抗血清制备及 IgG 提纯

1) 首次免疫时,取 1ml GBM 溶液与等量弗氏完全佐剂充分混匀乳化后,于新西兰兔背部皮下多点注射。2 周后进行第 2 次免疫,用 GBM 溶液与弗氏不完全佐剂充分混匀乳化后注射,以后仅用抗原。

2) 每次注射抗原之前,检测血清中抗 GMB 抗体的滴度,当抗体滴度合适后 1 周,经颈动脉取血。分离血清,用等量的新鲜大鼠红细胞吸附,4℃过夜。

3) 采用饱和硫酸铵沉淀法分离提纯 IgG。

4) 取正常新西兰兔,制备正常兔 IgG,-20℃冰箱保存。

(3) 肾炎模型的制备:取体重 130~150gWistar 雄性大鼠,将正常兔 IgG 与弗氏不完全佐剂充分混匀,制成油包水乳剂,以 1mg/100g 大鼠体重注入大鼠腹腔,第 5 天时经尾静脉注入适量兔抗鼠 GBM 抗血清(12.5mg/100g 大鼠体重)。

(4) 标本采集及检测

1) 实验开始后每周收集 24h 尿液和血清标本。用考马斯亮蓝 G-250 法或生化自动分析仪检测尿蛋白含量;用碱性苦味酸法检测血清肌酐及尿肌酐浓度。

2) 实验 4 周时处死大鼠,取左肾用 10%中性福尔马林溶液固定,石蜡包埋,组织切片行 HE、过碘酸-希夫(periodic acid-Schiff,PAS)及过碘酸六胺银(periodic acid-sliver methenamine,PASM)染色。光镜下观察肾小球及肾小管间质病变情况。同时取右肾,去除肾包膜及肾门区结缔组织后,称肾重。

4. 模型评价与结果

(1) 抗肾小球基底膜肾炎模型是研究增生性肾小球肾炎的常用模型之一,具有肾脏病变较重,重复性好,制作容易等特点。

(2) 本模型先用正常兔 IgG 进行预免疫,使大鼠体内产生适量的抗兔抗体,5 天后再给予亚致肾炎剂量的兔抗鼠 GBM 抗血清,这样于注射抗血清后,在肾小球内很快出现自相期一系列病理表现,并伴有大量尿蛋白排出。本模型在注射兔抗鼠 GBM 抗血清后 24h 内即出现大量蛋白尿,其后 1 个月内维持在较高水平。

（3）肾小球内未见明显的血栓形成及管祥坏死,但肾小球细胞数明显增多,有节段性系膜增生,上皮细胞明显肿胀,并可见少量细胞性及纤维性新月体形成。

（4）免疫荧光检查显示,注射兔抗鼠GBM抗血清后,GBM上有呈线性的IgG沉着,呈连续的线性荧光。

人类某些类型肾炎的发病机制与该模型相似,但病变由抗GBM的自身抗体引起。人体内GBM抗原的形成可能是由于感染或其他因素使基底膜结构发生改变,或某些病原微生物与GBM成分具有共同抗原性而引起交叉反应。

（唐运莲　甘润良）

第二章　分子病理学诊断

分子病理学是在蛋白质和核酸水平,应用分子生物学技术研究疾病发生发展的病理学的一个分支学科。通常人们将所有的生物分子分为两类:一类是水、无机盐、碳水化合物和寡核苷酸等的小分子,分子量一般小于 500D;另一类是生物大分子,其生物学特性与小分子截然不同,其结构复杂,不但是组装细胞的结构成分,而且是完成细胞各项功能的物质基础。体内最重要的生物大分子即蛋白质和核酸,它们是生命体结构和功能的核心物质。分子生物学是从此类大分子水平上研究生命现象的科学,它的核心内容是通过对蛋白质和核酸等生物大分子的结构、功能及其相互作用等规律的研究来阐明生命的分子基础,从而探索生命和疾病乃至生与死的奥秘。分子生物学是从 20 世纪 70 年代后在生物化学、生物合成、细胞生物学和遗传学(genetics)、基因组学(genomics)及蛋白质组学(proteomics)的交叉融合中逐渐形成并完善的新型学科。

分子病理学是在研究生命现象的分子基础上,探索疾病状态及其愈复过程中出现的细胞生物学和分子生物学现象。正如继光学显微镜之后,电子显微镜的应用使我们对病理过程的了解不断深入一样,分子病理学及其相关技术的应用使我们能够理解以前不能解释的病理现象。如过去将疯牛病归为慢性病毒感染所致的传染性疾病,现在发现是神经元的朊蛋白发生异常而导致的一种传播性海绵状脑病,属于朊蛋白构型病的一种。可以认为分子病理学的诞生是传统组织病理学发展的必然阶段。

就病理学的学科体系而言,凡是传统病理学涉及的领域,如疾病的病因、发病机制、病理变化、转归及相应的功能变化,都是分子病理学的研究内容和对象。医学分子生物学实验自然成为分子病理学技术的重要组成部分。

分子病理学的应用有:疾病研究中的分子问题,发病机制研究中的分子问题,病理学诊断的分子问题,疾病治疗及治疗后反应的分子问题。

一、表皮生长因子受体 EGFR 基因突变分析

(一) 研究背景和目的

表皮生长因子受体(epidermal growth factor receptor,EGFR)是一种受体型酪氨酸激酶,在许多肿瘤中过表达或发生突变,通过信号转导控制肿瘤生长,并与新生血管生成、肿瘤的侵袭和转移等有密切的关系。已知 EGFR 的突变是治疗非小细胞肺癌的重要因素,很多医药公司研究出了 EGFR 酪氨酸激酶抑制剂(tyrosine kinase inhibitors,TKI)的药物,以吉非替尼(gefitinib)和埃罗替尼(erlotinib)为代表,在非小细胞肺癌,特别是在肺腺癌的治疗中显示出很好的抗肿瘤疗效。EGFR 的基因突变作为个体使用药物是否有效的一个重要因素。研究发现,EGFR 的基因突变主要存在于外显子 18～21。

本实验通过检测肺癌组织 EGFR 的突变情况,以及与临床特征之间的关系,为筛选最合适的病人进行有针对性的靶向治疗提供依据,以避免不合理用药。同时学习掌握 DNA 分离纯化、PCR 技术的原理和方法。

(二) 实验原理

1. DNA 的分离纯化

细胞内的核酸多以核蛋白的形式存在,其中脱氧核糖核蛋白主要存在于细胞核中,核糖核

蛋白主要存在于细胞质中。这两类核蛋白在 0.14mol/L 氯化钠溶液中的溶解度相差很大,核糖核蛋白在此溶液中具有很高的溶解度,脱氧核糖核蛋白的溶解度却相当低。将肺癌组织匀浆后,用 0.14mol/L 氯化钠溶液抽提,可将两种核蛋白分离。分离过程中加入少量枸橼酸钠,可抑制脱氧核糖核酸酶对 DNA 的水解作用。SDS(十二烷基硫酸钠)能使脱氧核糖核蛋白产生解聚作用,在含有脱氧核糖核蛋白的溶液中加入 SDS,DNA 即与蛋白质分离,用氯仿将蛋白质沉淀除去,而 DNA 溶解于水相,最后用冷乙醇将 DNA 析出,而获得纯化的 DNA。在氯仿中加入少量异戊醇能减少操作过程泡沫的产生,并有助于分相,使离心后的上层水相,中层变性蛋白,下层有机溶剂相维持稳定。DNA 和 RNA 在波长 260nm 处有很高的吸收峰值,蛋白质则在 280nm 处有很高的吸收峰值。利用这个原理,我们测定纯化样品在 260nm 和 280nm 处的吸光度,可以推算出样品中 DNA 的浓度,并判断其纯度。用标准样品测得在波长 260nm 处,1μg/ml 双链 DNA 钠盐吸光度为 0.02,单链 DNA 钠盐为 0.025(光程为 1cm),即 $A_{260}=1$ 时,样品中双链 DNA 浓度为 50μg/ml,单链 DNA 浓度为 40μg/ml。纯净的 DNA 样品 A_{260}/A_{280} 的比值约为 1.8,样品中含有蛋白质或其他杂质,会使 A_{260}/A_{280} 的比值下降。A_{260}/A_{280} 的比值大于 1.6 基本能达到各种后续实验的要求。

2. PCR 技术

即聚合酶链式反应(polymerase chain reaction, PCR),它是近年来发展起来的一种体外扩增特异性 DNA 扩增技术。PCR 技术实际上是在模板 DNA、引物和 4 种脱氧核糖核苷酸(dNTP)存在的条件下依赖于 DNA 聚合酶的酶促合成反应。PCR 技术的特异性取决于引物和模板 DNA 结合的特异性。反应分三步:①变性:通过加热使 DNA 双螺旋的氢键断裂,双链解离形成单链 DNA。②退火:当温度突然降低时,由于模板分子结构较引物要复杂得多,而且反应体系中引物 DNA 量大大多于模板 DNA,使引物和其互补的模板在局部形成杂交链,而模板 DNA 双链之间互补的机会较少。③延伸:在 DNA 聚合酶和 4 种 dNTP 底物及 Mg^{2+} 存在的条件下,$5'→3'$ 的聚合酶催化以引物为起始点的 DNA 链延伸反应,以上 3 步为一个循环,每一循环的产物可以作为下一个循环的模板,数小时之后,介于两个引物之间的特异性 DNA 片段得到了大量复制,数量可达 $2×10^6 ~ 2×10^7$ 拷贝。

(三) 实验方法

1. 实验材料与器材

(1) 新鲜组织标本:是最好的送检标本。标本从手术台上获取后,立即切取肿瘤组织标本(至少与铅笔上的橡皮头一样大小的,≥5mm×5mm×5mm),放于液氮内,立刻送达实验室进行检测。

(2) EGFR 基因外显子 18、19、20 和 21,引物序列分别为:外显子 18 上游:GGCGTGGAAACAGA-CATAGAA,下游:TGGAGTTTCCCAAACACTCAG;外显子 19 上游:ATTCGTGGAGCCCAACAG,下游:GCCAGTAATTGCCTGTTTCC;外显子 20 上游:CTCTCCCACTGCATCTGTCA,外显子 20 下游:GATGG-GACAGGCACTGATT;外显子 21 上游:GTCAGCAGCGGGTTACATCT,外显子 21 下游:AAGCAGCTCT-GGCTCACACT。

(3) 蛋白酶 K:称取 20mg 蛋白酶 K 溶于 1ml 消毒双蒸水中,−20℃ 保存备用。RNase(牛胰):称取 10mg RNase 溶于 1ml 下列混合液中:10mmol/L Tris-HCl,pH8.0;1mmol/L EDTANa$_2$,pH8.0;50%甘油。

(4) 10%SDS 溶液:称取 10g SDS 溶于 100ml 消毒双蒸水中,于 65℃ 保温 2h,储存于室温备用。

(5) dNTP 2.5mmol/L 分别取等体积的 10mol/L 的 dATP,dGTP,dTTP,dCTP 四种混合即成。

(6) Taq DNA 聚合酶(国产或进口):浓度为 5U/ μl,50μl 反应液中加 1U。

（7）溴化乙啶（EB）溶液 10 mg/ml（避光保存），每 100 ml 琼脂糖凝胶加 5 μl 储存液，即凝胶中 EB 终浓度为 0.5 μg/ml，此试剂为强致癌物，要戴手套操作，避免污染环境。

（8）DNA Marker。

（9）2400 型或 9600 型 PCR 仪。

2. 操作步骤

（1）组织 DNA 的提取

1）取肺癌组织，去除其中结缔组织，剪成细小碎块。加 10 倍体积 TE 缓冲液，用玻璃匀浆器在冰浴中制成匀浆。将匀浆液转入 10ml 离心管以 4000r/min 离心 10min，弃上清。

2）加 10 倍体积 TE 洗一遍，以 4000r/min 离心 10min，弃上清。

3）加适量 TE 稀释，取 400μl 稀释液于 1.5ml 的 Eppendorf 管，缓慢加入 10%SDS 溶液，至终浓度 0.5%（加 20μl），摇匀直至溶液变黏稠。

4）加入 Rnase（200μg/ml）至终浓度 20μg/ml（42μl）混匀，置 37℃ 保温 60min，总体积（420μl）。

5）加蛋白酶 K（20mg/ml）至终浓度 100μg/ml 混匀（加 21μl），于 50℃ 保温 3h，并间歇搅动（总体积 441μl）。

6）将此溶液冷却至室温，加等体积饱和酚抽提，以 10 000r/min 离心 10min。取上清加 1/2 体积饱和酚，1/2 体积氯仿/异戊醇抽提一次，以 10 000r/min 离心 10min。取上清，加等体积氯仿/异戊醇抽提一次，以 10 000r/min 离心 10min。

7）加 1/10 体积 5mol/L KAc，加 2 倍体积无水乙醇充分混匀，以 12 000r/min 离心 10min。

8）加 1ml 70% 乙醇溶液洗沉淀，以 12 000r/min 离心 10min。

9）待乙醇挥发尽后，加 20 μl TE 溶解，4℃ 储存。

（2）电泳鉴定：取 DNA 样品 2μl 加上样缓冲液 10μl（含溴酚蓝指示剂和甘油），在 0.8% 琼脂糖凝胶进行水平微型电泳，电压<5V/cm，时间 2h 左右。电泳后取出凝胶，用 0.5μg/ml 的溴化乙啶染色 20min，用紫外灯观察分析。

（3）PCR 扩增

1）取 0.2 ml PCR 管，按表 4-2-1 操作：

表 4-2-1 PCR 反应扩增体系

试剂	加入量	最终浓度（或含量）
DNA 模板（pTCKB）	5 μl（2 ng/μl）	10 ng
10 × buffer	5 μl	1 × buffer
10 × MgCl$_2$	5 μl	2.5 mmol/L
dNTP	4 μl	
上游引物	5 μl（5 μmol/L）	25 pmol
下游引物	5 μl（5 μmol/L）	25 pmol
Taq DNA 聚合酶	0.2 μl（5 U/μl）	1 U
消毒三蒸水	21 μl	
总体积	50 μl	

2）用手指弹管壁混匀，稍离心，盖盖，编号。于 PCR 仪上进行 PCR 反应。PCR 反应参数为：30 个 PCR 循环，反应参数为：94℃，1min；50℃，1min；72℃，1min。其中第一循环 94℃，5min；最后 72℃，10min。

（4）琼脂糖凝胶电泳

1）灌胶：在进行 PCR 时预先灌好，称取 1 g 琼脂糖，加 2ml 50 × TAE 电泳 Buffer 和 98ml 蒸馏水，在电炉或微波炉上溶解，配制成 1% 琼脂糖凝胶 100ml，稍冷后，加 5 μl 10mg/ml EB，混匀。安装好电泳槽和样品梳，灌胶。

2）上样：在电泳槽内盛放 1 × TAE，撕去制胶托架两端的封胶，将制胶托架装入电泳槽内，小心取出样品梳。取 PCR 样品 10 μl，加 2 μl 6 ×载样 buffer 在 Parafilm 膜上混匀，上样。

3）电泳：正确连接电极，在 100V 恒压条件进行电泳，待蓝色染料泳过 2/3 段凝胶，停止电泳。

4）取出凝胶，在紫外分析仪上观察结果，判断 PCR 产物的大小。

（5）PCR 测序反应

1）取 0.2ml 的 PCR 管，用记号笔编号，将管插在颗粒冰中，按表 4-2-2 加试剂，总反应体积 5μl，不加轻矿物油或液状石蜡，盖紧 PCR 管，用手指弹管混匀，稍离心。

表 4-2-2 加试剂成分

试剂	测定模板管加入量	标准对照管加入量
BigDye Mix	1 μl	1 μl
待测的质粒 DNA	1 μl	—
pGEM-3Zf(+)双链 DNA	—	1 μl
待测 DNA 的正向引物	1 μl	—
M1 3(-21)引物	—	1 μl
灭菌去离子水	2 μl	2 μl

2）将 PCR 管置于 9600 或 2400 型 PCR 仪上进行扩增。98℃变性 2min 后进行 PCR 循环，PCR 循环参数为 96℃ 10s，50℃ 5s，60℃ 4min，25 个循环，扩增结束后设置 4℃保温。

（6）醋酸钠/乙醇法纯化 PCR 产物

1）将混合物离心，将扩增产物转移到 1.5ml EP 管中。

2）加入 25μl 醋酸钠/乙醇混合液，充分振荡，置冰上 10min 以沉淀 DNA。12 000r/min 于 4℃离心 30 min，小心弃上清。

3）加 70%(V/V)的乙醇 50μl 洗涤沉淀 2 次。12 000r/min 于 4℃离心 5min，小心弃上清和管壁的液珠，真空干燥沉淀 10~15min。

（7）电泳前测序 PCR 产物的处理。

1）加入 12μl 的 TSR 于离心管中，剧烈振荡，让其充分溶解 DNA 沉淀，稍离心。

2）将溶液转移至盖体分离的 0.2ml PCR 管中，稍离心。

3）在 PCR 仪上进行热变性(95℃ 2min)，冰中骤冷，待上机。

（8）上机操作：按仪器操作说明书安装毛细管，进行毛细管位置的校正，人工手动灌胶和建立运行的测序顺序文件。仪器将自动灌胶至毛细管，1.2kV 预电泳 5min，按编程次序自动进样，再预电泳(1.2kV，20min)，在 7.5kV 下电泳 2h。电泳结束后仪器会自动清洗，灌胶，进下一样品，预电泳和电泳。每一个样品电泳总时间为 2.5h。电泳结束后仪器会自动分析或打印出彩色测序图谱。

（9）仪器将自动进行序列分析，并可根据用户要求进行序列比较。如测序序列已知，可通过序列比较以星号标出差异碱基处，提高工作效率。测序完毕按仪器操作规程进行仪器清洗与保养。

（四）结果评价

肺癌组织存在 EGFR 突变预示着对 EGFR-TKI 药物的敏感性。分子靶向依赖性和对病人的个体化治疗是优化肺癌分子治疗的核心,对患者的 EGFR 基因测序是选择合理化治疗的关键,毋庸置疑,这是 EGFR-TKI 个体化治疗的第一个明确靶点,也是非小细胞肺癌(NSCLC)治疗的新里程碑。

EGFR 突变位点:

EGFR 第 18 外显子片段长度为 437 bp,核苷酸 2155 G→A 突变(G719S);

EGFR 第 19 外显子片断长度为 411 bp,主要突变有:核苷酸 2235-2249 Del(E746-A750 del),核苷酸 2236-2250 Del(E746-A750 del)。

核苷酸 2254-2277 Del(S752-I759 del)其他核苷酸片段缺失、插入、重复现象,如 L747-T75l insA,L747-P753 insS(747 位亮氨酸至第 753 位苯丙氨酸缺失,插入丝氨酸)和 L747-A750 del。

EGFR 第 20 外显子,主要突变位点为 2361 位的 G 由 A 取代,导致第 787 位框架氨基酸变为 Q787Q。

EGFR 第 21 外显子,片段长度为 399 bp,主要突变有:核苷酸 2576 T-G(L858R),核苷酸 2497 T-G(L833V),核苷酸 2504 A-T(H835L),核苷酸 2556 位插入碱基 G(q852)其他位点信息可以参照 EGFR 突变数据库(http://www.somaticmutations-egfr.org/)。

二、乳腺癌 ER、PR 及 HER2 表达的检测及其临床意义

(一) 研究背景及目的

乳腺癌(breast cancer)是女性最常见的恶性肿瘤之一,约占女性恶性肿瘤总数的 21%,居妇女各类恶性肿瘤发病率和死亡率之首。乳腺癌雌激素受体(ER)、孕激素受体(PR)检测不仅对术后内分泌辅助治疗有指导意义,而且是判断预后好坏的重要指标。HER2 基因编码一跨膜糖蛋白,为表皮生长因子受体(EGFR)家族的一员,其高表达是乳腺癌预后不良的指标之一。本实验目的是为了探讨 ER、PR 及人表皮生长因子受体-2(HER2)表达状态在乳腺癌病理诊断中的作用及指导临床治疗、预后中的意义。

(二) 研究方法及步骤

采用免疫组织化学 SP(streptavidin-perosidase)法检测乳腺癌组织中 ER、PR 及 HER2 的表达。SP 法即链球菌抗生物素蛋白-过氧化物酶连结法。具体步骤如下:

(1) 乳腺癌组织制成石蜡切片,烤片,68℃,1 小时。

(2) 常规二甲苯脱蜡,梯度乙醇脱水;二甲苯Ⅰ 20min → 二甲苯Ⅱ 20 min → 100%乙醇Ⅰ 10min → 100%乙醇Ⅱ 10min → 95%乙醇溶液 5min → 80%乙醇溶液 5min → 70%乙醇溶液 5min。

(3) 阻断灭活组织内源性过氧化物酶:3%H_2O_2 37℃孵育 10min,PBS 冲洗 3×5min;

(4) 抗原修复:置 0.01mol/L 枸橼酸缓冲液(pH 6.0)中用煮沸(95℃,15~20min),自然冷却 20min 以上,再用冷水冲洗,加快冷却至室温,PBS 冲洗 3×5min。

(5) 正常羊血清工作液封闭,37℃10min,倾去勿洗。

(6) 滴加一抗(ER、PR 及 HER2),4℃ 冰箱孵育过夜,PBS 冲洗 3×5min(用 PBS 缓冲液代替一抗作阴性对照)。

(7) 滴加生物素标记二抗,37℃孵育 30min,PBS 冲洗 3×5min。

(8) 滴加辣根过氧化物酶标记的链球菌卵白素工作液,37℃孵育 30min,PBS 洗涤 3×5min。

(9) DAB 反应染色,自来水充分冲洗。

(10) 苏木素复染,常规脱水,透明,干燥,封片。显微镜下观察。

(三) 结果判断

ER 和 PR 以细胞核出现棕黄色颗粒为阳性(图 4-2-1,图 4-2-2);HER2 以细胞膜呈现棕黄色

为阳性(图 4-2-3)。阳性百分率采用计数估计的半定量判断标准,即选 5 个不同高倍视野,计数 500 个细胞,计算出其中阳性细胞的百分率。ER 和 PR 阳性细胞数大于 20% 判断该肿瘤 ER 和 PR 阳性。HER2 阳性细胞数大于 10% 为阳性。

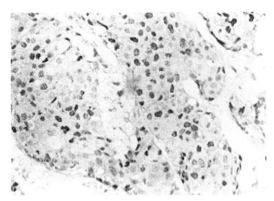

图 4-2-1 癌细胞核 ER 阳性(SP,×200)   图 4-2-2 癌细胞核 PR 阳性(SP,×200)

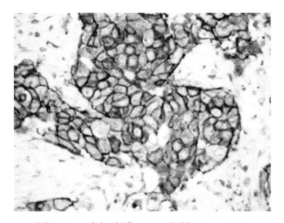

图 4-2-3 癌细胞膜 HER2 阳性(SP,×200)

(四) ER、PR 及 HER2 检测的临床意义

目前已知,激素是通过与其相应的受体结合来发挥其生物学效应。有 50%～60% 的乳腺癌是激素依赖性的,即肿瘤细胞恶变时,细胞可以部分或全部保留正常的受体系统,肿瘤细胞含有激素受体的功能与正常细胞相似,说明该肿瘤细胞的生长仍然依赖原激素环境调节,临床上称为 ER 阳性肿瘤。因此,对仍然受激素调节的肿瘤来讲,肿瘤细胞内激素受体水平就被视为预测内分泌治疗效果及判断预后的指征。

近年来临床上对乳腺癌内分泌疗法的研究有较大的进展,可根据 ER 检测情况将乳腺癌分为激素依赖性癌(ER 阳性)和非激素依赖性癌(ER 阴性)两种。对 ER 阳性者,应用内分泌疗法有效率提高到 50%～70%,而阴性者有效率仅 10% 左右,而且证明激素受体含量越高,内分泌治疗有效率越高,作用维持时间越长,而 ER 阴性者有效率维持时间短,一般不超过 6 个月。由于 PR 的表达受雌激素的调节,故大多数 PR 阳性乳腺癌其 ER 也同时为阳性。ER 的表达与患者的预后相关,ER 阳性是预后良好的指标,可用乳腺癌的 ER 来评价患者的预后。

乳腺癌 HER2 过表达的患者预后最差,因此乳腺癌 HER2 的表达可用来评价患者的预后。HER2 过表达是乳腺癌预后不良可靠指标之一,同时 HER2 基因过表达常提示乳腺癌对环磷酰胺+甲氨蝶呤+氟尿嘧啶(CMF)化疗方案和三苯氧胺内分泌治疗耐药。近年来,赫塞汀的出现使

HER2 过表达患者的预后得到明显改善。

<h2 style="text-align:center">三、恶性淋巴瘤与 EB 病毒感染相关性研究</h2>

(一) 研究背景和目的

淋巴瘤是一组起源于淋巴结和结外其他部位淋巴组织的免疫系统恶性肿瘤,迄今为止对于恶性淋巴瘤的病因尚不十分清楚,可能与机体免疫缺陷、病毒感染、基因突变、电离辐射等因素有关。近年来有关淋巴瘤的病毒病因颇受重视。实验研究结果证实,EB 病毒(EBV)能在体外使人淋巴细胞发生转化,EBV 也能在人淋巴细胞(hu-PBL)/SCID 嵌合体小鼠体内诱发正常人淋巴细胞产生人源性 B 细胞淋巴瘤,诱发瘤呈结节状实体瘤,病理组织学形态主要是弥漫大 B 细胞性淋巴瘤,从而证明 EB 病毒对人正常淋巴细胞确有致瘤性。文献报道 EBV 在恶性淋巴瘤组织中的阳性检出率, 在不同地区、种族、性别、年龄以及不同类型淋巴瘤之间存在差异,EBV 感染阳性/或阴性的淋巴瘤对病人的预后影响也可能不同。本实验设计,通过检测淋巴瘤组织的 EBV 感染阳性率,了解不同部位和类型淋巴瘤 EBV 的感染情况。

原位杂交(in situ hybridization,ISH)是核酸分子杂交的一种方法,是将组织化学与分子生物学技术相结合来检测和定位核酸的技术。它是用标记了的已知序列的核苷酸片段作为探针(probe),通过杂交直接在病理组织切片上检测和定位某一特定的靶核苷酸(DNA 或 RNA)的存在。核酸原位杂交的生物化学基础是核酸的变性、复性和碱基互补配对结合。本实验采用寡核苷酸探针进行原位分子杂交,检测肿瘤细胞中 EB 病毒编码的小 RNA (EBV-encoded small RNA,EBER),作为判断分析肿瘤组织 EB 病毒感染的指标。

(二) 研究方法

1. 病理组织材料

淋巴瘤病例从我省三家医院的病理科收集,共计 127 例。肿瘤发生部位分别为:鼻腔及鼻咽淋巴瘤 60 例,胃淋巴瘤 30 例,表浅淋巴结内淋巴瘤 37 例(颈部 32 例,腹股沟 4 例,腋窝 1 例)。

组织病理学诊断为霍奇金淋巴瘤(HD)19 例,男性 15 例,女性 4 例,男、女比例为 3.75∶1;最小年龄为 5 岁,最大年龄为 65 岁,中位年龄为 24 岁。非霍奇金淋巴瘤(NHL)108 例,男性 66 例,女性 42 例,男、女比例为 1.57∶1;最小年龄 11 岁,最大年龄 76 岁,平均年龄 50 岁。

2. S-P 免疫组织化学方法

根据免疫标记不同,采用 S-P 免疫组织化学染色方法,将 108 例非霍奇金淋巴瘤分为三种免疫表型,CD20/CD79a 阳性, CD45RO, CD3/CD56 阴性为 B 细胞淋巴瘤;CD45RO/CD3 阳性,CD20,CD79a/CD56 阴性为 T 细胞淋巴瘤;鼻腔及鼻咽淋巴瘤 CD45RO/CD3 阳性,CD20/CD79a 阴性,CD56 阳性/阴性为 NK/T 细胞淋巴瘤。采用正常淋巴结作阳性对照,以 PBS 代替一抗作阴性对照,操作步骤按试剂盒要求进行。

3. 原位分子杂交

本实验 EBER 原位分子杂交采用公司 EBER 检测试剂盒,用公司赠送的阳性切片作阳性对照,用 PBS 代替杂交液作阴性对照。

实验操作步骤:原位杂交的主要程序有杂交前准备、预处理、变性和杂交、杂交后清洗和杂交体信号的检测等。

(1) 将 4μm 厚度组织黏附在 APES 处理的载玻片上,60℃烘烤 70min。

(2) 脱蜡及水化。二甲苯 3×10min → 100%乙醇 1×3min → 95%乙醇溶液 1×3min→ 80%乙醇溶液 1×3min →蒸馏水 1×3min。

(3) 蛋白酶 K 消化:甩干切片,将组织周围液体用滤纸吸干,每张切片滴加适量蛋白酶 K 工作液,室温 5min。蒸馏水洗涤 1 次 1min,小心擦干组织周围液体。

（4）每张切片组织滴加适量含探针的杂交液,并加盖玻片。置水湿盒中,55℃恒温箱孵育 80min。转至 37℃过夜(放置 30%湿盒增效液湿盒中)。

（5）48℃ PBS 浸泡切片,小心移去盖玻片,继续浸泡 5min。48℃ PBS 洗涤 3 次,每次 5min。

（6）滴加一抗,37℃孵育 30min,37℃ PBS 浸泡三次,每次 2min。

（7）滴加二抗,37℃孵育 20min,PBS 浸泡三次,每次 2min。

（8）滴加 HRP 聚合物,室温,置湿盒内孵育 30min,PBS 浸泡三次,每次 2min。

（9）DAB(3,3-二氨基联苯胺)显色,室温 PBS 浸泡三次,每次 2min。

（10）自来水冲洗,苏木素复染,梯度酒精脱水,二甲苯透明,中性树胶封片。细胞核显棕黄色为阳性。

4. 统计学方法

原位杂交阳性结果所得数据,采用 χ^2 检验进行统计学分析。$P<0.05$ 为差异有统计学意义。

（三）检测结果

原位分子杂交检测 EBER 被认为是检测肿瘤细胞 EBV 感染的金指标,EBER 阳性表达定位在细胞核,呈棕褐色(图 4-2-4,图 4-2-5)。

1. 不同部位 NHL 与 EBV 感染的关系

本组病例非霍奇金淋巴瘤(NHL)肿瘤组织来自鼻腔及鼻咽、胃和表浅淋巴结,EBER 原位分子杂交结果显示(表 4-2-3),鼻腔及鼻咽部 NHL 的 EBV 感染阳性率(58.3%)高于胃 NHL (30.0%),差异有统计学意义($P=0.014$);鼻腔及鼻咽 NHL 的 EBV 感染阳性率明显高于表浅淋巴结内 NHL 的 EBV 检出率(11.1%),差异有非常显著性意义($P<0.01$)。胃 NHL 与表浅淋巴结内 NHL 的 EBV 感染阳性率差异,经统计学分析无统计学意义($P=0.171$)。

表 4-2-3 不同部位非霍奇金淋巴瘤与 EBV 感染的关系

肿瘤部位	病例数	EBER(+)	EBER(-)	EBER 阳性率(%)
鼻腔/鼻咽 NHL	60	35	25	58.3
胃 NHL	30	9	21	30.0
表浅淋巴结内 NHL	18	2	16	11.1
合计	108	46	62	42.6

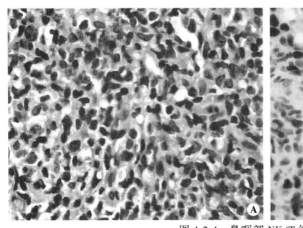
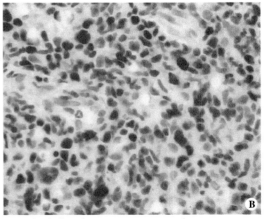

图 4-2-4 鼻咽部 NK/T 细胞淋巴瘤

A. 常规 HE 染色×400;B. EBER 原位分子杂交,瘤细胞核阳性,ISH×400

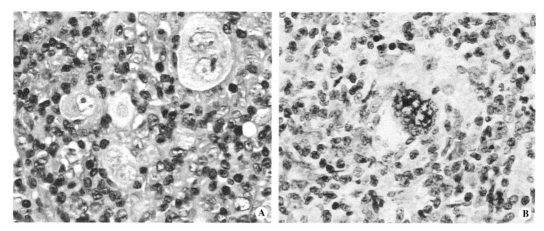

图 4-2-5 颈部淋巴结内霍奇金淋巴瘤

A. 颈部霍奇金淋巴瘤,淋巴细胞为主型,见 R-S 细胞,HE 染色×400。B. EBER 原位分子杂交,肿瘤性 R-S 细胞核
显阳性×400

2. 不同类型淋巴瘤与 EBV 感染关系

本组资料显示非霍奇金淋巴瘤 EBV 感染阳性率略高于霍奇金淋巴瘤(表 4-2-4),但经统计学分析,差异无统计学意义($P=0.213$)。

表 4-2-4 不同组织学类型淋巴瘤的 EBV 检测结果

病理类型	病例数	EBER+	EBER−	EBER 阳性率(%)
霍奇金淋巴瘤	19	5	14	26.3
非霍奇金淋巴瘤	108	46	62	42.6

(四) 讨论分析

本组资料检测鼻腔和鼻咽淋巴瘤 EBER 阳性率为 58.3%,鼻腔及鼻咽非霍奇金淋巴瘤 EBV 感染率高于胃部和表浅淋巴结内非霍奇金淋巴瘤,这提示 EBV 感染具有部位依赖性,可能与 EB 病毒经人群呼吸道和唾液传播有关。原发性胃淋巴瘤是胃肠道最常见的淋巴瘤,本组病例所收集的胃淋巴瘤主要是 B 细胞淋巴瘤,检测胃淋巴瘤 EBER 阳性率 30%。表浅淋巴结(包括颈部、腹股沟、腋窝)是 NHL 的好发部位,但表浅淋巴结内 NHL 呈现较低的 EBV 感染阳性率(11.1%)。

鼻腔及鼻咽 NHL 是一组较为常见的结外淋巴瘤。鼻腔/鼻咽部是 EBV 的易感部位,NK/T 细胞淋巴瘤与 EBV 具有明显的相关性,有报道 EBER 阳性率可达 80-90%,此相关性没有种族差异。本实验检测鼻腔及鼻咽部淋巴瘤共 60 例,NK/T 细胞性淋巴瘤 EBER 阳性率 65.5%;B 细胞淋巴瘤 EBER 阳性率 51.6%,NK/T 细胞淋巴瘤 EBER 阳性率与 B 细胞淋巴瘤相接近,两者之间 EBV 感染检出率的差异无显著性意义,提示本地区这两种免疫表型的淋巴瘤与 EB 病毒感染都具有密切的相关性。EBV 感染对淋巴瘤患者临床预后的影响报道不一致,EBV 感染对血管免疫母细胞性 T 细胞淋巴瘤的预后没有影响,而有报道 EBER 阳性的 NK/T 细胞淋巴瘤病人比 EBER 阴性的患者生存率较低。

我们本组病例检测非霍奇金淋巴瘤 EBV 感染阳性率为 42.6%,霍奇金淋巴瘤 EBV 感染阳性率为 26.3%。目前对于 EBV 的致瘤机制还不清楚,有两种可能途径:①EB 病毒感染宿主细胞后,EBV 基因整合到宿主基因组中,使宿主基因组发生突变,从而引起肿瘤的发生。②EBV 编码的产物促进肿瘤的发生。如 EBV 编码的 LMP1 是一种致瘤性潜伏膜蛋白,LMP1 能够抑制细胞 DNA 损伤修复,还能激活 PI3K/Akt 通路及其他信号传导通路,促进肿瘤的发生。本实验检测 EB 病毒在不同部位、不同组织学类型的恶性淋巴瘤都存在一定比例的感染率,关于 EBV 在恶性淋巴瘤病因发病学中的作用及其分子机制有待进一步研究。

四、胃癌 HER2 检测与分子靶向治疗

(一) 研究背景和目的

胃癌是全球常见的恶性肿瘤,中国为高发区,其预后较差。随着对胃癌发生、发展过程中分子生物学机制研究的不断深入,国内外研究人员正在积极寻找胃癌治疗的分子靶点。研究报道约 20% 的进展期胃癌有 HER2 基因过表达或扩增。HER2/neu 是表皮生长因子受体家族成员之一,其基因定位于染色体 17q21,编码 185 kDa 的跨膜酪氨酸激酶受体,即 HER2 蛋白。研究显示,HER2 在多种癌症的发生中起到了重要作用。

一项国际多中心随机对照Ⅲ期临床研究(ToGA 试验)的结果显示,化疗联合针对 HER2 的曲妥珠单克隆抗体(Trastuzumab,商品名赫赛汀,Herceptin)治疗可显著延长进展期胃癌患者的生存期,这对胃癌靶向治疗具有里程碑式的意义。因此,准确的胃癌 HER2 表达和基因扩增检测结果是进展期胃癌 HER2 靶向治疗患者筛选和疗效预测的前提。

(二) HER2 检测方法

有免疫组织化学染色(IHC)和原位杂交(in situ hybridization)技术,后者包括荧光原位杂交(fluorescence in situ hybridization, FISH)和双色银染原位杂交(dual chromogen visualization with silver in situ hybridization, DSISH)。FISH 和 DSISH 两种检测方法符合率高,各有特点,DSISH 是一种亮视野下检测 HER2 基因扩增的方法。当前推荐 IHC 与 FISH 或 DSISH 相结合的检测策略。

1. 免疫组织化学染色(IHC)检测方法

(1)标本类型:手术切除标本和活检标本均可。原发病灶的手术切除标本最宜进行胃癌 HER2 检测;如果是原发病灶的胃镜活检标本,需取 6~8 块以获碍足够的癌组织,多点活检能提高检测的准确性。所有标本均应有明确的病理组织学诊断。

(2)操作步骤:严格按照试剂盒的标准程序执行。先将一定量 0.01 mol/L 柠檬酸盐缓冲液(TBS,pH 6.0)加热煮沸后调至 95℃,放入脱蜡水化后的组织切片加热 15 min;停止加热后调至保温档保温 10min;自然冷却至室温,取出玻片用 TBS 冲洗 2 遍,每遍 2 min,去除 TBS 液。在免疫组织化学染色过程中的每一步骤都要充分洗涤,始终保持切片潮湿;在显微镜下监控 DAB 显色过程,避免过度染色而造成很强的背景。全自动染色的实验室应先进行严格的比对试验和程序优化,严格按照所用全自动染色仪器的优化程序执行。

(3)对照:无论采用何种 IHC 方法和抗体进行染色,每次检测均需设立阳性对照、阴性对照和空白对照。阳性对照可采用已被证实 HER2 IHC 3+ 的胃癌组织;被检测切片中癌旁形态正常的胃黏膜上皮组织是很好的阴性内对照;以磷酸盐缓冲液代替一抗,作为空白对照。

(4)结果判断和评分:胃癌的 IHC 评分标准见表 4-2-5。由于 IHC 染色的异质性强,在判读和评分时必须观察整张切片,建议先在低倍镜下观察。阳性染色为肿瘤细胞膜完全性或基底侧膜、细胞侧膜染色(图 4-2-6)。IHC 判读和评分时需注意,如果是肿瘤组织细胞质、细胞核着色,应视为非特异性染色;结果判读应避开边缘及组织处理或形态不佳(如挤压明显)的癌组织。非肿瘤组织(肠化生及再生的胃上皮细胞膜)可能出现非特异性染色。

表 4-2-5 胃癌 HER2 免疫组织化学染色判读和评分标准

标 本 类 型		评分	HER2 过表达情况评估
手 术 标 本	活 检 标 本		
无反应或<10%肿瘤细胞膜染色	任何肿瘤细胞无膜染色	0	阴性
≥10%肿瘤细胞微弱或隐约可见膜染色;仅有部分细胞膜染色	肿瘤细胞团微弱或隐约可见膜染色(不管着色的肿瘤细胞占整个组织的百分比)	1+	阴性
≥10%肿瘤细胞有弱到中度的基底侧膜、侧膜或完全性膜染色	肿瘤细胞团有弱到中度的基底侧膜、侧膜或完全性膜染色(不管着色的肿瘤细胞占整个组织的百分比,但至少有 5 个成簇的肿瘤细胞着色)	2+	不确定
≥10%肿瘤细胞基底侧膜、侧膜或完全性膜强染色	肿瘤细胞的基底侧膜、侧膜或完全性膜强染色(不管着色的肿瘤细胞占整个组织的百分比,但至少有 5 个成簇的肿瘤细胞着色)	3+	阳性

2. 原位杂交检测方法

应当在有条件的实验室进行,拥有 FISH 或 DSISH 检测所需的仪器设备及实验室条件;实验室掌握包括标本的制备、预处理、消化、杂交、洗涤等整个流程中的相关技术;实验室经过严格的内部和外部质量控制程序验证;实验室技术员具备相关资质及经过合格培训。

(1)检测方法根据实验室条件可以采用 FISH 或 DSISH 方法。探针建议使用经批准的试剂盒。FISH 和 DSISH 的基本原理和判断标准相同,均使用 HER2 基因和 17 号染色体着丝粒(CEP17)的混合探针,杂交后分别计数肿瘤细胞内 HER2 和 CEP17 的信号数,以两者的比值判断结果。FISH 和 DSISH 两者方法的检测结果有很好的一致性:FISH 的特点是敏感,双色荧光信号强,易于观察计数,但在荧光显微镜下不易观察组织学结构,有时甚至难于辨认肿瘤细胞,荧光信号易淬灭,切片不易长期保存;DSISH 的特点是在光镜亮视野下观察,可结合组织学结构,易于确认肿瘤成分,切片可长期保存,但信号强度有时较弱而不易评判。

(2)原位杂交对照的设定:已知阳性和阴性胃癌病例为外对照;同一切片中正常黏膜上皮、淋巴细胞或间质细胞为内对照。

(3)原位杂交结果判断和评分:观察时避免计数重叠的细胞核、分裂期的细胞核或被截断的细胞核;不要计数不显示任何信号的细胞核和仅显示一种颜色信号的细胞核。建议先在 20×物镜下观察整张切片找到肿瘤区域,然后在 40×物镜下评价是否存在 HER2 扩增的异质性以及切片的质量。对 FISH 检测,进一步在 100×物镜下观察肿瘤细胞核内的 FISH 信号;对 DSISH 检测,可直接在 40×物镜下观察。选择扩增程度最高的区域,至少 20 个连续肿瘤细胞核进行双色信号的计数和比值计算,HER2 信号总数与 CEP17 信号总数的比值≥2.2,判断为原位杂交阳性,即有扩增(图 4-2-7);众多信号连接成簇或 HER2 与 CEP17 信号比值>20 时可不计算比值,判断为原位杂交阳性;HER2 信号总数与 CEP17 信号总数的比值<1.8,判断为原位杂交阴性,即无扩增。为保证检测结果的准确性,当 HER2 与 CFP17 信号比值在 1.8~2.2 之间时,建议再计数 20 个细胞的信号或由另一位医师计数,若比值≥2.0 判断为原位杂交阳性;比值<2.0 判断为原位杂交阴性。

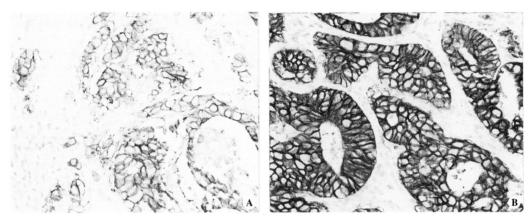

图 4-2-6 胃癌 HER2 免疫组织化学染色(IHC)

肿瘤细胞团有弱到中度的基底侧膜、侧膜阳性染色,IHC2+(A);肿瘤细胞基底侧膜、侧膜强阳性染色,IHC3+(B),×400

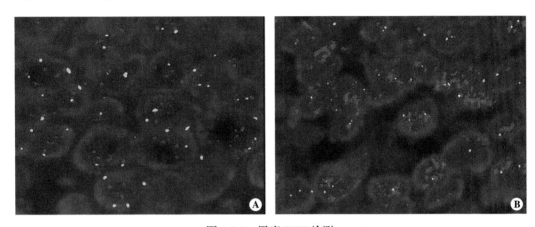

图 4-2-7 胃癌 FISH 检测

可观察到双色荧光信号,HER2 红色信号增多,CEP17 绿色信号 1~2 个,比值>2.0,提示 HER2 基因有扩增(A);
甚至有众多 HER2 红色信号聚集呈簇状(B),×1000

(三) 结果评价

对于有可能进行曲妥珠单抗治疗的进展期胃癌,需进行准确的 HER2 检测。检测流程和结果判断遵循以下原则:

(1)HER2 状态检测首先选用免疫组织化学染色(IHC)法。

(2)IHC 3+的病例判断为 HER2 阳性,无需进一步做原位杂交检测。

(3)IHC 1+和 IHC 0 的病例,判断为 HER2 阴性,无需进一步做原位杂交检测。

(4)IHC 2+的病例为不确定病例,需进一步做原位杂交检测。如原位杂交阳性,判断为 HER2 阳性;如原位杂交阴性,判断为 HER2 阴性。

分子诊断技术(molecular diagnostic technique)是肿瘤分子病理研究具有划时代意义的检测手段,拓宽了病理学研究的范围,使我们对肿瘤发生发展、形态特征、生物学行为的认识进入分子水平,分子诊断的大部分技术已日趋成熟,但目前还主要用于研究领域,真正用于临床检测的技术开展得还比较少。肿瘤病理诊断仍应坚持以形态学为基础的原则,分子诊断只是这些方法的补充、改善和提高。

(谢海龙 凌 晖 张 杨 甘润良)

附　　录

附录一　病理学试题与解答

试　卷　一

一、选择题(50分,每小题1分)

A 型题

1. 细胞体积肿大,胞质中出现许多淡红色细颗粒状物,这种形态改变符合　　　　(　　)
A. 细胞水肿　　　　　B. 脂肪变性
C. 玻璃样变　　　　　D. 营养不良性钙化
E. 细胞玻璃样变性

2. 坏死组织结局中,没有下列哪种情况(　　)
A. 溶解吸收　　　　　B. 分离排出
C. 再通　　　　　　　D. 机化包裹
E. 钙化

3. 下列哪项是伤口二期愈合的特点　(　　)
A. 创面小　　　　　　B. 创面不洁,伴感染
C. 手术切口　　　　　D. 肉芽组织少
E. 形成瘢痕小

4. 下述有关左心室附壁血栓的描述中,哪项是正确的　　　　　　　　　　　(　　)
A. 阻塞心室血流　　　B. 加重心肌梗死
C. 引起脑栓塞　　　　D. 引起肺栓塞
E. 肠系膜动脉栓塞

5. 羊水栓塞的主要病理诊断根据是　(　　)
A. 肺小血管和毛细血管内有羊水成分
B. 微循环内透明血栓形成
C. 肺广泛出血
D. 肺内透明膜形成
E. 肺泡腔内有角化上皮,胎便小体

6. 下述脏器中,哪个容易发生出血性梗死
　　　　　　　　　　　　　　　　(　　)
A. 心　　　　　　　　B. 肾
C. 肺　　　　　　　　D. 脑

E. 脾

7. 化生不发生于　　　　　　　　　(　　)
A. 肾盂黏膜　　　　　B. 结缔组织
C. 支气管黏膜　　　　D. 子宫颈黏膜
E. 神经纤维

8. 肠扭转可致肠管发生　　　　　　(　　)
A. 干性坏疽　　　　　B. 湿性坏疽
C. 气性坏疽　　　　　D. 液化性坏死
E. 干酪样坏死

9. 心衰细胞的形成与哪种色素有关　(　　)
A. 黑色素　　　　　　B. 胆红素
C. 含铁血黄素　　　　D. 脂褐素
E. 肌红蛋白

10. 透明血栓最常见于　　　　　　　(　　)
A. 小静脉　　　　　　B. 小动脉
C. 中动脉　　　　　　D. 大静脉
E. 毛细血管

11. 变质是指　　　　　　　　　　　(　　)
A. 局部组织变性、坏疽
B. 局部组织水肿、坏死
C. 局部组织变性、坏死
D. 局部组织萎缩、化生
E. 局部组织坏死、纤维化

12. 炎症最重要的标志是　　　　　　(　　)
A. 变质　　　　　　　B. 变性
C. 渗出　　　　　　　D. 增生
E. 机化

13. 有关渗出液与漏出液,下列哪项正确
　　　　　　　　　　　　　　　　(　　)
A. 渗出液只形成浆膜腔积液
B. 漏出液只造成间质水肿
C. 渗出液与漏出液均可造成间质水肿与浆膜腔积液
D. 渗出液与漏出液均不会造成间质水肿与浆膜腔积液

E. 渗出液与漏出液在机体局部发生炎症时同时存在

14. 急性炎症是组织肿胀的主要原因是( )
A. 组织增生
B. 静脉血栓阻塞
C. 充血及血液成分渗出
D. 肉芽组织形成
E. 血管流体压升高

15. 病毒性肝炎的炎症灶内浸润的主要细胞是
( )
A. 中性粒细胞
B. 嗜酸粒细胞
C. 淋巴细胞
D. 肥大细胞
E. 浆细胞

16. 下列不是浆液性炎的病变是 ( )
A. 感冒初期的鼻黏膜炎
B. 皮肤Ⅱ度烧伤引起的水疱
C. 胸膜炎积液
D. 肾盂积水
E. 昆虫毒素引起的皮下水肿

17. 化脓性炎渗出的炎症细胞主要是 ( )
A. 中性粒细胞
B. 巨噬细胞
C. 淋巴细胞
D. 浆细胞
E. 嗜酸粒细胞

18. 臀部深层脓肿,一端向皮肤表面穿破,另一端向直肠穿破,应称为 ( )
A. 糜烂
B. 溃疡
C. 空洞
D. 窦道
E. 瘘管

19. 下列不符合肿瘤性增生的是 ( )
A. 生长旺盛
B. 与机体不协调
C. 细胞分化成熟能力降低
D. 增生过程中需致癌因素持续存在
E. 相对无止境生长

20. 属于良性肿瘤的疾病是 ( )
A. 淋巴瘤
B. 黑色素瘤
C. 白血病
D. 多发性骨髓瘤
E. 骨母细胞瘤

21. 肿瘤的间质由扩张的毛细血管组成的是
( )
A. 海绵状血管瘤
B. 肝细胞癌
C. 乳腺髓样癌
D. 胃硬癌
E. 宫颈鳞癌

22. 诊断恶性肿瘤最可靠的依据是 ( )
A. 肿块边界不清
B. 肿块体积大
C. 出血坏死
D. 出现转移
E. 切除后复发

23. 肺转移性肝癌是指 ( )
A. 肺癌转移至肝
B. 肝癌转移至肺
C. 他处癌转移至肝
D. 他处癌转移至肺
E. 肝癌、肺癌相互转移

24. 淋巴结癌转移时,癌细胞首先出现在
( )
A. 边缘窦
B. 髓窦
C. 被膜
D. 副皮质区
E. 淋巴结门部

25. 胃黏液腺癌发生双侧卵巢种植性转移称为
( )
A. Ewing 瘤
B. Burkitt 瘤
C. Kaposi 瘤
D. Krukenberg 瘤
E. Wilms 瘤

26. "气球"样变常见于 ( )
A. 病毒性肝炎
B. 脂肪肝
C. 肝坏死
D. 慢性肝淤血
E. 肝硬化

27. 炎性水肿的主要原因是 ( )
A. 血浆胶体渗透压降低
B. 静脉压升高
C. 毛细血管通透性增加
D. 淋巴管闭塞
E. 肝细胞对激素灭活能力降低

28. 金黄色葡萄球菌感染最常引起 ( )
A. 浆液性炎
B. 纤维素性炎
C. 蜂窝织炎
D. 脓肿
E. 出血性炎

29. 下列化学致癌物中致癌谱广而强的是
( )
A. 芳香胺类
B. 亚硝胺
C. 多环碳氢化合物
D. 氨基偶氮染料
E. 真菌毒素

30. 下列哪个是癌前疾病 ( )
A. 大肠腺瘤
B. 皮下脂肪瘤
C. 皮肤纤维瘤
D. 子宫平滑肌瘤
E. 乳腺纤维腺瘤

B 型题
A. 胸椎内鳞状细胞癌
B. 胃溃疡癌变累及深肌层
C. 乳腺导管内癌
D. 家族性结肠腺瘤性息肉病
E. 卵巢浆液性交界性囊腺瘤

31. 癌前病变 ( )

32. 原位癌　　　　　　　　（　　）

33. 浸润癌　　　　　　　　（　　）

34. 介于良、恶性之间的肿瘤　（　　）

35. 转移癌　　　　　　　　（　　）

A. 凝固性坏死　　　B. 干酪样坏死

C. 液化性坏死　　　D. 溶解坏死

E. 脂肪坏死

36. 重型病毒性肝炎时,肝细胞发生广泛
　　　　　　　　　　　　　　（　　）

37. 乙型脑炎时发生　　　　（　　）

38. 结核病时发生　　　　　（　　）

39. 急性胰腺炎可出现　　　（　　）

40. 肾贫血性梗死灶发生　　（　　）

X 型题

41. 关于细胞凋亡,下列哪些叙述是正确的
　　　　　　　　　　　　　　（　　）

A. 损伤累及细胞　　B. 受损细胞代谢停止

C. 细胞结构破坏　　D. 属于不可逆性变化

42. 二期愈合与一期愈合比较,其不同点是
　　　　　　　　　　　　　　（　　）

A. 坏死组织多　　　B. 伤口大

C. 形成的瘢痕大　　D. 炎症反应明显

43. 混合血栓的构成成分有　（　　）

A. 白细胞　　　　　B. 血小板

C. 红细胞　　　　　D. 纤维蛋白

44. 出血性梗死发生的条件是　（　　）

A. 严重淤血　　　　B. 双重血液供应

C. 组织疏松　　　　D. 动脉血液供给中断

45. 炎症反应时,具有趋化作用的物质有
　　　　　　　　　　　　　　（　　）

A. 细菌产物　　　　B. C3a

C. 白细胞三烯 B_4　　D. IL-8

46. 多量淋巴细胞浸润常见于　（　　）

A. 炎症早期　　　　B. 慢性炎症

C. 化脓性炎　　　　D. 病毒感染

47. 纤维素性炎症最常见的发病部位是（　　）

A. 黏膜　　　　　　B. 浆膜

C. 肝　　　　　　　D. 肺

48. 高分化鳞癌的光镜下特征是　（　　）

A. 细胞间桥存在　　B. 角化珠多见

C. 病理性核分裂多见　D. 癌细胞高度异型性

49. 恶性肿瘤易发生出血、坏死等继发改变,主
要是　　　　　　　　　　　（　　）

A. 肿瘤生长迅速

B. 肿瘤呈浸润性生长

C. 肿瘤细胞分化程度低

D. 血液供不应求

50. 与肿瘤转移有关的因素包括　（　　）

A. 肿瘤细胞本身的特性

B. 肿瘤的间质成分

C. 宿主的免疫状态

D. 宿主的营养状态

二、名词解释(10分,每小题2分)

1. 凝固性坏死

2. 炎性假瘤

3. 肉芽组织

4. 肿瘤抑制基因

5. 异型性

三、填空题(10分,每空0.5分)

1. 玻璃样变性可分为＿＿＿＿、＿＿＿＿和＿＿＿＿,其中以＿＿＿＿最重要。

2. 血栓形成的条件有＿＿＿＿、＿＿＿＿、＿＿＿＿。

3. 一般来说,炎症时＿＿＿＿属于组织的损害过程,＿＿＿＿和＿＿＿＿属于组织的抗损害和修复过程。

4. 白细胞渗出要经历＿＿＿＿,＿＿＿＿,＿＿＿＿和＿＿＿＿等几个阶段,才能到达炎症中心,在局部发挥重要作用。

5. 血道转移途径与栓子的运行途径相同,胃肠道肿瘤常转移至＿＿＿＿,骨肉瘤常转移至＿＿＿＿。

6. 骨肉瘤好发部位是＿＿＿＿,早期可发生＿＿＿＿转移,X 线检查可见有诊断意义的＿＿＿＿和＿＿＿＿现象。

四、问答题(30分)

1. 举例说明化生的概念和常见类型。(7分)

2. 简述梗死的原因、类型及其不同类型梗死的形成条件。(8分)

3. 比较脓肿和蜂窝织炎的区别。(7分)

4. 试述肿瘤的扩散途径及其特点。(8分)

试 卷 二

一、选择题(50分,每小题1分)

A 型题

1. 栓塞最常见的类型为 　　　(　　)
A. 血栓栓塞　　　　　　B. 脂肪栓塞
C. 羊水栓塞　　　　　　D. 空气栓塞
E. 肿瘤细胞栓塞

2. 凝固性坏死的组织学特点是 　(　　)
A. 核碎片常见　　　　　B. 细胞膜破裂
C. 组织结构轮廓残留　　D. 基质解聚
E. 间质胶原纤维崩解

3. 凋亡是由哪项机制决定的 　(　　)
A. 血流的阻断　　　　　B. 毒物的损害
C. 病毒的侵袭　　　　　D. 基因的控制
E. 染色体断裂

4. 下列描述中,哪种属于完全再生 (　　)
A. 动脉吻合口愈合　　B. 剖腹手术切口愈合
C. 骨折愈合再生　　　D. 肠吻合口愈合
E. 胃溃疡愈合

5. 下列哪种改变是由瘢痕修复 　(　　)
A. 心肌梗死
B. 胃黏膜糜烂
C. 肝细胞点状坏死
D. 月经期子宫内膜脱落
E. 支气管的假膜性炎

6. 下述关于肺淤血的描述中,哪一项是错误的
　　　　　　　　　　　　　(　　)
A. 肺泡壁毛细血管扩张
B. 肺泡内中性白细胞和纤维素渗出
C. 肺泡腔内有水肿液
D. 可发生漏出性出血
E. 常可见心力衰竭细胞

7. 坏死的形态学改变主要标志是 (　　)
A. 细胞体积肿胀
B. 细胞内水分的增多
C. 细胞质的红染浓缩
D. 细胞核的固缩、碎裂、溶解
E. 细胞内脂肪增多

8. 微循环内纤维素性血栓又叫 (　　)

A. 透明血栓　　　　　　B. 附壁血栓
C. 红色血栓　　　　　　D. 混合血栓
E. 白色血栓

9. 乳腺癌根治术后,上肢水肿的主要原因是
　　　　　　　　　　　　　(　　)
A. 血浆胶体渗透压低下
B. 静脉压上升
C. 毛细血管通透性增高
D. 淋巴管闭塞
E. 肝细胞对抗利尿激素的灭活能力降低

10. 下列哪种梗死灶常发生化脓 　(　　)
A. 心脏附壁血栓脱落
B. 心肌梗死
C. 肺出血性梗死灶
D. 急性感染性心内膜炎赘生物脱落造成的梗死灶
E. 卵巢肿瘤蒂扭转性梗死灶

11. 下列哪个器官的梗死灶为地图形 (　　)
A. 小肠　　　　　　　　B. 脾
C. 肾　　　　　　　　　D. 心
E. 肺

12. 炎症的发生和发展取决于 　(　　)
A. 种族与损伤因子
B. 机体的反应性与年龄
C. 损伤因子与机体的反应性
D. 性别与年龄
E. 机体免疫力

13. 下列关于炎症的改变中,最具有防御意义的是
　　　　　　　　　　　　　(　　)
A. 组织分解代谢增强　　B. 液体成分渗出
C. 炎症介质的释放　　　D. 白细胞渗出
E. 间质细胞增生

14. 化脓性炎症组织内浸润的细胞主要是
　　　　　　　　　　　　　(　　)
A. 淋巴细胞　　　　　　B. 中性粒细胞
C. 巨噬细胞　　　　　　D. 嗜酸粒细胞
E. 嗜碱粒细胞

15. 下列疾病中不是化脓性炎的是 (　　)
A. 疖　　　　　　　　　B. 痈
C. 蜂窝织性阑尾炎　　　D. 急性肾小球肾炎
E. 急性肾盂肾炎

16. 溶血性链球菌感染最常引起 (　　)
A. 浆液性炎　　　　　　B. 纤维素性炎
C. 蜂窝织炎　　　　　　D. 脓肿
E. 出血性炎

17. 只有一个开口的病理性盲管是 （　　）
A. 糜烂　　　　　　B. 溃疡
C. 空洞　　　　　　D. 窦道
E. 瘘管
18. 化脓性炎时,与坏死组织的溶解液化有关的细胞是 （　　）
A. 嗜酸粒细胞　　　B. 巨噬细胞
C. 淋巴细胞　　　　D. 浆细胞
E. 变性坏死的中性粒细胞
19. 下列疾病中属于出血性炎的是 （　　）
A. 病毒性肝炎　　　B. 流行性脑脊髓膜炎
C. 乙型脑炎　　　　D. 丹毒
E. 钩端螺旋体病
20. 非典型肺炎属于 （　　）
A. 肺化脓性炎　　　B. 肺纤维素性炎
C. 肺泡性炎　　　　D. 肺间质性炎
E. 肺出血性炎
21. 中性粒细胞的杀菌作用,主要由哪项完成 （　　）
A. 溶菌酶　　　　　B. 杀菌素
C. 阳离子蛋白　　　D. H_2O_2-MPO-Cl⁻系统
E. 免疫球蛋白
22. 下列哪些与炎症渗出液无关 （　　）
A. 血管通透性升高　　B. 液体含细胞较多
C. 液体静置后不能自凝　D. 液体比重高
E. 蛋白含量较高
23. 关于萎缩,下列叙述哪一项是正确的? （　　）
A. 凡是比正常小的器官、组织或细胞均为萎缩
B. 营养缺乏及供血断绝均可引起萎缩
C. 萎缩细胞内细胞器仍正常,残留体减少
D. 萎缩的细胞均可恢复正常,不会消失
E. 萎缩的器官或组织间质不减少,有时反而增生
24. 恶性肿瘤细胞胞质嗜碱性增强是由于 （　　）
A. 线粒体增多　　　B. DNA 增多
C. RNA 增多　　　　D. 胞质增多
E. 细胞变性
25. 由两个或两个以上胚层来源组织构成的肿瘤称为 （　　）
A. 癌肉瘤　　　　　B. 中胚层混合瘤
C. 未分化瘤　　　　D. 畸胎瘤
E. 错构瘤
26. 有关肿瘤免疫的描述错误的是 （　　）

A. 体液免疫起主要作用
B. 癌组织内大量淋巴细胞浸润是预后较好的指标
C. 免疫功能低下患者容易发生恶性肿瘤
D. 艾滋病患者恶性肿瘤发生率升高
E. 恶性肿瘤可以破坏宿主的免疫功能
27. 临床检查肿瘤患者的局部淋巴结,其目的在于 （　　）
A. 判断肿瘤的良、恶性
B. 判断有无多发性肿瘤的可能
C. 判断肿瘤抑或炎症
D. 了解是否存在淋巴瘤
E. 了解肿瘤有无淋巴道转移
28. 肝表面及切面见多个灰白色实性结节,分界清楚,最可能的诊断是 （　　）
A. 病毒性肝炎　　　B. 多发性肝脓肿
C. 多发性肝血管瘤　D. 肝转移癌
E. 阿米巴肝脓肿
29. 下列哪一项不符合皮肤基底细胞癌（　　）
A. 好发于面部
B. 多见于老年人
C. 生长缓慢,不形成溃疡
D. 对放射治疗敏感
E. 少发生转移
30. 下列哪一项是原位癌的主要特征 （　　）
A. 发生于子宫颈黏膜上皮
B. 是一种早期癌
C. 未发生转移
D. 癌变波及上皮全层,但未浸润至黏膜下层
E. 可长期保持原来的结构,甚至消退

B 型题
A. 水样变性　　　　B. 脂肪变性
C. 玻璃样变性　　　D. 淀粉样变性
E. 纤维素样坏死
31. "虎斑心"是心肌的 （　　）
32. 风湿病时结缔组织发生 （　　）

A. 肝细胞　　　　　B. 神经细胞
C. 呼吸道黏膜上皮细胞　D. 内分泌细胞
E. 神经胶质细胞
33. 再生能力最强的细胞是 （　　）
34. 属于稳定细胞的是 （　　）

A. 梗死灶呈地图状　B. 梗死灶呈锥体形

C. 梗死灶呈节段状　　　D. 梗死灶发生液化

E. 梗死灶呈圆形

35. 肺梗死　　　　　　　　　　（　　）

36. 脑梗死　　　　　　　　　　（　　）

37. 心肌梗死　　　　　　　　　（　　）

38. 肠梗死　　　　　　　　　　（　　）

A. 组胺　　　　B. PGE_2　　　C. C5a

D. C3a　　　　E. 溶酶体酶

39. 以上哪种炎症介质具有致痛作用（　　）

40. 以上哪种炎症介质易导致组织损伤

（　　）

X 型题

41. 易发生化生的组织有　　　　（　　）

A. 上皮组织　　　　　B. 神经组织

C. 肌肉组织　　　　　D. 纤维组织

42. 肉芽组织具有如下功能　　　（　　）

A. 机化　　　　　　　B. 修复

C. 吞噬搬运　　　　　D. 抗感染

43. 栓塞的类型包括　　　　　　（　　）

A. 空气栓塞　　　　　B. 羊水栓塞

C. 血栓栓塞　　　　　D. 脂肪栓塞

44. 慢性肺淤血的病理变化可有　（　　）

A. 肺毛细血管扩张　　B. 肺泡腔内水肿液

C. 肺泡隔尘细胞　　　D. 肺泡腔内心衰细胞

45. 下列哪些病变属急性炎症变化（　　）

A. 局部组织变性、坏死　B. 血管扩张充血

C. 血管通透性升高　　D. 成纤维细胞增多

46. 以化脓性炎为主要表现的疾病有（　　）

A. 急性阑尾炎　　　　B. 病毒性肝炎

C. 流行性乙型脑炎　　D. 流行性脑膜炎

47. 渗出液的特点有　　　　　　（　　）

A. 蛋白含量高　　　　B. 比重低

C. 细胞成分多　　　　D. 液体清亮

48. 肿瘤病理活检的目的是　　　（　　）

A. 确定肿瘤性质

B. 确定肿瘤类型

C. 确定送检淋巴结是否转移

D. 有助于确定肿瘤的范围

49. 下列属于肿瘤抑制基因的是　（　　）

A. P16

B. Rb

C. APC

D. Wilms 瘤-1 基因（WT-1）

50. 肿瘤间质的意义在于　　　　（　　）

A. 对肿瘤起支持、营养作用

B. 与肿瘤分级有关

C. 决定肿瘤的坚硬度

D. 代表人体对肿瘤的免疫特性

二、名词解释（10分，每小题2分）

1. 机化

2. 败血症

3. 炎症介质

4. 肿瘤

5. 血栓形成

三、填空题（10分，每空0.5分）

1. 坏疽可分为＿＿＿＿＿、＿＿＿＿＿、＿＿＿＿＿。

2. 属于永久性细胞的有＿＿＿＿＿、＿＿＿＿＿和＿＿＿＿＿。

3. 出血性梗死常发生在＿＿＿＿＿、＿＿＿＿＿器官。其发生除动脉阻塞外还需要的两个条件是＿＿＿＿＿、＿＿＿＿＿。

4. 急性炎症时渗出的细胞最常见的是＿＿＿＿＿，慢性炎症时渗出的细胞最常见的是＿＿＿＿＿和＿＿＿＿＿。

5. 肿瘤的生长方式有＿＿＿＿＿、＿＿＿＿＿、＿＿＿＿＿。

6. 组织学上脂肪瘤与脂肪组织的主要区别是前者有＿＿＿＿＿。

7. 肿瘤免疫反应以＿＿＿＿＿为主。

8. 介于良、恶性之间的肿瘤称为＿＿＿＿＿，此类肿瘤的恶性程度为＿＿＿＿＿。

四、问答题（30分）

1. 试述肝脂肪变性的原因和临床意义。（6分）

2. 试述慢性肺淤血的原因及病理变化。（7分）

3. 简述炎症局部的临床表现及其机制。（8分）

4. 试述癌前疾病、癌前病变、原位癌的概念及演进过程，并说明应如何正确对待癌前疾病？（9分）

试 卷 三

一、选择题（50分，每小题1分）

A 型题

1. 哪一种不能称之为化生 （ ）
A. 支气管黏膜上皮变为鳞状上皮
B. 胃黏膜变为大肠上皮
C. 平滑肌细胞变为上皮细胞
D. 纤维组织变为透明软骨组织
E. 肌组织内形成骨组织

2. 男，40岁，有数十年肾炎病史，近来症状加重，少尿、夜尿，患者呈贫血貌，此时肾小球可出现何种病变 （ ）
A. 部分肾小球纤维化玻璃样变性
B. 弥漫性肾小球内细胞增生
C. 弥漫性肾小球充血
D. 肾小球结构正常
E. 以上都不是

3. 女，30岁，以心悸，气短，双下肢浮肿为主诉入院。查体：颈静脉怒张，心尖区舒张期杂音，肝肋下3cm，轻度压痛，肝颈静脉回流征(+)、AFP 值正常。该患者肝脏最可能出现下列哪种病理改变 （ ）
A. 慢性肝淤血 　　B. 脂肪变性
C. 慢性肝炎 　　D. 肝细胞癌
E. 以上都不是

4. 男，46岁，左腿大隐静脉曲张6年，行大隐静脉切除术，术中见静脉腔内多个褐色物堵塞血管且与血管壁连接紧密，该褐色物最可能是下列哪种病变 （ ）
A. 静脉内血凝块 　　B. 静脉内血栓
C. 静脉内血栓栓子 　　D. 静脉内瘤栓
E. 以上都不是

5. 男，35岁，两天前，突发高热，寒战，呼吸困难，今天咳铁锈色痰，叩之右肺中、下叶实，听诊闻及支气管呼吸音，临床诊断为大叶性肺炎，该病属于下述何种病变 （ ）
A. 浆液性炎 　　B. 化脓性炎
C. 纤维素性炎 　　D. 肺结核
E. 肺脓肿

6. 外检病例：阑尾各层弥漫性中性粒细胞浸润，血管极度扩张充血，其诊断是 （ ）
A. 单纯性阑尾炎 　　B. 蜂窝织性阑尾炎
C. 坏疽性阑尾炎 　　D. 阑尾类癌
E. 以上都不是

7. 尸检病例：见心包膜、心包的脏层及心包壁层内侧面不光滑，失去正常光泽，有一层灰白色渗出物附着其上，呈绒毛状，其最可能的病变是 （ ）
A. 卡他性炎 　　B. 表面化脓
C. 浆液性炎 　　D. 纤维素性炎
E. 出血性炎

8. 诊断肉瘤的主要依据是 （ ）
A. 恶性肿瘤细胞弥漫性分布，并与间质分界不清
B. 青年人
C. 异型性明显，有核分裂
D. 无包膜
E. 肺部转移

9. 最能体现腺癌的特点是 （ ）
A. 发生于腺上皮 　　B. 癌细胞呈腺样排列
C. 癌巢形成 　　D. 呈结节状外观
E. 异型性明显

10. 卵巢肿物，手术见肿物灰白色，有包膜，界限清。大体见肿物大小为 3cm×3cm×4cm，切面囊性，有清亮的液体流出。镜下见乳头状结构，表面衬以单层上皮，立方形，局部呈复层。此瘤最可能的诊断是 （ ）
A. 卵巢浆液性囊腺瘤 　B. 卵巢囊性畸胎瘤
C. 卵巢囊性水瘤 　　D. 卵泡膜细胞瘤
E. 卵巢黏液性囊腺瘤

11. 疣状赘生物是指 （ ）
A. 心内膜上附壁血栓 　B. 心内膜新生物
C. 心瓣膜纤维化 　　D. 心瓣膜钙化
E. 心瓣膜增厚

12. 某法医解剖一例无名主尸体，发现死者双侧肾脏同等体积缩小，重量减轻，每只100g，质地硬、皮质变薄，双肾表面呈细小颗粒状。双肾组织制作切片观察，改变相同，均有细动脉壁透明变性、肾小球纤维化。此人死前患有疾病是 （ ）
A. 肾盂肾炎
B. 肾小球肾炎
C. 原发性高血压病肾改变(原发性颗粒状固缩肾)
D. 慢性药物中毒
E. 慢性重金属中毒

13. 在风湿病中最具诊断意义的病变是（ ）
A. 胶原纤维的纤维素样变性
B. Aschoff 小体形成
C. 心肌变性坏死

D. 心瓣膜纤维组织增生

E. 心包脏层纤维蛋白渗出

14. 女,13岁,尸检肉眼见双肺充血、重量增加,切面暗红,支气管周围密布灰白粟粒大小结节,微隆起于切面,显露肺膜表面。其病理诊断最可能为
（　　）

A. 间质性肺炎　　　B. 麻疹性肺炎

C. 小叶性肺炎　　　D. 间质性肺炎

E. 粟粒性肺结核

15. 下列描述中符合小叶性肺炎特点的是
（　　）

A. 是一种纤维素性炎

B. 能引起急性支气管炎的细菌、病毒均能引起小叶性肺炎

C. 肺内散在多数病灶,且病灶均在小叶范围内

D. 病变愈复后可形成肺肉质变

E. 肺内各病灶的病变表现和严重程度不一致

16. 下列肺癌的描述中哪项正确　（　　）

A. 腺癌最多见

B. 小细胞癌多呈弥漫性

C. 鳞状细胞癌多有吸烟史

D. 周围型多为鳞癌

E. 细支气管肺泡癌多为中央型

17. 男,60岁,主诉吞咽困难,钡透检查,食管中段呈局限性僵硬,此患者应诊断为（　　）

A. 慢性食管炎　　　B. 早期食道癌

C. 急性食管炎　　　D. 中晚期食管癌

E. 纵隔瘤致食管狭窄

18. 患者有上腹部疼痛、返酸、嗳气并有周期性。胃镜见胃窦部有一2cm溃疡,其边缘整齐,底平坦,其诊断为（　　）

A. 溃疡型胃癌　　　B. 胃溃疡病

C. 胃糜烂　　　D. 胃腐蚀性炎症

E. 疣状胃炎

19. 主诉肝区疼痛,食欲不振,厌油腻,临床检查,肝大肋下0.5cm,表面平滑有压痛,血清谷丙转氨酶升高,HBsAg阳性,最大可能为（　　）

A. 肝癌

B. 肝脂肪变性

C. 急性病毒性普通型肝炎

D. 酒精性肝炎

E. 门脉性肝硬化早期

20. 男尸,65岁,尸检双肾明显缩小,表面呈弥漫细颗粒状,质硬。切面皮质明显萎缩变薄。病理解剖最大可能的诊断是（　　）

A. 膜性肾小球肾炎

B. 慢性肾盂肾炎

C. 膜性增生性肾小球肾炎

D. 慢性硬化性肾小球肾炎

E. IgA肾病

21. 男,59岁,临床表现为血尿,查体于左肾区上极,触及一圆形肿物,肿物大约直径为5cm,周围尚可触及到几个小结节,临床诊断为肾恶性肿瘤,其镜下最大可能的组织学类型是（　　）

A. 肾透明细胞癌　　B. 肾颗粒细胞癌

C. Wilms瘤　　　D. 肾肉瘤

E. 肾移行细胞癌

22. "蚤咬肾"见于下列哪种疾病　（　　）

A. 急性肾盂积水

B. 慢性硬化性肾小球肾炎

C. 急性弥漫性增生性肾小球肾炎

D. 毛细血管外增生性肾小球肾炎

E. 脂性肾病

23. 缺乏典型诊断性R-S细胞的霍奇金淋巴瘤亚型是（　　）

A. 结节硬化型

B. 混合细胞型

C. 淋巴细胞减少型

D. 弥漫性淋巴细胞为主型

E. 结节性淋巴细胞为主型

24. 女,30岁,1年前有流产史,现有阴道不规则流血,子宫体积增大,近来出现咳嗽、咯血,最可能的诊断是（　　）

A. 肺癌　　　B. 肺结核空洞形成

C. 葡萄胎　　　D. 绒毛膜癌

E. 子宫内膜癌

25. 关于良性畸胎瘤的叙述,下列哪项是错误的
（　　）

A. 肉眼可见毛发、牙齿等

B. 囊壁上可见头节

C. 镜下可有三个胚层的成分

D. 肿瘤易发生恶性变

E. 恶变常发生于囊内头节的附近

26. 女,43岁,近半年来易激惹,怕光、盗汗,食欲亢进,消瘦,颈部增粗。服碘后行甲状腺切除术。术后病理见甲状腺弥漫肿大,镜下滤泡上皮乳头状增生,局部高柱状,胶质内见吸收空泡。最可能是何疾病?（　　）

A. 非毒性甲状腺肿　　B. 毒性甲状腺肿

C. 甲状腺滤泡状腺癌　　D. 甲状腺功能低下

E. 甲状腺乳头状腺癌

27. 有关乙型脑炎的主要病理变化错误的是

（　　）

A. 神经细胞的变性、坏死

B. 筛状软化灶形成

C. 淋巴细胞套袖状浸润

D. 病变以小脑、延髓和桥脑最严重

E. 胶质结节

28. 女，26岁，三年来经常腹痛腹泻，食欲不振，体重下降。查：体温37℃，结核菌素实验阳性。结肠镜发现回盲部黏膜多个溃疡，其长轴与肠腔长轴垂直，应考虑诊断　（　　）

A. 肠伤寒　　　　B. 细菌性痢疾

C. 结肠癌　　　　D. 肠结核

E. 肠阿米巴病

29. 淋病引起的病变特征是　（　　）

A. 急性化脓性炎

B. 女性常引起输卵管炎，男性常引起睾丸炎

C. 最后感染尿道引起尿道炎

D. 不发生菌血症及败血症

E. 病变不转为慢性、受累器官不发生粘连

30. 肠外阿米巴病中最常见的是　（　　）

A. 阿米巴肝脓肿　　B. 阿米巴肺脓肿

C. 阿米巴脑脓肿　　D. 阿米巴肾脓肿

E. 以上都不是

B 型题

A. 动脉内膜肉芽肿性炎

B. 动脉内膜粥样斑块形成

C. 动脉壁营养不良性钙化

D. 闭塞性动脉内膜炎

E. 小动脉壁纤维素样坏死

31. 动脉粥样硬化　　　　　（　　）

32. 恶性高血压　　　　　　（　　）

A. 腺泡中央型肺气肿　B. 腺泡周围型肺气肿

C. 全腺泡型肺气肿　　D. 肺大泡

E. 不规则形肺气肿

33. 晚期肺硅沉着症脏层胸膜下可出现（　　）

34. 遗传性 α_1-抗胰蛋白酶缺乏可引起　（　　）

A. 点状坏死

B. 碎片状坏死或桥接坏死

C. 大片坏死

D. 点状坏死或轻度碎片状坏死

E. 大片肝细胞坏死并伴有肝细胞结节状增生

35. 轻度慢性病毒性肝炎　　　　（　　）

36. 亚急性重型肝炎　　　　　　（　　）

A. 脂性肾病

B. 肾盂积水

C. 弥漫性硬化性肾小球肾炎

D. 毛细血管内增生性肾小球肾炎

E. 尿毒症

37. 肾体积缩小，弥漫细颗粒状，色苍白（　　）

38. 蚤咬肾　　　　　　　　　　（　　）

A. 浆液性炎　　　　B. 纤维素性炎

C. 肉芽肿性炎　　　D. 化脓性炎

E. 出血性炎

39. 流行性脑脊髓膜炎　　　　（　　）

40. 细菌性痢疾　　　　　　　（　　）

X 型题

41. 风湿病的基本病理变化是　　（　　）

A. 结缔组织的黏液样变性

B. 结缔组织的纤维素样坏死

C. 结缔组织的淀粉样变性

D. 风湿性肉芽肿形成

42. 心内膜下心肌梗死的特点是　（　　）

A. 梗死仅累及心室侧壁内测 1/3 的心肌

B. 严重者可致环状坏死

C. 常为多发性、小灶性

D. 病变常波及乳头肌、肉柱

43. 大叶性肺炎充血水肿期的病理变化与急性肺水肿的区别是　（　　）

A. 肺泡腔中有中性粒细胞、单核细胞浸润

B. 肺泡腔中有纤维素渗出

C. 肺泡腔渗出物可查到致病菌

D. 胸膜面有大量纤维素渗出

44. 对鼻咽癌的描述中，正确的是　（　　）

A. 鼻咽顶部最多见

B. 肉眼上多为结节型

C. 组织学分类中低分化鳞癌最多见

D. 对放射治疗较敏感

45. 有关肝细胞癌的描述，哪些是正确的

（　　）

A. 常经血道转移

B. 常与周围肝组织分界明显

C. 可呈腺管样结构

D. 可呈团块状结构

46. 慢性萎缩性胃炎的病理变化包括　（　　）

A. 黏膜下血管分支清晰可见

B. 固有膜腺体萎缩、减少

C. 常伴有肠上皮化生

D. 黏膜有明显的纤维组织增生

47. 下列哪些不是甲状腺腺瘤与分化好的滤泡状腺癌的鉴别要点　　　　（　　）

A. 滤泡结构是否规整

B. 细胞异型性大小

C. 包膜是否有癌细胞浸润

D. 细胞核分裂象多少

48. 下列哪项叙述是脑膜瘤的特点　（　　）

A. 生长慢，有包膜，易于手术完全切除

B. 良性，不发生恶变

C. 膨胀性生长，压迫脑组织

D. 肿瘤细胞形态多样

49. 慢性肾盂肾炎的病变有　　　（　　）

A. 颗粒性固缩肾

B. 左右肾病变不对称、体积均扩大

C. 肾小球纤维化、玻璃样变

D. 弓形动脉硬化

50. 关于绒毛膜细胞癌，下列哪项正确　（　　）

A. 主要起源于滋养细胞

B. 血和尿内绒毛膜促性腺激素升高

C. 不具有自己的间质血管

D. 淋巴道转移是主要扩散方式

二、名称解释(10分,每小题2分)

1. Aschoff 小体

2. 硅结节

3. 革囊胃

4. 新月体

5. R-S 细胞

三、填空题(10分,每空0.5分)

1. 风湿性病变过程大致可分为三个阶段_____，_____，_____。

2. 大叶性肺炎的并发症有_____、_____、_____、_____。

3. 中晚期食管癌根据肉眼所见分为_____，_____、_____、_____。

4. 常见的能引起肾固缩改变的疾病有_____，_____、_____、_____。

5. 按临床病理特征慢性宫颈炎可分为_____，_____，_____，_____等几种类型。

四、问答题(30分)

1. 区别亚急性细菌性心内膜炎与风湿性心内膜炎。(6分)

2. 试述结核病的基本病理变化及其转化规律。(8分)

3. 试述肝炎、肝硬化、肝癌三者之间的内在联系及演进过程。怎样用临床病理联系，说明病人临床上出现的腹腔积液、上消化道大出血、消化不良表现？(9分)

4. 试述肾小球肾炎与肾盂肾炎的不同。(7分)

试　卷　四

一、选择题(50分,每小题1分)

A 型题

1. 位于皮肤或黏膜的坏死灶，脱落后可形成缺损。若缺损深达皮下或黏膜下，则称之为　（　　）

A. 溃疡　　　　　　B. 空洞

C. 瘘管　　　　　　D. 糜烂

E. 窦道

2. 女,44岁,有20年慢性支气管炎病史,现全身浮肿,呼吸急促,心率快。该患者肝会出现　　　　　　　　　　（　　）

A. 肝细胞增生

B. 肝细胞内出现透明滴

C. 肝内胆管上皮脂肪变性

D. 肝慢性淤血,肿大

E. 以上都不是

3. 女,28岁,在分娩过程中突发呼吸困难,口鼻黏膜大量出血而死。尸检发现肺小血管内有胎脂、胎粪小体及角化上皮。最可能的死因是下列哪一项　　　　　　　　　　（　　）

A. 血栓栓塞　　　　B. 气体栓塞

C. 脂肪栓塞　　　　D. 羊水栓塞

E. 瘤细胞栓塞

4. 女,58岁,患风湿性心脏病,二尖瓣狭窄合并关闭不全5年。如果对该患者进行肺部活检,则显微镜下可能出现下列哪种病变 （ ）

A. 肺泡壁毛细血管扩张充血

B. 肺泡腔内有心衰细胞

C. 肺泡腔内有红细胞

D. 肺泡腔内有蛋白性液体

E. 以上各种病变都可能出现

5. 男,14岁,近半月来周身无力、厌油腻,肝区疼痛,临床检查:皮肤、巩膜轻度黄染,肝肋下2cm,剑突下4.5cm,转氨酶升高400U,临床诊断为急性普通型肝炎,其最可能是何种炎症 （ ）

A. 变质性炎 　　　　B. 化脓性炎

C. 增生性炎 　　　　D. 出血性炎

E. 卡他性炎

6. 男,59岁,35年吸烟史,X线检查:右肺上叶周边部一占位病变,术中取材做病理检查:肿物直径2cm,组织学检查:肺泡上皮细胞、血管内皮细胞、巨噬细胞、成纤维细胞增生,伴有大量淋巴细胞、浆细胞浸润,肺泡腔内有出血和含铁血黄素沉着,其最可能的病理诊断是 （ ）

A. 肺腺癌 　　　　B. 肺鳞癌

C. 肺小细胞癌 　　D. 肺炎性假瘤

E. 肺纤维化

7. 细菌入血,在血中生长繁殖,产生毒素及代谢产物,患者发热及全身中毒症状明显,可见皮肤和黏膜点状出血,患者最可能患什么病 （ ）

A. 菌血症 　　　　B. 毒血症

C. 败血症 　　　　D. 脓毒败血症

E. 以上都不是

8. 在恶性肿瘤患者的周围血液中查见恶性肿瘤,说明该患者 （ ）

A. 已发生血道转移 B. 即将发生转移

C. 已是恶性肿瘤 　D. 并发白血病

E. 有可能发生转移,但不一定发生转移

9. 霍奇金细胞是指 （ ）

A. 双核呈面对面的排列,彼此对称,有嗜酸性核仁的R-S细胞

B. 双核的R-S细胞

C. 多核瘤巨细胞

D. 单核的R-S细胞

E. 核仁大的、多核瘤巨细胞

10. 恶性肿瘤的主要特征是 （ ）

A. 浸润性生长和转移 B. 细胞丰富

C. 巨细胞形成 　　　D. 核分裂象多见

E. 血管丰富

11. 某标本瓶中装有一无标签标本:标本为心脏、二尖瓣侧心脏已打开,见二尖瓣膜增厚缩短,瓣膜联合处粘连,有处瓣膜有穿孔,主动脉瓣处有一瓣叶亦有一穿孔,另一瓣膜上有息肉状大赘生物,灰褐色,与瓣膜粘连不紧密,左室侧乳头肌处亦有褐色赘生物。此标本疾病是 （ ）

A. 风湿性心瓣膜病

B. 先天性心脏病

C. 高血压性心脏病

D. 风湿性心瓣膜病联合瓣膜病合并亚急性细菌性心内膜炎

E. 先天性心脏病

12. 下列符合恶性高血压特征性病理变化的是 （ ）

A. 肾入球小动脉玻璃样变性

B. 肾细动脉壁纤维素样坏死

C. 肾动脉粥样硬化

D. 肾小球毛细血管内透明血栓

E. 肾小球纤维化

13. 关于动脉粥样硬化的危险因素,下列哪一项是错误的 （ ）

A. LDL水平持续升高

B. HDL水平持续升高

C. 大量吸烟

D. 糖尿病

E. 高血压

14. 男性,61岁,尸检肺组织内有同心圆排列的,玻璃样变的胶原纤维,有类上皮细胞、多核巨细胞及淋巴细胞构成的结节。此患者最终诊断为 （ ）

A. 肺结核 　　　　B. 肺气肿

C. 硅肺 　　　　　D. 石棉肺

E. 硅肺结核病

15. 腺泡中央型肺气肿的病变特点是 （ ）

A. 肺泡扩张

B. 呼吸性细支气管扩张

C. 呼吸性细支气管和肺泡均扩张

D. 终末细支气管扩张

E. 肺泡和细支气管均扩张

16. 男,45岁,涕中带血、鼻塞、耳鸣、头痛、颈淋巴结肿大。病理活检见:瘤细胞呈多角形、卵圆形、梭形、胞质丰富,少数可见细胞间桥,但无角化。此患者正确诊断为 （ ）

A. 恶性淋巴瘤　　　　B. 平滑肌瘤
C. 肺癌　　　　　　　D. 恶性黑色素瘤
E. 鼻咽癌

17. 五年来经常腹胀,下肢浮肿,鼻尖有扩张血管网,腹水,肝未触及,脾大。诊断为　（　）
A. 普通型病毒性肝炎　B. 门脉性肝硬化
C. 肝细胞性肝癌　　　D. 酒精性肝炎
E. 慢性肝淤血

18. 中年患者贫血,消瘦、乏力,肺部 X 线照片检查无异常。大便次数增多、变形,并有黏液血便,右下腹肿块,最大可能为　（　）
A. 肠结核　　　　　　B. 肠阿米巴病
C. 局限性结肠炎　　　D. 大肠癌
E. 溃疡性结肠炎

19. 下列哪种是 T 细胞淋巴瘤　（　）
A. Burkitt 淋巴瘤　　B. 滤泡性淋巴瘤
C. 霍奇金淋巴瘤　　　D. 蕈样霉菌病
E. 黏膜相关淋巴组织淋巴瘤

20. 膜性增生性肾小球肾炎的主要病变特点是　（　）
A. 毛细血管基膜呈梳齿状排列
B. 毛细血管内皮细胞和系膜细胞大量增生
C. 系膜区增宽,常有嗜酸粒细胞浸润
D. 银染色见毛细血管壁呈车轨状或分层状
E. 电子致密物主要沉积在基膜致密层内

21. 肾细胞癌最常见的转移部位是　（　）
A. 肾上腺　　　　　　B. 局部淋巴结
C. 肝　　　　　　　　D. 脾
E. 骨

22. 女孩,5 岁,临床表现为肾病综合征,肾穿刺活组织检查肾小球无明显变化,肾小管上皮细胞内有大量脂质沉积,此肾炎最大可能是　（　）
A. 系膜增生性肾小球肾炎
B. 新月体性肾小球肾炎
C. 轻微病变性肾小球肾炎
D. 膜性增生性肾小球肾炎
E. IgA 肾病

23. 女,50 岁,阴道有不规则血性分泌物,阴道镜检查,见子宫颈菜花状肿物,表面有出血坏死,最可能的诊断是　（　）
A. 子宫颈息肉　　　　B. 子宫颈糜烂
C. 子宫颈癌　　　　　D. 子宫颈腺囊肿
E. 子宫颈肥大

24. 女,48 岁,半年前发现左乳外上象限有一个直径约2cm肿物,最近长大直径约5cm,界限不清、活动性差,并检到同侧腋窝淋巴结肿大,最可能的疾病是　（　）
A. 乳腺纤维腺瘤　　　B. 乳腺结构不良
C. 慢性乳腺炎　　　　D. 恶性淋巴瘤
E. 乳腺癌

25. 下述描述中,哪项不符合慢性粒细胞白血病　（　）
A. 约90% 出现 Ph 染色体
B. 周围血白细胞量明显增高
C. 骨髓大量原始粒细胞
D. 脾明显肿大
E. 肝肿大

26. 女,36 岁,以颈前肿物三个月为主诉入院行颈前肿物切除术。术后标本见甲状腺表面呈多数结节状,大小形状不一,无包膜,镜下见滤泡上皮增生,呈立方状,有乳头形成,滤泡大小不一,间质纤维增生。最可能的诊断是　（　）
A. 甲状腺乳头状腺瘤　B. 毒性甲状腺肿
C. 结节性甲状腺肿　　D. 甲状腺乳头状腺癌
E. 以上都不是

27. 流行性脑脊髓膜炎的病理变化有　（　）
A. 筛状软化灶
B. 血管周围淋巴细胞套袖状浸润
C. 蛛网膜下腔大量炎细胞渗出
D. 脑底部病变最显著
E. 脑实质受累

28. 一病人患病已 3 周,有持续性高热,心动过缓,腹胀,腹泻,因中毒性休克死亡。尸检发现弥漫性腹膜炎,回肠孤立和集合淋巴结肿胀、坏死和溃疡形成,并有穿孔,脾肿大。应考虑什么诊断　（　）
A. 伤寒　　　　　　　B. 急性肠炎
C. 细菌性痢疾　　　　D. 阿米巴痢疾
E. 恶性组织细胞增生症

29. 下列哪种病变属于一期梅毒　（　）
A. 睾丸树胶样肿　　　B. 硬腭坏死、穿孔
C. 皮肤斑疹或丘疹　　D. 外生殖器硬下疳
E. 脊髓后根或后索变性

30. 血吸虫病时,引起机体损害最严重的是　（　）
A. 尾蚴　　　　　　　B. 童虫
C. 成虫　　　　　　　D. 死亡虫体
E. 虫卵

B 型题

A. 高血压

B. 风湿性心肌炎

C. 系统性红斑狼疮

D. 急性细菌性心内膜炎

E. 动脉粥样硬化

31. 向心性肥大见于　　　　　　（　　）

32. 泡沫细胞沉积于动脉壁　　　　（　　）

A. 支气管腺体肥大、增生,黏膜上皮杯状细胞增多

B. 肺泡扩张,肺泡壁变薄、断裂

C. 细支气管及周围肺泡的化脓性炎

D. 肺泡上皮细胞内形成包涵体

E. 肺组织广泛纤维化

33. 病毒性肺炎　　　　　　　　（　　）

34. 慢性阻塞性肺气肿　　　　　（　　）

A. 肝呈黄绿色、表面细颗粒状

B. 肝表面结节大小较一致,纤维间隔薄而均匀

C. 肝表面结节大小不一,纤维间隔厚而不均

D. 干线型肝纤维化

E. 右心衰竭

35. 胆汁性肝硬化　　　　　　　（　　）

36. 坏死后性肝硬化　　　　　　（　　）

A. 膜性肾小球肾炎

B. 新月性肾小球肾炎

C. 膜性增生性肾小球肾炎I型

D. 膜性增生性肾小球肾炎II型

E. 微小病变性肾小球肾炎

37. 基膜伸出突起与基底膜垂直相连,形似梳齿

　　　　　　　　　　　　　　（　　）

38. 基底膜内有致密物沉积　　　（　　）

A. T 细胞性淋巴瘤　　　B. B 细胞淋巴瘤

C. 组织细胞性淋巴瘤　　D. 霍奇金淋巴瘤

E. Burkitt 淋巴瘤

39. "满天星"图像是上述哪种疾病的特点之一

　　　　　　　　　　　　　　（　　）

40. 镜影细胞是诊断上述哪种疾病的重要依据

　　　　　　　　　　　　　　（　　）

X 型题

41. 病毒性心肌炎的特点　　　　（　　）

A. 常累及心瓣膜

B. 病毒可直接损伤心肌细胞

C. 心肌细胞变性、坏死

D. 心肌间质内炎细胞浸润

42. 下列哪几项符合风湿性心内膜炎的病变

　　　　　　　　　　　　　　（　　）

A. 疣赘物小而附着牢固

B. 疣赘物有细菌菌落

C. 二尖瓣最常被累及

D. 瓣膜穿孔

43. 慢性阻塞性肺气肿的发生与下列哪些因素

有关　　　　　　　　　　　　（　　）

A. 小气道阻塞性通气障碍

B. 内源性弹性蛋白酶增多

C. 吸烟

D. 遗传性 α_1-抗胰蛋白酶缺乏

44. 在对肺癌的描述中,正确的提法有（　　）

A. 肺鳞癌与吸烟关系密切

B. 周围型肺癌不侵犯胸膜

C. 肺腺癌以周围型多见

D. 细支气管肺泡癌以弥漫型多见

45. 肝硬化的病理变化有　　　　（　　）

A. 假小叶形成　　　　B. 纤维组织增生

C. 肝细胞弥漫大片坏死 D. 淋巴细胞浸润

46. 早期食管癌包括　　　　　　（　　）

A. 原位癌　　　　　　B. 黏膜内癌

C. 黏膜下癌　　　　　D. 浸润肌层的癌

47. 急性链球菌感染后肾小球肾炎的特点包括

　　　　　　　　　　　　　　（　　）

A. 肾小球内有链球菌菌栓

B. 多见于儿童

C. 肾小球毛细血管腔变窄、甚至闭塞

D. 上皮下有驼峰状沉积物

48. 肾细胞癌的临床病理特点有　（　　）

A. 主要症状是出血、贫血

B. 早期即可发生血道转移

C. 肾上、下极多见

D. 多呈明显的浸润性生长、边界不清

49. 关于乳腺癌的叙述,下列哪项是正确的（　　）

A. 易向周围组织浸润生长

B. 大多数乳腺癌 ER 和 PR 呈阳性

C. 易出现血道转移

D. 皮肤可见橘皮样改变

50. 下列关于结核杆菌的描述中,哪些是正确的

　　　　　　　　　　　　　　（　　）

A. 多糖类参与免疫反应

B. 脂类与细菌毒力有关

C. 蛋白与蜡质 D 结合使机体产生变态反应

D. 分泌外毒素,引起组织坏死和全身中毒症状

二、名称解释(10分,每小题2分)

1. 肺肉质变

2. 急性肾炎综合征

3. 粉刺癌

4. 噬神经细胞现象

5. 伤寒细胞

三、填空题(10分,每空0.5分)

1. 非毒性甲状腺肿亦称_____甲状腺肿,是由于分泌_____不足,促使分泌_____增多引起的甲状腺肿大。

2. 原发综合征包括_____、_____、_____。

3. 列举几种能形成肉芽肿的疾病:_____、_____、_____、_____、_____、

_____、_____、_____。

4. 鼻咽癌最常发生于_____,其次是_____和_____。

5. 原发性肝癌的组织学类型有_____,_____,_____。

四、问答题(30分)

1. 试述葡萄胎、侵蚀性葡萄胎、绒毛膜上皮癌在镜下的鉴别要点。(8分)

2. 试述慢性支气管炎、肺气肿、肺心病三者之间的内在联系及其演变过程。预防和治疗有哪些原则?(8分)

3. 简述间质性肺炎的常见病因及病变特点。(6分)

4. 何谓溃疡病?以胃溃疡为例简述其病理变化及常见并发症。(8分)

试卷一 参考答案

一、选择题

A 型题

1. A 2. C 3. B 4. C 5. A 6. C 7. E 8. B
9. C 10. E 11. C 12. C 13. C 14. C 15. C 16. D
17. A 18. E 19. D 20. E 21. B 22. D 23. B 24. A
25. D 26. A 27. C 28. D 29. B 30. A

B 型题

31. D 32. C 33. B 34. E 35. A 36. D
37. C 38. B 39. E 40. A

X 型题

41. ABCD 42. ABCD 43. ABCD 44. ABCD
45. ACD 46. BD 47. ABD 48. AB 49. AD
50. ABC

二、名词解释

1. 凝固性坏死:坏死细胞蛋白凝固,组织保持原有的轮廓,肉眼观为灰白、灰黄色的坏死,多见于心、肾、脾等器官。

2. 炎性假瘤:由组织的炎性增生形成的一个肿瘤样团块,在大体形态、影像学检查时与肿瘤难以区分,常发生于眼眶与肺。

3. 肉芽组织:由大量新生毛细血管、成纤维细胞构成,伴不同程度的炎细胞。

4. 肿瘤抑制基因:是正常情况下存在于细胞内具有调节细胞分裂、生长、分化等作用的一类基因,与癌基因作用相反,能抑制细胞生长,其功能丧失则促进细胞的肿瘤性转化。

5. 异型性:由于分化程度不同,肿瘤组织在细胞形态和组织结构上都与其起源的正常组织有不同程度的差异,这种差异称为异型性。

三、填空题

1. 血管壁玻璃样变性　结缔组织玻璃样变性　细胞内玻璃样变性　血管壁玻璃样变性

2. 心血管内膜的损伤　血流状态的改变　血液凝固性增加

3. 变质　渗出　增生

4. 附壁　黏着　游出　趋化作用

5. 肝　肺

6. 四肢长骨干骺端　血道　Codman 三角　日光放射状阴影

四、问答题

1. 举例说明化生的概念和常见类型。

答:一种分化成熟的细胞类型被另一种分化成熟的细胞类型所取代的过程称为化生。化生并不是由原来的成熟细胞直接转变所致,而是该处具有分裂增殖和多向分化能力的幼稚未分化细胞或干细胞横向分化的结果,是环境因素引起细胞某些基因活化或受到抑制而重新编程表达的产物。

化生通常发生在同源性细胞之间,即上皮细胞之间或间叶细胞之间。化生有多种类型。上皮组织的化生以鳞状上皮化生(简称鳞化)最为常见,如吸烟者支气管假复层纤毛柱状上皮发生的鳞状上皮化生。慢性胃炎时,胃黏膜上皮转变为含有潘氏细胞或杯状细胞的小肠或大肠上皮组织,称为肠上皮化生(简称肠化);胃窦胃体部腺体由幽门腺所取代,则称为幽门腺化生。慢性反流性食管炎时,食管下段鳞状上皮也可化生为胃型或肠型柱状上皮。间叶组织中幼稚的成纤维细胞在损伤后,可转变为成骨细胞或成软骨细胞,称为骨或软骨化生。

2. 简述梗死的原因、类型及其不同类型梗死的形成条件。

答:(1) 梗死的原因:①血栓形成;②动脉栓塞;③动脉痉挛;④血管受压闭塞

(2) 类型:①贫血性梗死;②出血性梗死;③败血性梗死

(3) 条件:①贫血性梗死:组织结构较致密,侧支循环不充分;②出血性梗死:组织原来淤血,动脉支阻塞,侧支循环不能代偿;③败血性梗死:含有细菌感染。

3. 比较脓肿和蜂窝织炎的区别。

答:脓肿是局限性化脓性炎症,主要由金黄色葡萄球菌引起,好发于皮肤和内脏,常有脓腔形成,脓肿破溃可形成溃疡、窦道和瘘管。蜂窝织炎是弥漫性化脓性炎症,主要由溶血性链球菌引起,好发于黏膜下、肌肉和阑尾等疏松组织,炎症范围较广,发展迅速,易发生全身中毒症状。

4. 试述肿瘤的扩散途径及其特点。

答:肿瘤的扩散途径有两种:

(1) 局部浸润和直接蔓延:随着肿瘤的不断长

大,瘤细胞从原发部位连续不断得沿着组织间隙、淋巴管、血管或神经束已侵入并破坏邻近正常器官或组织,并继续生长,称为直接蔓延。如晚期宫颈癌可向前、向后累及膀胱和直肠。

(2)转移:恶性肿瘤细胞从原发部位侵入淋巴管、血管或体腔,被带到他处继续生长,形成与原发瘤同种类型的肿瘤,这个过程称为转移。常见的转移途径有:①淋巴道转移:是癌最常见的转移途径。

受累淋巴结常呈无痛性肿大,质硬,因癌性粘连形成固定团块。②血道转移:是肉瘤最常见的转移途径,癌的晚期也可发生血道转移。血道转移最常见的器官是肺,其次是肝。③种植性转移:当体腔内器官的恶性肿瘤蔓延至器官表面时,癌细胞可脱落并像播种一样种植在体腔内各器官的表面形成多个转移瘤,称为种植性转移,常见于腹腔器官的恶性肿瘤。

试卷二　参考答案

一、选择题

A 型题

1. A　2. C　3. D　4. C　5. A　6. B　7. D　8. A　9. D　10. D　11. D　12. C　13. D　14. B　15. D　16. C　17. D　18. E　19. E　20. D　21. D　22. C　23. E　24. C　25. D　26. A　27. E　28. D　29. C　30. D

B 型题

31. B　32. E　33. C　34. A　35. B　36. D　37. A　38. C　39. B　40. E

X 型题

41. AD　42. ABD　43. ABCD　44. ABD　45. ABC　46. AD　47. AC　48. ABCD　49. ABCD　50. ACD

二、名词解释

1. 机化:由肉芽组织取代坏死或其他异物的过程。

2. 败血症:细菌入血且大量繁殖,并产生毒素。

3. 炎症介质:是指由细胞或体液中产生的参与炎症反应的某些生物活性物质,这些物质具有引起血管扩张、通透性增加和白细胞渗出的功能,在炎症的发生发展过程中起重要作用。

4. 肿瘤:是机体在各种致瘤因素作用下,局部组织的细胞在基因水平上失去对其生长的正常调控,导致细胞克隆性异常增生而形成的新生物,常表现为局部肿块。

5. 血栓形成:在活体心脏和血管内,血液发生凝固或血液中某些有形成分凝集形成固体质块的过程,称为血栓形成。

三、填空题

1. 干性坏疽　湿性坏疽　气性坏疽
2. 神经细胞　横纹肌细胞　心肌细胞
3. 肺　肠　严重的静脉淤血　组织疏松

4. 中性粒细胞　淋巴细胞　单核细胞
5. 膨胀性生长　浸润性生长　外生性生长
6. 包膜
7. 细胞免疫
8. 交界性肿瘤　潜在恶性

四、问答题

1. 试述肝脂肪变性的原因和临床意义。

答:肝脂肪变性常见原因及机制为:

(1)肝细胞脂肪酸增多:常见于高脂饮食或营养不良时体内脂肪组织分解过多,过多的脂肪酸经血入肝,超过了肝细胞的处理能力。

(2)三酰甘油合成过多:如饮酒可改变线粒体和内质网的功能,促进 α-磷酸甘油合成三酰甘油。

(3)脂蛋白和载脂蛋白减少:缺氧中毒或营养不良时,肝细胞中脂蛋白和载脂蛋白合成减少,脂肪输出受阻而堆积在肝细胞中。

临床上脂肪肝患者表现为消化不良、食欲不振、肝区不适、转氨酶升高。肝细胞脂肪变性为肝脏的一种可逆性损伤,如去除病因可以恢复,但如病因持续存在,则肝细胞可发生不可逆性的死亡。

2. 试述慢性肺淤血的原因及病理变化。

答:高血压病、二尖瓣病等引起左心衰竭时导致肺循环淤血的病理变化,肉眼观察,肺因淤血而肿胀饱满,呈暗红色,质地变实,挤压时可见切面流出淡红色泡沫状液体。镜下观察,肺泡壁毛细血管高度扩张充满血液;肺泡腔内聚积水肿液,甚至发生出血;肺组织内的巨噬细胞常将红细胞吞噬,并在其胞质内形成棕黄色颗粒状的含铁血黄素,心力衰竭时出现的这种含有含铁血黄素的巨噬细胞称为"心力衰竭细胞",可随痰咳出。长期淤血时,肺间质可发生纤维结缔组织及网状纤维胶原化,使肺质地变硬。同时,大量含铁血黄素在肺泡腔和肺间质中沉积,使肺组织呈棕褐色,这时称为肺"褐色硬变"。

3. 简述炎症局部的临床表现及其机制。

答:红:炎性充血。肿:炎性渗出所致,慢性炎症主要是由局部组织增生。热:动脉性充血。痛:主要是由炎症介质引起,此外,局部张力升高,钾离子增多等。功能障碍:因局部组织变性、坏死,代谢异常,炎性渗出、疼痛等所致。

4. 试述癌前疾病、癌前病变、原位癌的概念及演进过程,并说明应如何正确对待癌前疾病?

答:癌前疾病是指某些具有癌变潜在可能性的良性疾病,如长期存在即有可能转变为癌。癌前病变即非典型增生(异型增生),主要指上皮细胞异常增生,表现为细胞大小不等,形态多样,排列紊乱,极向消失;核大深染,核质比例增大,核形不规则,核分裂象增多,但多属正常核分裂象。原位癌是指癌变细胞已累及上皮全层,但未突破基底膜,仍局限于黏膜上皮层内或皮肤表皮层内的非侵袭性癌;原位癌是一种早期癌,早期发现和治疗可防止其发展为浸润癌。癌前病变或癌前疾病只是相对于其他良性疾病或病变来说有癌变的潜在可能性,并非一定都发展为癌。因此,应正确认识、对待和及时治疗癌前病变或癌前疾病。

试卷三　参考答案

一、选择题

A 型题

1. C　2. A　3. A　4. B　5. C　6. B　7. D　8. A　9. B　10. A　11. A　12. C　13. B　14. E　15. E　16. E　17. B　18. B　19. C　20. D　21. A　22. C　23. E　24. D　25. D　26. B　27. D　28. D　29. A　30. A

B 型题

31. B　32. E　33. D　34. C　35. D　36. E　37. C　38. D　39. D　40. B

X 型题

41. ABD　42. ABCD　43. ABC　44. ABCD　45. ACD　46. ABC　47. ABD　48. ACD　49. CD　50. ABC

二、名称解释

1. Aschoff 小体:多见于心肌间质、心内膜下及皮下结缔组织,是一种肉芽肿性病变,形状略成梭形。镜下中心见纤维素样坏死,周围有 Aschoff 细胞,外周有少量淋巴细胞、浆细胞浸润。

2. 硅结节:是肺硅沉着症的主要病变,早期硅结节由吞噬硅尘的巨噬细胞组成细胞性结节,进一步可发生纤维化和玻璃样变,形成由同心圆状或漩涡状排列并已玻璃样变的胶原纤维组成。

3. 革囊胃:胃癌细胞弥漫性浸润致胃壁普遍增厚、变硬,胃腔变小,状如皮革,称为"革囊胃"。

4. 新月体:当肾小球损伤严重时,毛细血管的通透性显著升高,大量纤维蛋白渗出到肾球囊内,刺激球囊壁层上皮细胞增生形成多层。壁层上皮细胞的增生常呈新月体形状,故称新月体。

5. R-S 细胞:是多核或双核的瘤巨细胞,是诊断霍奇金淋巴瘤的重要依据。特征性 R-S 细胞胞质丰富,略嗜伊红染,核多叶或多核,核仁明显,大而圆形。典型的 R-S 细胞为"镜影"细胞,两个核都有一个大包涵体样嗜酸性核仁,周围有透明带,核膜明显。

三、填空题

1. 变质渗出期　增生期　瘢痕期

2. 肺肉质变　胸膜肥厚和粘连　肺脓肿　败血症和脓毒败血症　感染性休克

3. 髓质型　蕈伞型　溃疡型　缩窄型

4. 慢性肾小球肾炎　慢性肾盂肾炎　原发性高血压　动脉粥样硬化

5. 子宫颈糜烂　子宫颈息肉　子宫颈腺囊肿　子宫颈白斑

四、问答题

1. 区别亚急性细菌性心内膜炎与风湿性心内膜炎。

亚急性细菌性心内膜炎与风湿性心内膜炎的区别

	亚急性细菌性心内膜炎	风湿性心内膜炎
病因	致病力相对较弱的细菌(如草绿色链球菌)	变态反应
大体	赘生物呈灰黄色、息肉状或菜花状、质松脆、易破碎、脱落、晚期瓣膜变形	早期为疣状赘生物,单行排列、体积小、灰白色半透明状,附着牢固,不易脱落

续表

	亚急性细菌性心内膜炎	风湿性心内膜炎
镜下	白色血栓基础上混有菌落、坏死组织及少量中性粒细胞	白色血栓
临床表现	慢性心瓣膜病、多发性栓塞及败血症	慢性心瓣膜病
联系	亚急性细菌性心内膜炎往往发生在风湿性心内膜炎的基础上	

2. 试述结核病的基本病理变化及其转化规律。

答:结核病的基本病变符合炎症的变质、渗出、增生的病理特征:①以渗出为主的病变,多见于结核性炎的早期及恶化进展期,细菌毒力强,数量多,机体免疫力低或变态反应强,特征是浆液纤维素性渗出为主,渗出液内可见巨噬细胞,可查见结核菌,好发于浆膜、滑膜和脑膜等。②以增生为主的病变,发生于细菌少,毒力低,机体免疫反应较强,形成具有诊断意义的结核结节,大体观,呈粟粒大小、淡黄色的病灶。镜下观,大致分三层,中央为干酪样坏死区,成颗粒状无结构红染物,周围是来源于巨噬细胞的类上皮细胞及朗汉斯巨细胞,外周是非特异性淋巴细胞和成纤维细胞增生。③以坏死为主的病变,多发生于结核杆菌数量多,毒力强,机体免疫力低下或变态反应强的情况下,形成干酪样坏死病变。

结核病的转归与机体的抵抗力有关:

(1) 当机体抵抗力增强,治疗得当,细菌消灭,病变转向愈复:①吸收消散——渗出性病变,小的干酪样坏死灶和增生性病变治疗得当者;②纤维化、纤维包裹、钙化:增生性结核结节,小的干酪样坏死灶,未完全吸收的渗出性病变,成纤维细胞/肉芽组织增生,纤维化;较大的干酪样坏死灶,纤维包裹、钙化,临床痊愈,可有少量细菌存活。

(2) 转向恶化:①浸润进展:病灶扩大,病灶周围出现渗出性病变、干酪样坏死(病灶周围炎)。

②溶解播散:干酪样坏死物溶解液化经淋巴道、血道、支气管/自然管道播散,导致空洞形成,新病灶形成。

(3) 病情持续稳定发展,无明显变化。

3. 试述肝炎、肝硬化、肝癌三者之间的内在联系及演进过程。怎样用临床病理联系,说明病人临床上出现的腹腔积液、上消化道大出血、消化不良表现?

答:肝炎、肝硬化、肝癌是肝病动态发展演变的结果,病毒性肝炎在反复发作的过程中可导致肝小叶界板的破坏,汇管区纤维结缔组织向小叶内长入,久之将正常肝小叶结构破坏,并分隔、包绕肝细胞团块形成假小叶,导致肝硬化的发生。肝细胞变性、坏死、增生三者反复发生,可引起肝细胞的癌基因激活和肿瘤抑制基因的失活,肝癌患者常见有HBV基因整合到肝癌细胞的基因组内,使肝细胞异常增生、癌变形成肝癌。

肝硬化、肝癌患者由于门静脉压力升高使肠及肠系膜淤血,水肿致液体漏入腹腔,低蛋白血症,水钠潴留等均可促进腹腔积液的形成;门脉高压使食管下段静脉丛曲张,易破裂引起上消化道大出血;由于肝功能受损使胆汁分泌排泄障碍,门脉高压使胃肠静脉回流受阻,引起食欲不振、恶心、厌油腻等消化不良症状。

4. 试述肾小球肾炎与肾盂肾炎的不同。

答:它们之间的不同见下表。

	肾小球肾炎	肾盂肾炎
病变性质	变态反应性炎	化脓性炎
病因	与A组乙型溶血性链球菌感染有关	细菌,上行性和血源性感染
发病机制	原位免疫复合物形成,循环免疫复合物沉积	细菌直接作用
病变特点	弥漫性肾小球损伤,双侧肾同时受累	肾盂、肾间质化脓性炎
临床表现	急性肾炎综合征、肾病综合征、慢性肾炎综合征	发热,寒战,腰痛,脓尿,蛋白尿,菌尿
结局	治愈,转为慢性肾小球肾炎	治愈,转为慢性肾盂肾炎

试卷四　参考答案

一、选择题

A 型题

1. A　2. D　3. D　4. E　5. A　6. D　7. C
8. E　9. D　10. A　11. D　12. B　13. B　14. E
15. D　16. E　17. B　18. D　19. D　20. D　21. E
22. C　23. C　24. E　25. C　26. C　27. C　28. A
29. D　30. E

B 型题

31. A　32. E　33. D　34. B　35. A　36. C
37. A　38. B　39. E　40. D

X 型题

41. BCD　42. AC　43. ABCD　44. ACD
45. ABD　46. ABC　47. BCD　48. BC　49. ABD
50. ABC

二、名称解释

1. 肺肉质变：亦称机化性肺炎，由于肺内炎性病灶内中性粒细胞渗出过少，释放的蛋白溶解酶量不足以溶解渗出物中的纤维素，由肉芽组织予以机化，使病变肺组织呈褐色肉样外观，故称为肺肉质变。

2. 急性肾炎综合征：起病急，常突然出现血尿，程度不同的蛋白尿，少尿，水肿，高血压。严重者出现氮质血症。

3. 粉刺癌：导管内原位癌的一种，癌细胞团中央发生坏死，大体切面上可挤出灰白或灰黄色软膏样物质，状如皮肤粉刺。镜下癌细胞排列呈实心团块，中央为坏死灶。

4. 噬神经细胞现象：神经细胞变性坏死后被增生的小胶质细胞或巨噬细胞吞噬的现象。

5. 伤寒细胞：伤寒病时，增生的巨噬细胞的胞质内吞噬了红细胞、淋巴细胞、细胞碎片以及伤寒杆菌时称该细胞为伤寒细胞。

三、填空题

1. 单纯性　甲状腺素　促甲状腺素(TSH)

2. 肺的原发病灶　结核性淋巴管炎　肺门淋巴结结核

3. 风湿病　结核病　麻风　伤寒　血吸虫病

梅毒　硅肺　丝虫病

4. 鼻咽顶部　外侧壁　咽隐窝

5. 肝细胞癌　胆管细胞癌　混合细胞型肝癌

四、问答题

1. 试述葡萄胎、侵蚀性葡萄胎、绒毛膜上皮癌在镜下的鉴别要点。

答：葡萄胎镜下有三个特征：①绒毛间质高度水肿；②绒毛间质内血管消失或明显减少；③绒毛膜滋养层上皮细胞增生。

侵蚀性葡萄胎镜下有两个特征：①滋养层细胞增生较葡萄胎显著，具有一定异型性；②在子宫肌层内见到有水肿的绒毛侵入。

绒毛膜上皮癌镜下三大特征：①无血管、无间质、无绒毛；②两种异型性明显的癌细胞；③癌细胞侵蚀血管，引起出血、坏死。

2. 试述慢性支气管炎、肺气肿、肺心病三者之间的内在联系及其演变过程。预防和治疗有哪些原则？

答：慢性支气管炎、肺气肿、肺心病是疾病动态发展的演进过程，慢性支气管炎时，晚期病变可沿支气管管道向纵深发展，引起细、小支气管管壁增厚，管腔狭窄甚至闭塞，造成进入肺泡的气体增加而呼出的气体减少，久之引起肺泡内残气量增多而导致肺泡壁变薄、断裂，融合成大泡肺气肿。此时，肺泡壁毛细血管闭合、数目减少，另一方面肺部炎症、缺氧可引起肺小动脉痉挛、肺小动脉构型改变致管壁增厚、管腔狭窄，导致肺循环阻力增高，形成肺动脉高压，右心负荷加重，进一步引起右心肥大与扩张而致右心衰竭。

预防和治疗肺心病，主要是对引发该病的肺部疾病进行早期治疗，并有效控制其发展，右心衰竭多由急性呼吸道感染致使肺动脉压增高所诱发，故积极治疗肺部感染是控制右心衰竭的关键。

3. 简述间质性肺炎的常见病因及病变特点。

答：间质性肺炎的常见病因为病毒和肺炎支原体感染，其病变特点：

(1)肉眼，病变呈多发性灶性分布，暗红色，实变不明显。

(2)镜下，病变区肺泡壁明显增宽，肺间质血管扩张、充血，间质水肿和淋巴细胞、单核细胞浸润，肺泡腔内一般无渗出物。病毒性肺炎可形成透明膜和多核巨细胞,在增生的上皮细胞和多核巨细胞胞质内可见病毒包涵体。

4. 何谓溃疡病? 以胃溃疡为例简述其病理变化及常见并发症。

答:亦称消化性溃疡,主要与胃液的自身消化作用有关,以胃或十二指肠黏膜形成慢性溃疡为特征的一种常见病。胃溃疡常呈圆形或椭圆形,直径多在 2cm 以内,边缘整齐,状如刀切,底部平坦、洁净,周围黏膜呈放射状;镜下溃疡底部分为四层:渗出层、坏死层、肉芽组织层、瘢痕层。常见并发症有出血、穿孔、幽门狭窄和癌变。

(刘　芳　何　洁　甘润良　梁晓秋)

附录二 病理学名词中英文对照

A

阿迪森病 Addison disease

阿米巴病 amoebiasis

  肠阿米巴病（阿米巴痢疾） intestinal amoebiasis (amoebic dysentery)

  肠外阿米巴病 extraintestinal amoebiasis

  阿米巴肝脓肿 amoebic liver abscess

  阿米巴肺脓肿 amoebic lung abscess

  阿米巴性脑脓肿 amoebic brain abscess

  阿米巴肿 amoeboma

癌 carcinoma

癌基因 oncogene

癌胚抗原 carcino-embryonic antigen, CEA

癌前病变 precancerous lesion

癌前疾病 precancerous disease

癌肉瘤 carcinosarcoma

癌症 cancer

癌症性恶病质 cancer cachexia

癌症性干细胞（肿瘤干细胞） cancer stem cell

艾滋病（获得性免疫缺陷综合征） acquired immunodeficiency syndrome, AIDS

B

白细胞边集 leukocytic margination

白细胞滚动 leukocytic rolling

白细胞共同抗原 leukocyte common antigen, LCA

白细胞三烯 leukotriene

白血病 leukemia

败血症 septicemia

瘢痕 scar

瘢痕疙瘩 keloid

班氏吴策线虫（班氏丝虫） *Wuchereria bancrofti*

包裹 encapsulation

包虫病 hydatid disease

鼻窦炎 sinusitis

比较基因组杂交 comparative genomic hybridization, CGH

鼻 NK/T 细胞淋巴瘤 nasal NK/T-cell lymphoma

鼻炎 rhinitis

鼻咽癌 nasopharyngeal carcinoma

变性（可逆性损伤） degeneration (reversible injury)

  细胞水肿（水变性/气球样变性） cellular swelling (hydropic degeneration/ballooning degeneration)

  脂肪变 fatty change, steatosis

  玻璃样变（透明变） hyalinization (hyaline degeneration)

  淀粉样变 amyloid change

  黏液样变性 mucoid degeneration

病理性色素沉着 pathologic pigmentation

  含铁血黄素 hemosiderin

  脂褐素 lipofuscin

  黑色素 melanin

  胆红素 bilirubin

病理性钙化 pathologic calcification

  营养不良性钙化 dystrophic calcification

  转移性钙化 metastatic calcification

变质 alteration

编织骨 woven bone

表皮生长因子 epidermal growth factor, EGF

槟榔肝 nutmeg liver

病毒癌基因 viral oncogene

病理改变 pathological change

病理学 pathology

  系统病理学 systemic pathology

  普通病理学 general pathology

  超微结构病理学 ultrastructural pathology

  人体病理学 human pathology

  实验病理学 experimental pathology

  外科病理学 surgical pathology

  诊断病理学 diagnostic pathology

  器官病理学 organ pathology

  解剖病理学 anatomical pathology

  细胞病理学 cytopathology

  组织病理学 histopathology

  免疫病理学 immunopathology

  分子病理学 molecular pathology

  遗传病理学 genetic pathology

  定量病理学 quantitative pathology

病理学诊断 pathologic diagnosis

病因学 etiology

并殖吸虫病 paragonimiasis

波形蛋白 vimentin

补体系统 complement system

不可逆性损伤 irreversible injury

不稳定细胞（持续分裂细胞） labile cells (continuously dividing cell)

C

层粘连蛋白 laminin

肠上皮化生 intestinal metaplasia

超微结构 ultrastructure

成人呼吸窘迫综合征 adult respiratory distress syndrome, ARDS

成体干细胞　adult stem cell
成纤维细胞生长因子　fibroblast growth factor, FGF
程序性细胞死亡　programmed cell death
迟发延缓反应　delayed prolonged response
迟缓不能　achalasia
充血　hyperemia
　　动脉性充血(主动性充血)　arterial hyperemia(active hyperemia)
　　静脉性充血(被动性充血)　venous hyperemia(passive hyperemia)
出血　hemorrhage
储脂细胞　Ito cells
穿胞通道　transcytoplasmic channel
穿胞作用　transcytosis
穿孔素　perforin
传染性单核细胞增多症　infectious mononucleosis
创伤愈合　wound healing
垂体功能减退　hypopituitarism
垂体前叶功能亢进　hyperpituitarism
垂体腺癌　pituitary carcinoma
垂体腺瘤　pituitary adenoma
垂体性巨人症　pituitary gigantism
垂体性侏儒症　pituitary dwarfism
促进　promotion

D

大肠癌　carcinoma of large intestine
大体观察　gross observation
蛋白多糖　proteoglycans
蛋白尿　proteinuria
蛋白前体　amyloid precursor protein, APP
蛋白质芯片(蛋白质微阵列)　protein chip(protein microarray)
蛋白质组学　proteomics
单纯癌　carcinoma simplex
单纯性神经元萎缩　simple neuronal atrophy
单核样 B 细胞　monocytoid B-cell
胆管炎　cholangitis
胆囊炎　cholecystitis
胆石症　cholelithiasis
氮质血症　azotemia
第 6 型人类疱疹病毒　human herpes virus-type 6, HHV-6
低氧诱导因子-1　hypoxia inducible factor-1, HIF-1
淀粉样物质　amyloid
淀粉样小体　corpora amylacea
电离辐射　ionizing radiation
点突变　point mutation
凋亡　apoptosis
凋亡小体　apoptotic body
动静脉畸形　arteriovenous malformations, AVMs
动脉瘤　aneurysm

囊状动脉瘤　saccular aneurysm
梭形动脉瘤　fusiform aneurysm
蜿蜒性动脉瘤　serpentine aneurysm
舟状动脉瘤　navicular aneurysm
夹层动脉瘤　dissecting aneurysm
假性动脉瘤　false or pseudoaneurysm
动脉硬化　arteriosclerosis
　　动脉粥样硬化　atherosclerosis, AS
　　细动脉硬化　arteriolosclerosis
　　动脉中层钙化　medial calcification
动物实验　animal experiment
动物模型　animal model
窦道　sinus
毒血症　toxemia
端粒　telomere
端粒酶　telomerase
多倍体　polyploidy
多发性大动脉炎　polyarteritis
　　特发性主动脉炎　idiopathic aortitis
　　巨细胞性动脉炎　giant cell arteritis
多核巨细胞　multinuclear giant cell
多聚酶链式反应　polymerase chain reaction, PCR
多形性　pleomorphism
多形性胶质母细胞瘤　glioblastoma multiforme

E

二期愈合　healing by second intention
恶性变　malignant change
恶性黑色素瘤　malignant melanoma
恶性淋巴瘤　malignant lymphoma, ML
　　霍奇金淋巴瘤(霍奇金病)　Hodgkin lymphoma, HL(Hodgkin's disease, HD)
　　　　经典霍奇金淋巴瘤　classical Hodgkin Lymphoma, CHL
　　　　结节硬化型　nodular sclerosis, NS
　　　　混合细胞型　mixed cellularity, MC
　　　　富于淋巴细胞型　lymphocyte-rich, LR
　　　　淋巴细胞减少型　lymphocyte depletion, LD
　　　　结节性淋巴细胞为主型　nodular lymphocyte predominance Hodgkin lymphoma, NLPHL
　　非霍奇金淋巴瘤　non-Hodgkin lymphoma, NHL
　　　　弥漫大 B 细胞淋巴瘤　diffuse large B-cell lymphoma, DLBCL
　　　　滤泡型淋巴瘤　follicular lymphoma, FL
　　　　边缘区淋巴瘤(黏膜相关淋巴组织)　marginal zone lymphoma (mucous associated lymphoid tissue, MALT)
　　　　前体 B 细胞和 T 细胞肿瘤(急性淋巴母细胞白血病/淋巴瘤)　Precursor B-and T-cell neoplasms (acute lymphoblastic leukemia/lymphoma, ALL)
　　　　慢性淋巴细胞白血病小淋巴细胞淋巴瘤　chronic lymphocytic leukemia, CLL/small lymphocytic lym-

phoma, SLL

多发性骨髓瘤 multiple myeloma, MM

非特指外周 T 细胞淋巴瘤 peripheral T-cell lymphoma, un-specified, PTCL-U

蕈样霉菌病 mycosis fungoides, MF

恶性外周神经鞘膜瘤 malignant peripheral nerve sheath tumor, MPNST

恶性组织细胞增生症 malignant histiocytosis

F

发病学 pathogenesis

发绀 cyanosis

反流性食管炎 regurgitant esophagitis

放线菌病 actinomycosis

肺癌 carcinoma of the lung, lung cancer

肺鳞癌 squamous cell carcinoma of the lung

肺腺癌 adenocarcinoma of the lung

细支气管肺泡癌 bronchioloalveolar carcinoma

大细胞肺癌 large cell lung carcinoma

小细胞肺癌 small cell lung carcinoma

燕麦细胞癌 oat cell carcinoma

肺神经内分泌癌 neuroendocrine carcinoma of the lung

肺尘埃沉着症 pneumoconiosis

肺出血-肾炎综合征 Goodpasture syndrome

肥大 hypertrophy

代偿性肥大 compensatory hypertrophy

内分泌性(激素性)肥大 endocrine hypertrophy

肥达反应 Widal reaction

非典型增生(异型增生) atypical hyperplasia(dysplasia)

肺硅沉着症 silicosis

肺囊性纤维化 pulmonary cystic fibrosis

肺气肿 pulmonary emphysema

肺泡性肺气肿(阻塞性肺气肿) alveolar emphysema(obstructive emphysema)

腺泡中央型肺气肿 centriacinar emphysema

腺泡周围型肺气肿(隔旁肺气肿) periacinar emphysema(parsaeptal emphysema)

全腺泡型肺气肿 panacinar emphysema

间质性肺气肿 interstitial emphysema

瘢痕旁肺气肿 paracicatricial emphysema

代偿性肺气肿 compensatory emphysema

老年性肺气肿 senile emphysema

肺肉质变 pulmonary carnification

肺吸虫病 paragonimiasis

肺型并殖吸虫病 pulmonary type paragonimiasis

肺炎 pneumonia

细菌性肺炎 bacillary pneumonia

大叶性肺炎 lobar pneumonia

小叶性肺炎(支气管炎) lobular pneumonia(bronchopneumonia)

融合性支气管肺炎 confluent bronchopneumonia

军团菌肺炎 legionella pneumonia

病毒性肺炎 viral pneumonia

严重急性呼吸综合征(非典型性肺炎) severe acute respiratory syndrome, SARS(atypical pneumonia)

支原体肺炎 mycoplasmal pneumonia

间质性肺炎 interstitial pneumonia

非整倍体 aneuploidy

非肿瘤性增殖 non-neoplastic proliferation

分化 differentiation

分化程度 degree of differentiation

分级 grade

分期 stage

分子生物学技术 molecular biology techniques

风湿病 rheumatism

风湿性动脉炎 rheumatic arteritis

风湿性关节炎 rheumatic arthritis

风湿性全心炎(风湿性心脏炎) rheumatic pancarditis(rheumatic carditis)

风湿性心肌炎 rheumatic myocarditis

风湿性心内膜炎 rheumatic endocarditis

风湿性心外膜炎 rheumatic pericarditis

腹膜假黏液瘤 pseudomyxoma peritonei

副肿瘤综合征 paraneoplastic syndrome

福尔马林 formalin

G

钙蛋白酶 calpain

钙化 calcification

肝癌 liver carcinoma

原发性肝癌 primary carcinoma of liver

肝细胞性肝癌 hepatocellular carcinoma

肝豆状核变性(威尔逊病) hepatolenticular degeneration(Wilson´s disease)

肝含铁血黄素沉积症 hemosiderosis of liver

肝肾综合征 hepatorenal syndrome

肝炎 hepatitis

病毒性肝炎 viral hepatitis

酒精性肝炎 alcoholic hepatitis

肝硬化 liver cirrhosis

门脉性肝硬化 portal cirrhosis

坏死后性肝硬化 postnecrotic cirrhosis

胆汁性肝硬化 biliary cirrhosis

酒精性肝硬化 alcoholic cirrhosis

干线型或管道型肝硬化 pipestem cirrhosis

感染性心内膜炎(细菌性心内膜炎) infective endocarditis(bacterial endocarditis)

高催乳素血症 hyperprolactinemia

高血压 hypertension

原发性高血压(特发性高血压) primary hypertension(essential hypertension)

良性高血压(缓进性高血压) benign hypertension

（chronic hypertension）

急进型高血压（恶性高血压）　accelerated hypertension（malignant hypertension）

继发性高血压（症状性高血压）　secondary hypertension（symptomatic hypertension）

高血压脑病　hypertensive encephalopathy

高血压危象　hypertensive crisis

高血压性心脏病　hypertensive heart disease

高胰岛素血症　hyperinsulinemia

高脂血症　hyperlipidemia

格子细胞　gitter cell

梗死　infarction

　贫血性梗死（白色梗死）　anemic infarct（white infarct）

　出血性梗死（红色梗死）　hemorrhagic infarct（red infarct）

　败血性梗死　septic infarct

宫内膜样肿瘤　endometrioid tumors

钩端螺旋体病　leptospirosis

骨肉瘤　osteosarcoma

骨嗜酸性肉芽肿　eosinophilic granuloma of the bone

骨折　bone fracture

冠状动脉性猝死　sudden coronary death

冠状动脉性心脏病（缺血性心脏病）　coronary heart disease, CHD（ischemic heart disease, IHD）

冠状动脉粥样硬化性心脏病　coronary atherosclerotic heart disease

冠状动脉粥样硬化症　coronary atherosclerosis

硅结节　silicotic nodule

鬼影细胞　ghost cell

过敏性毒素　anaphylatoxin

　骨的嗜酸性肉芽肿　eosinophilic granuloma of the bone

H

海绵状脑病　spongiform encephalopathy

含铁小结　siderotic nodule

核碎裂　karyorrhexis

核分裂象　mitotic figure

核固缩　pyknosis

核溶解　karyolysis

核深染　hyperchromasia

黑色素瘤　melanoma

黑色素瘤病　melanomatosis

横向分化　trans-differentiation

横纹肌瘤　rhabdomyoma

横纹肌肉瘤　rhabdomyosarcoma

红色神经元　red neuron

喉癌　laryngeal carcinoma

华-佛综合征　Waterhouse-Friderichsen syndrome

化生　metaplasia

花生四烯酸　arachidonic acid

化学介质　chemical mediator

化学因子　chemokine

华支睾吸虫　*Clonorchis sinensis*

华支睾吸虫病　clonorchiasis sinensis

坏死　necrosis

　凝固性坏死　coagulative necrosis

　干酪样坏死　caseous necrosis

　液化性坏死　liquefactive necrosis

　溶解性坏死　lytic necrosis

　点状坏死　spotty necrosis

　碎片状坏死　piecemeal necrosis

　桥接坏死　bridging necrosis

　脂肪坏死　fat necrosis

　纤维素样坏死　fibroid necrosis

坏疽　gangrene

　干性坏疽　dry gangrene

　湿性坏疽　moist gangrene

　气性坏疽　gas gangrene

缓激肽　bradykinin

环形红斑　erythema annulare

黄曲霉毒素　aflatoxin

获得性免疫缺陷综合征　acquired immunodeficiency syndrome, AIDS

霍奇金细胞　Hodgkin cell

活体组织检查　biopsy

活性氧类物质　activated oxygen species, AOS

J

肌成纤维细胞　myofibroblast

基底细胞癌　basal cell carcinoma

激光捕获显微切割　laser capture microdissection, LCM

激光扫描共聚焦显微镜　laser scanning confocal microscope, LSCM

机化　organization

机会性感染　opportunistic infection

集结素　collectin

急进性肾炎综合征　rapidly progressive nephritic syndrome

棘球蚴病　echinococcosis

寄生虫病　parasitosis

脊髓灰质炎　poliomyelitis

脊髓灰质炎病毒　poliovirus

畸胎瘤　teratoma

　成熟畸胎瘤　mature teratoma

　未成熟性畸胎瘤　immature teratoma

激肽系统　kinin system

激肽原　kininogen

急性出血性坏死性肠炎　acute hemorrhagic enteritis

急性感染性心内膜炎（急性细菌性心内膜炎）　acute infective endocarditis（acute bacterial endocarditis）

急性肾炎综合征　acute nephritic syndrome

急性胃炎　acute gastritis

　急性刺激性胃炎　acute irritated gastritis

　急性出血性胃炎　acute hemorrhagic gastritis

腐蚀性胃炎　corrosive gastritis

急性感染性胃炎　acute infective gastritis

急性蜂窝织炎性胃炎　acute phlegmonous gastritis

急性细支气管炎　acute bronchiolitis

急性药物性间质性肾炎　acute drug-induced interstitial nephritis

基因表达谱　gene expression profile

基因扩增　gene amplification

基因芯片　gene chip

基因组学　genomics

假结核结节　pseudo-tubercle

假黏液瘤　pseudomyxoma

假肿瘤性病变　pseudo-neoplastic lesions

痂下愈合　healing under scab

甲状腺功能亢进症　hyperthyroidism

甲状腺功能低下　hypothyroidism

甲状腺腺癌　thyroid carcinoma

乳头状癌　papillary carcinoma

滤泡癌　follicular carcinoma

髓样癌　medullary carcinoma

未分化癌　undifferentiated carcinoma

甲状腺腺瘤　thyroid adenoma

单纯型腺瘤(正常大小滤泡型腺瘤)　simple adenoma(normofollicular adenoma)

胶样型腺瘤(巨滤泡型腺瘤)　colloid adenoma(macrofollicular adenoma)

胎儿型腺瘤(小滤泡型腺瘤)　fetal adenoma(microfollicular adenoma)

胚胎型腺瘤(梁状和实性腺瘤)　embryonal adenoma(trabecular and solid adenoma)

嗜酸细胞型腺瘤　acidophilic cell type adenoma

非典型腺瘤　atypical adenoma

甲状腺炎　thyroiditis

亚急性甲状腺炎(肉芽肿性甲状腺炎/巨细胞性甲状腺炎)　subacute thyroiditis(granulomatous thyroiditis/giant cell thyroiditis)

慢性淋巴细胞性甲状腺炎(桥本甲状腺炎/自身免疫性甲状腺炎)　chronic lymphocytic thyroiditis(Hashimoto′s thyroiditis/autoimmune thyroiditis)

慢性纤维性甲状腺炎(慢性木样甲状腺炎)　chronic fibrous thyroiditis(chronic woody thyroiditis)

甲状腺肿　goiter

弥漫性非毒性甲状腺肿(单纯性甲状腺肿)　diffuse nontoxic goiter(simple goiter)

弥漫性增生性甲状腺肿　diffuse hyperplastic goiter

弥漫性胶样甲状腺肿　diffuse colloid goiter

结节性甲状腺肿　nodular goiter

弥漫性毒性甲状腺肿(突眼性甲状腺肿)　diffuse toxic goiter(exophthalmic goiter)

家族性息肉病　familial polyposis

间变　anaplasia

间充质干细胞　mesenchymal stem cell, MSC

间质　stroma, mesenchyma

尖锐湿疣　condyloma acuminatum

减压病　decompression sickness

浆液性肿瘤　serous tumors

交叉性栓塞(反常性栓塞)　crossed embolism(paradoxical embolism)

角蛋白　cytokeratin

角弓反张　opisthotonus

胶原蛋白　collagen

胶质瘤　glioma

星形胶质细胞肿瘤　astrocytic tumor

弥漫浸润型星形细胞瘤　diffusely infiltrating astrocytomas

毛细胞型星形细胞瘤　pilocytic astrocytoma

多形性黄色星形细胞瘤　pleomorphic xanthoastrocytoma

室管膜下巨细胞星形细胞瘤　subependymal giant cell astrocytoma

少突胶质细胞瘤　oligodendroglioma

室管膜瘤　ependymoma

间变型室管膜瘤　anaplastic ependymoma

胶质纤维酸性蛋白　glial fibrillary acidic protein, GFAP

结肠多发性息肉病　polyposis coli

接触抑制　contact inhibition

结缔组织病(胶原病)　connective tissue disease(collagen disease)

结核病　tuberculosis

肺结核病　pulmonary tuberculosis

原发性肺结核病　primary pulmonary tuberculosis

继发性肺结核病　secondary pulmonary tuberculosis

结核球(结核瘤)　tuberculoma

急性肺粟粒性结核病　acute pulmonary miliary tuberculosis

慢性肺粟粒性结核病　chronic pulmonary miliary tuberculosis

急性全身粟粒性结核病　acute systemic miliary tuberculosis

慢性全身粟粒性结核病　chronic systemic miliary tuberculosis

结核结节　tubercle

结节性多动脉炎　polyarteritis nodosa

节细胞瘤　gangliocytoma

浸润　invasion

浸润癌　invasive carcinoma

浸润性生长　invasive growth

进行性多灶性白质软化　progressive multifocal leukomalacia, PML

静脉石　phlebolith

镜影细胞　mirror image cell

精原细胞瘤　seminoma

酒精透明小体　alcoholic hyaline

酒精性肝病 alcoholic liver disease

局限性肠炎 regional enteritis

菌血症 bacteremia

K

咖啡色斑 café-au-lait spot

卡波西肉瘤 Kaposi′s sarcoma

抗肾小球基底膜抗体引起的肾炎 anti-GBM antibody-induced nephritis

克汀病(呆小症) cretinism

克隆性 clonality

颗粒细胞瘤 granulosa cell tumor

颗粒性室管膜炎 ependymal granulation

克-雅病 Creutzfeldt-Jacob disease, CJD

空洞 cavity

库鲁斑 kuru plaque

库鲁病 kuru disease

库欣综合征 Cushing′s syndrome

狂犬病 rabies

溃疡 ulcer

消化性溃疡病 peptic ulcer disease

胃溃疡 gastric ulcer

急性应激性溃疡 acute stress ulcer

L

蓝顶囊肿 blue domed cysts

阑尾黏液囊肿 mucocele of appendix

阑尾炎 appendicitis

急性单纯性阑尾炎 acute simple appendicitis

急性蜂窝织炎性阑尾炎 acute phlegmonous appendicitis

急性坏疽性阑尾炎 acute gangrenous appendicitis

朗汉斯巨细胞 Langhans giant cell

老年斑 senile plaque

类白血病反应 leukemoid reaction

类风湿性关节炎 rheumatoid arthritis

类风湿小结 rheumatoid nodule

类脂质沉积症 lipoidosis

冷脓肿 cold abscess

粒酶B granzyme B

两次打击假说 two hit hypothesis

淋巴管瘤 lymphangioma

淋巴结反应性增生 reactive hyperplasia of lymph nodes

淋巴上皮病变 lymphoepithelial lesion, LEL

淋巴因子 lymphokine

淋巴组织 lymphoid tissue

淋巴瘤 lymphoma

淋病 gonorrhea

囊状水瘤 cystic hygroma

鳞状细胞癌 squamous cell carcinoma

流式细胞术 flow cytometry, FCM

流行性出血热 epidemic hemorrhagic fever

流行性脑脊髓膜炎 epidemic cerebrospinal meningitis

流行性乙型脑炎 epidemic encephalitis B

瘤样病变 tumor-like lesions

漏出液 transudate

瘘管 fistula

颅咽管瘤 craniopharyngioma

卵巢甲状腺肿 struma ovarii

卵黄囊瘤(又称内胚窦瘤) yolk sac tumor (endodermal sinus tumor)

卵泡膜细胞瘤 thecoma

绿色瘤 chloroma

M

麻风 leprosy

马兜铃酸肾病 aristolochic acid nephropathy

马来布鲁线虫 马来丝虫 *Brugia malayi*

满天星 starry sky

慢性肺源心脏病 chronic cor pulmonale

慢性溃疡性结肠炎 chronic ulcerative colitis, CUC

慢性肾炎综合征 chronic nephritic syndrome

慢性胃炎 chronic gastritis

慢性浅表性胃炎 chronic superficial gastritis

慢性萎缩性胃炎 chronic atrophic gastritis

慢性肥厚性胃炎(巨大肥厚性胃炎) chronic hypertrophic gastritis (giant hypertrophic gastritis)

疣状胃炎 gastritis verrucosa

慢性子宫颈炎 chronic cervicitis

慢性阻塞性肺病 chronic obstructive pulmonary disease, COPD

慢性支气管炎 chronic bronchitis

支气管哮喘(哮喘) bronchial asthma

支气管扩张症 bronchiectasis

肺气肿 pulmonary emphysema

毛霉菌病 mucormycosis

猫抓病 cat-scratch disease

梅毒 syphilis

糜烂 erosion

弥散性血管内凝血 disseminated intravascular coagulation, DIC

免疫监视 immunosurveillance

免疫耐受 immune tolerance

免疫缺陷病 immunodeficiency disease

免疫组织化学与免疫细胞化学 immunohistochemistry and immunocytochemistry

N

纳博特囊肿 Nabothian cyst

男性乳腺发育 gynecomastia

囊腔 cyst

脑出血 brain hemorrhage

脑积水 hydrocephalus

脑膜瘤 meningioma

脑膜炎 meningitis

硬脑膜炎 pachymeningitis

软脑膜炎 leptomeningitis
脑内出血 intracerebral hemorrhage
脑脓肿 brain abscess
脑软化 softening of brain
脑疝形成 brain herniation
脑水肿 brain edema
 血管源性脑水肿 vasogenic edema
 细胞毒性脑水肿 cytotoxic edema
内分泌系统 endocrine system
内切核酸酶 endogenous nuclease
尼氏小体 Nissl body
逆行性栓塞 retrograde embolism
逆转录病毒 retrovirus
黏膜白斑 leukoplakia
黏液癌 mucoid carcinoma
黏液水肿 myxoedema
黏液性肿瘤 mucinous tumors
念珠菌病 candidiasis
尿崩症 diabetes insipidus
尿毒症 uremia
尿路上皮癌 urothelial carcinoma
尿路上皮肿瘤(移行细胞肿瘤) urothelial tumor(transitional cell tumor)
凝血酶调节蛋白 thrombomodulin
脓毒败血症 pyemia

P

旁分泌 paracrine
膀胱移行细胞癌 transitional cell carcinoma of the bladder
泡沫细胞 foam cell
泡状棘球绦虫 *Echinococcus alveolaris*
佩吉特病 Paget disease
胚胎干细胞 embryonic stem cell
胚胎性癌 embryonal carcinoma
膨胀性生长 expansile growth
皮下结节 subcutaneous nodule
皮样囊肿 dermoid cysts
皮质醇增多症 hypercortisolism
脾肿大 splenomegaly
平滑肌瘤 leiomyoma
平滑肌肉瘤 leiomyosarcoma
葡萄胎 hydatidiform mole
 部分性葡萄胎 partial hydatidiform mole
 完全性葡萄胎 complete hydatidiform mole
 侵蚀性葡萄胎 invasive hydatidiform mole
 绒毛膜癌 choriocarcinoma

Q

潜伏膜蛋白1 latent membrane protein-1, LMP-1
前列腺癌 carcinoma of the prostate
前列腺素 PG
前列腺增生 prostatic hyperplasia

良性前列腺增生(结节状前列腺增生) benign prostatic hyperplasia(nodular prostatic hyperplasia)
切除修复 excision repair
趋化作用 chemotaxis
曲菌病 aspergillosis
醛固酮增多症 hyperaldosteronism
缺血 ischemia
缺血性脑病 ischemic encephalopathy
缺氧 hypoxia

R

染色体转位 chromosomal translocation
人类免疫缺陷病毒 human immunodeficiency virus, HIV
人类乳头瘤病毒 human papilloma virus, HPV
妊娠滋养细胞疾病 gestational trophoblastic disease, GTD
绒毛心 cor villosum
溶组织阿米巴 entamoeba histolytica
肉瘤 sarcoma
肉芽肿 granuloma
肉芽组织 granulation tissue
乳头状瘤 papilloma
乳腺癌 carcinoma of the breast, breast cancer
 非浸润性癌 noninvasive carcinoma
 导管内原位癌 intraductal carcinoma in situ
 粉刺癌 comedocarcinoma
 非粉刺型导管内癌 noncomedo intraductal carcinoma
 浸润性癌 invasive carcinoma
  浸润性导管癌 invasive ductal carcinoma
  髓样癌 medullary carcinoma
  硬癌 scirrhous carcinoma
  单纯癌 carcinoma simplex
  浸润性小叶癌 invasive lobular carcinoma
  佩吉特病 paget disease
乳腺纤维囊性变 fibrocystic changes
朊蛋白 prion protein, PrP
朊蛋白病 prion protein disease
软骨瘤 chondroma
软骨肉瘤 chondrosarcoma
软化 malacia
软脑膜癌病 leptomeningeal carcinomatosis
软组织肿瘤 soft tissue tumors

S

扫描电镜 scanning electron microscope
烧瓶状溃疡 flask shaped ulcer
伤寒 typhoid fever
伤寒肉芽肿 typhoid granuloma
伤寒小结 typhoid nodule
上皮内癌 intraepithelial carcinoma
上皮内瘤变 intraepithelial neoplasia
上皮样细胞 epithelioid cell
肾病综合征 nephrotic syndrome

渗出　exudation
渗出液　exudate
神经胶质细胞　neuroglia
　星形胶质细胞　astrocyte
　少突胶质细胞　oligodendrocyte
　室管膜细胞　ependymal cell
神经母细胞瘤　neuroblastoma
神经鞘瘤（施万细胞瘤）　neurilemmoma（Schwannoma）
神经纤维瘤　neurofibroma
神经元　neuron
神经元纤维变性（神经元纤维变性）　neurofibrillary degeneration（neurofibrillary tangles）
神经毡　neuropil
肾母细胞瘤　nephroblastoma
肾胚胎瘤　embryonic tumor of the kidney
肾上腺皮质功能低下　adrenocortical insufficiency
肾上腺皮质腺癌　adrenocortical adenocarcinoma
肾上腺皮质腺瘤　adrenocortical adenoma
肾细胞癌　renal cell carcinoma
肾小管-间质性肾炎　tubulointerstitial nephritis
肾小球疾病（肾小球肾炎）　glomerular diseases（glomerulonephritis）
　原发性肾小球肾炎　primary glomerulonephritis
　急性弥漫性增生性肾小球肾炎（毛细血管内增生性肾小球肾炎，感染后性肾小球肾炎）　acute diffuse proliferative glomerulonephritis（endocapillary proliferative glomerulonephritis，postinfectious glomerulonephritis）
　急进行性肾小球肾炎（快速进行性肾小球肾炎，新月体性肾小球肾炎）　rapidly progressive glomerulonephritis，RPGN（rapidly progressive glomerulonephritis，crescentic glomerul-onephritis）
　膜性肾小球病（膜性肾病）　membranous glomerulopathy（membranous nephropathy）
　微小病变性肾小球病（微小病变性肾小球肾炎，脂性肾病）　minimal change glomerulopathy（minimal change glomerulonephritis，lipoid nephrosis）
　局灶性节段性肾小球硬化　focal segmental glomerulosclerosis，FSG
　膜性增生性肾小球肾炎　membranopmliferative glomerulonephritis，MPGN
　系膜增生性肾小球肾炎　mesangial proliferative glomerulonephritis
　IgA肾病　IgA nephropathy
　慢性肾小球肾炎（慢性硬化性肾小球肾炎）　chronic glomerulonephritis（chronic sclerosing glomerulonephritis）
　链球菌感染后性肾炎　poststreptococcal glomerulonephritis
　继发性肾小球肾炎　secondary glomerulonephritis
肾盂肾炎　pyelonephritis
　急性肾盂肾炎　acute pyelonephritis

慢性肾盂肾炎　chronic pyelonephritis
肾综合征出血热　hemorrhagic fever with renal syndrome，HFRS
生物芯片技术　biochip technique
生物信息学　bioinformatics
生长因子　growth factor
室壁瘤　ventricular aneurysm
失代偿　decompensation
食管癌　carcinoma of esophagus
食管扩张　dilatation of esophagus
　巨大食管症　megaesophagus
　憩室　diverticulum
食管狭窄　esophageal stenosis
嗜铬细胞瘤　pheochromocytoma
石棉肺（肺石棉沉着症）　asbestosis
石棉小体　asbestos bodies
施-瑞细胞（Reed-Sternberg细胞）　Reed-Sternberg cell，R-Scell
噬神经细胞现象　neuronophagia
斯氏并殖吸虫　Paragonimus skrjabini
嗜酸细胞型腺瘤　acidophilic cell type adenoma
嗜酸性坏死　acidophilic necrosis
嗜酸性小体　acidophilic body
尸体剖验　autopsy
视网膜母细胞瘤　retinoblastoma
适应　adaptation
树胶样肿　gumma
树突状细胞肿瘤　dendritic cell neoplasms
栓塞　embolism
　血栓栓塞　thromboembolism
　脂肪栓塞　fat embolism
　气体栓塞　gas embolism
　空气栓塞　air embolism
　羊水栓塞　amniotic fluid embolism
栓子　embolus
水肿　edema
丝虫病　filariasis
苏木素　hematoxylin
速发持久反应　immediate sustained response
速发短暂反应　immediate transient response
髓过氧化物酶　myeloperoxidase，MPO
髓母细胞瘤　medulloblastoma
髓系肉瘤（粒细胞肉瘤）　myeloid sarcoma（granulocytic sarcoma）
髓系肿瘤　myeloid neoplasms
　急性髓性白血病　acute myelogenous leukemia，AML
　慢性骨髓性增生疾病　chronic myeloproliferative disorders，CMPD
　骨髓异常增生综合征　myelodysplastic syndrome，MDS
　骨髓异常增生/骨髓增生性疾病　MDS/MPD

髓性组织　myeloid tissue

损伤　injury

T

胎盘部位滋养细胞肿瘤　placental site trophoblastic
　　tumor, PSTT

探针　probe

糖尿病　diabetes mellitus, diabetes

糖原沉积症　glycogenosis

特发性肾上腺萎缩　idiopathic adrenal atrophy

调理素　opsonin

听神经瘤　acoustic neurinoma

图像分析　image analysis, IA

吞入　engulfment

吞噬溶酶体　phagolysosome

吞噬体　phagosome

吞噬作用　phagocytosis

吞咽困难　dysphagia

透射电镜　transmission electron microscope

脱髓鞘　demyelination

W

外生性生长　exophytic growth

网状纤维　reticular fiber

胃癌　carcinoma of stomach, gastric cancer

未分化癌　undifferentiated carcinoma

胃泌素瘤　gastrinoma

卫氏并殖吸虫　Paragonimus westermani

胃食管反流性疾病　gastroesophageal reflex disease, GERD

萎缩　atrophy

微小浸润性鳞状细胞癌　microinvasive squamous cell carci-
　　noma

微小 RNA　micro RNA, miRNA

微阵列　microarray

卫星现象　satellitosis

胃炎　gastritis

尾蚴性皮炎　cercarial dermatitis

稳定细胞(静止细胞)　stable cells(quiescent cell)

无性细胞瘤　dysgerminoma

无症状性血尿　asymptomatic hematuria

X

细胞癌基因　cellular oncogene

细胞分裂周期基因　cell division cycle gene

细胞化学　cytochemistry

细胞老化　cellular aging

细胞黏附分子　cell adhesion molecules, CAMs

细胞培养　cell culture

细胞死亡　cell death

细胞外基质　extracellular matrix

细胞系　cell line

细胞株　cell strain

细胞信号传导　cellular signal transduction

细胞学检查　cytologic examination

细胞因子　cytokine

细胞周期　cell cycle

细菌性痢疾　bacillary dysentery

细粒棘球绦虫　Echinococcus granulosus

息肉　polypus

　炎性息肉　inflammatory polypus

　增生性息肉　hyperplastic polypus

系统性红斑狼疮　systemic lupus erythematosus, SLE

细针穿刺　fine needle aspiration, FNA

细支气管周围炎　peribronchiolitis

腺癌　adenocarcinoma

　乳头状腺癌　papillary adenocarcinoma

　管状腺癌　tubular adenocarcinoma

　黏液腺癌(胶样癌)　mucinous adenocarcinoma(colloid
　　carcinoma)

　印戒细胞癌　signet-ring cell carcinoma

　囊腺癌　cystadenocarcinoma

　浆液性囊腺癌　serous cystadenocarcinoma

　腺鳞癌　adenosquamous carcinoma

腺瘤　adenoma

　管状腺瘤　tubular adenoma

　绒毛状腺瘤　villous adenoma

　管状绒毛状腺瘤　tubulovillous adenoma

　乳头状腺瘤　papillary adenoma

　多形性腺瘤　pleomorphic adenoma

　息肉状腺瘤　polypous adenoma

　纤维腺瘤　fibroadenoma

　囊腺瘤　cystadenoma

　　浆液性乳头状囊腺瘤　serous papillary cystadenoma

　　黏液性囊腺瘤　mucinous cystadenoma

腺瘤性息肉　adenomatous polyp

纤维斑块　fibrous plaque

纤维蛋白多肽　fibrinopeptide

纤维连结蛋白　fibronectin, FN

纤维瘤　fibroma

显微切割　microdissection

纤维肉瘤　fibrosarcoma

陷窝细胞　lacunar cells

象皮肿　elephantiasis

小胶质细胞　microglia

小胶质细胞结节　microglial nodule

小叶原位癌　lobular carcinoma in situ

小舞蹈病　chorea minor

心瓣膜病　valvular disease, VD

　瓣膜口狭窄　valvular stenosis

　二尖瓣狭窄　mitral stenosis

　主动脉瓣狭窄　aortic valve stenosis

　瓣膜关闭不全　valvular insufficiency

二尖瓣关闭不全　mitral insufficiency

主动脉瓣关闭不全　aortic valve insufficiency

心包炎　pericarditis

急性心包炎　acute pericarditis

浆液性心包炎　serous pericarditis

纤维素性及浆液纤维素性心包炎　fibrinous and serofibrinous pericarditis

化脓性心包炎　purulent pericarditis

出血性心包炎　hemorrhagic pericarditis

心肌心包炎　myopericarditis

纵隔心包炎　mediastinopericarditis

慢性心包炎　chronic pericarditis

粘连性纵隔心包炎　adhesive mediastinopericarolitis

缩窄性心包炎/心外膜炎　constrictive pericarditis

心肌病（原发性心肌病/特发性心肌病）　cardiomyopathy（primary cardiomyopathy/idiopathic cardiomyopathy）

扩张性心肌病（充血性心脏病）　dilated cardiomyopathy, DCM（congestive cardiomyopathy, CCM）

肥厚性心肌病　hypertrophic cardiomyopathy, HCM

限制性心肌病　restrictive cardiomyopathy, RCM

克山病　Keshan disease

地方性心肌病　endemic cardiomyopathy

心肌梗死　myocardial infarction, MI

心内膜下心肌梗死　subendocardial myocardial infarction

透壁性心肌梗死（区域性心肌梗死）　transmural myocardial infarction（regional myocardial infarction）

心肌纤维化　myocardial fibrosis

心肌炎　myocarditis

病毒性心肌炎　viral myocarditis

孤立性心肌炎（特发性心肌炎）　isolated myocarditis（idiopathic myocarditis）

弥漫性间质性心肌炎　diffuse interstitial myocarditis

特发性巨细胞性心肌炎　idiopathic giant cell myocarditis

免疫反应性心肌炎　myocarditis due to immune-mediated reactions

过敏性心肌炎　hypersensitivity myocarditis

心肌脂肪浸润　myocardial fatty infiltration

心绞痛　angina pectoris

稳定性心绞痛　stable angina pectoris

不稳定性心绞痛　instable angina pectoris

变异性心绞痛　variant angina pectoris

新生儿呼吸窘迫综合征　neonatal respiratory distress syndrome, NRDS

新生儿肺透明膜病　hyaline membrane disease of newborn

心衰细胞　heart failure cells

心脏黏液瘤　cardiac myxoma

性传播性疾病　sexually transmitted disease, STD

性早熟症　precocious puberty

胸膜斑　pleural plaques

胸膜间皮瘤　pleural mesothelioma

胸腔积液　hydrothorax

修复　repair

蓄积　accumulation

绪论　introduction

选择素　selectin

血管瘤　hemangioma

血管内皮生长因子　vascular endothelial growth factor, VEGF

血管肉瘤　angiosarcoma

血管生成　angiogenesis

血管生成因子　angiogenesis factor

血管新生　neovascularization

血管形成　vasculogenesis

血流停滞　stasis

血色病　hemochromatosis

血栓　thrombus

白色血栓　pale thrombus

红色血栓　red thrombus

混合血栓　mixed thrombus

透明血栓（微血栓/纤维素性血栓）　hyaline thrombus（microthrombus/fibrinous thrombus）

延续性血栓　propagating thrombus

附壁血栓　mural thrombus

血栓形成　thrombosis

血吸虫　schistosoma

血吸虫病　schistosomiasis

血吸虫病侏儒症　schistosoma dwarfism

血小板激活因子　platelet activating factor, PAF

血小板减少症　thrombocytopenia

血小板源性生长因子　platelet derived growth factor, PDGF

血小板增多症　thrombocytosis

血肿　hematoma

矽肺结核病　silicotuberculosis

矽肺性空洞　silicotic cavity

Y

亚致死性细胞损伤　sublethal cell injury

演进　progression

咽炎　pharyngitis

炎症　inflammation

急性炎症　acute inflammation

浆液性炎　serous inflammation

纤维素性炎　fibrinous inflammation

化脓性炎　suppurative or purulent inflammation

积脓　empyema

蜂窝织炎　phlegmonous inflammation

脓肿　abscess

出血性炎　hemorrhagic inflammation

慢性炎症　chronic inflammation

慢性肉芽肿性炎　chronic granulomatous inflammation

遗传变异　genetic variation

胰岛素瘤　insulinoma

胰岛细胞瘤　islet cell tumor

一过性脑缺血症　transient ischemic attacks，TIAs

一期愈合　healing by first intention

溢乳-闭经综合征　galactorrhea- amenorrhea syndrome

胰腺癌　carcinoma of the pancreas

胰腺炎　pancreatitis

伊红　erosin

乙型肝炎病毒　hepatitis virus B，HBV

移行细胞癌　transitional cell carcinoma

异型性　atypia

移植物抗宿主病　graft versus host disease，GVHD

异质性　heterogeneity

隐球菌病　cryptococcosis

荧光漂白恢复技术　fluorescence redistribution after photobleaching，FRAP

荧光原位杂交　fluorescence in situ hybridization，FISH

硬化性腺病　sclerosing adenosis

永久性细胞（非分裂细胞）　permanent cells（nondividing cell）

幽门梗阻　pyloric stenosis

幽门螺旋杆菌　helicobacter pylori，HP

疣状癌　verrucous carcinoma

疣状赘生物　verrucous vegetation

淤斑　ecchymosis

淤点　petechia

淤血　congestion

淤血性出血　congestive hemorrhage

淤血性水肿　congestive edema

淤血性硬化　congestive sclerosis

原癌基因　proto-oncogene

原发肿瘤　primary tumor

原发综合征　primary complex

原始性神经外胚叶肿瘤　primitive neuroectodermal tumor，PNET

原位癌　carcinoma in situ，CIS

原位 PCR　in situ PCR

原位杂交　in situ hybridization，ISH

Z

再生　regeneration

再通　recanalization

早老蛋白 1　presenilin 1

增生　hyperplasia

　代偿性增生　compensatory hyperplasia

　激素性增生　hormonal hyperplasia

自分泌　autocrine

子宫颈癌　cervical carcinoma

子宫颈鳞状细胞癌　squamous cell carcinoma of the cervix

　微灶浸润型鳞状细胞癌　microinvasive squamous cell carcinoma

　浸润型鳞状细胞癌　invasive squamous cell carcinoma

子宫颈腺癌　cervical adenocarcinoma

子宫颈上皮非典型增生　cervical epithelial dysplasia

子宫颈上皮内瘤变　cervical intraepithelial neoplasia，CIN

子宫内膜癌　endometrial carcinoma

子宫内膜腺癌　endometrial adenocarcinoma

　腺棘皮癌　adenoacanthoma

　腺鳞癌　adenosquamous carcinoma

子宫内膜样癌　endometrioid carcinoma

子宫内膜异位症　endometriosis

子宫内膜增生症　endometrial hyperplasia

　单纯增生　simple hyperplasia

　复杂型增生　complex hyperplasia

　非典型增生　atypical hyperplasia

子宫平滑肌瘤　leiomyoma of uterus

子宫平滑肌肉瘤　leiomyosarcoma of uterus

子宫腺肌病　adenomyosis

自身免疫性疾病　autoimmune disease

自身免疫性溶血性贫血　autoimmune hemolytic anemia

自身免疫性肾上腺炎　autoimmune adrenalitis

自体移植　autoplastic transplantation

自由基　free radicals

震颤性麻痹　paralysis agitans

镇痛药性肾炎　analgesic nephritis

真性组织细胞肉瘤　true histiocytic sarcoma

整合　integration

整合素　integrin

致癌物　carcinogen

支持-间质细胞瘤　sertoli-leydig cell tumors

脂蛋白 E　apoprotein E

肢端肥大症　acromegaly

脂肪浸润　fatty infiltration

脂肪瘤　lipoma

脂肪肉瘤　liposarcoma

直接蔓延　direct spreading

致瘤因子　tumorigenic agent

致密沉淀物病　dense-deposit disease

致突变剂　mutagen

脂纹　fatty streak

止血塞　hemostatic plug

脂质素　lipoxins，LX

肿瘤　neoplasm，tumor

　良性肿瘤　benign tumors

　恶性肿瘤　malignant tumors

　交界性肿瘤　borderline tumor

肿瘤病毒　tumor virus

肿瘤干细胞　tumor stem cell

肿瘤启动细胞　tumor initiating cell，TIC

肿瘤胎儿抗原　oncofetal antigen

肿瘤特异性抗原　tumor-specific antigen

肿瘤相关抗原　tumor-associated antigen

肿瘤　neoplasm

肿瘤性增殖　neoplastic proliferation

肿瘤性转化　neoplastic transformation

肿瘤学　oncology

肿瘤抑制基因　tumor suppressor gene

中枢神经细胞瘤　central neurocytoma

中心母细胞　centroblast, CB

中心细胞　centrocyte, CC

中心细胞样细胞　centrocyte-like cells, CLC

中央性尼氏小体溶解　central chromatolysis

周期蛋白　cyclin

周期依赖性蛋白激酶　cycline dependent kinase, CDK

粥样斑块(粥瘤)　atheromatous plaque(atheroma)

蛛网膜下腔出血　subarachnoid hemorrhage

主要组织相容性复合体　major histocompatibility complex, MHC

转导　transduction

转归　outcome

转化　transformation

转化生长因子　transforming growth factor, TGF

转录因子　transcription factors

转移　metastasis

　淋巴道转移　lymphatic metastasis

　血道转移　hematogenous metastasis

　种植转移　implantation metastasis

转移性肿瘤(继发肿瘤)　metastatic tumor, metastasis(secondary tumor)

紫癜　purpura

组胺　histamine

组织化学　histochemistry

组织培养　tissue culture

组织细胞坏死性淋巴炎　histiocytic necrotizing lymphadenitis

组织芯片(组织微阵列)　tissue chip(tissue microarray)

组织学分类　histological classification

其他

Alzheimer 病　Alzheimer disease

APUD 细胞　amine precursor uptake decarboxylation cell

Berger 病　Berger disease

CDK 抑制物　cyclin dependent kinase inhibitor, CKI

DNA 芯片　DNA microarray

EB 病毒　Epstein-Barr virus

　Burkitt 淋巴瘤　Burkitt lymphoma, BL

　NK/T 细胞淋巴瘤　natural killer/T-cell lymphoma

Heymann 肾炎　Heymann nephritis

Langerhans 细胞组织细胞增生症　Langerhans cell histiocytosis

　Letterer-Siwe 病　Letterer-Siwe disease

　骨的嗜酸性肉芽肿　eosinophilic granuloma of the bone

　Hand-Schüller-Christian 病　Hand-Schüller-Christian disease

Lewy 小体　Lewy body

L&H 型细胞("爆米花"细胞)　lymphohistiocytic variant, L&H(popcron cells)

MALT 淋巴瘤　MALT lymphoma

NF1 基因　NF1 gene

p53 基因　p53 gene

Parkison 病(帕金森病)　Parkison′s disease, PD

Ph^1 染色体　Ph^1 chromosome

RB 基因　RB gene

Rosenthal 纤维　Rosenthal fiber

R-S 细胞　Reed-Sternberg cell

Sheehan 综合征　Sheehan syndrome

Simmond 综合征　Simmond syndrome

T 细胞内抗原1　T-cell intracellular antigen1, TIA-1

Waller 变性　Wallerian degeneration

Wilms 瘤　Wilms tumor

5-羟色胺　serotonin, 5-HT

（刘小敏　甘润良　梁晓秋）